THIEMO OSTERHAUS

Der BLUTWERTE Code

Bibliografische Information der Deutschen Nationalbibliothek
Die Deutsche Nationalbibliothek verzeichnet diese Publikation in der Deutschen Nationalbibliografie.
Detaillierte bibliografische Daten sind im Internet über https://dnb.de abrufbar.

Für Fragen und Anregungen
info@m-vg.de

Wichtige Hinweise
Dieses Buch ist für Lernzwecke gedacht. Es stellt keinen Ersatz für eine individuelle medizinische Beratung dar und sollte auch nicht als solcher benutzt werden. Wenn Sie medizinischen Rat einholen wollen, konsultieren Sie bitte einen qualifizierten Arzt. Der Verlag und der Autor haften für keine nachteiligen Auswirkungen, die in einem direkten oder indirekten Zusammenhang mit den Informationen stehen, die in diesem Buch enthalten sind.

Ausschließlich zum Zweck der besseren Lesbarkeit wurde auf eine genderspezifische Schreibweise sowie eine Mehrfachbezeichnung verzichtet. Alle personenbezogenen Bezeichnungen sind somit geschlechtsneutral zu verstehen.

Originalausgabe
11. Auflage 2026

Türkenstraße 89
80799 München
Tel.: 089 651285-0

Umschlaggestaltung: Karina Braun
Umschlagabbildung: © Privat
Fotos: © Marcel Weiß: 9, 37, 43, 53, 65, 222; Shutterstock/MedstockPhotos: 53
Illustrationen: sämtliche Illustrationen © Tobias Prießner außer: © Medletics: 101, 124, 125, 128
Layout: Katja Muggli
Satz: Daniel Förster
Druck: Florjancic Tisk d.o.o., Slowenien
Printed in the EU

ISBN Print 978-3-7423-2400-9
ISBN E-Book (PDF) 978-3-7453-2152-4
ISBN E-Book (EPUB, Mobi) 978-3-7453-2153-1

PRODUZIERT MIT VERANTWORTUNG

Weitere Informationen zum Verlag finden Sie unter

www.rivaverlag.de

Beachten Sie auch unsere weiteren Verlage unter www.m-vg.de

THIEMO OSTERHAUS

Der BLUTWERTE Code

Was dir Eisen, Omega-3, Vitamin D und Co.
über deine Gesundheit verraten
und wie du sie optimierst

riva

Inhalt

Warum ich dieses Buch schreibe

»Ein Vorwort muss fesselnd sein«, haben sie alle gesagt. »Hier ist es wichtig, dass du deine Leser emotional abholst und ihnen ein gutes Gefühl für das Buch gibst.« Doch ganz ehrlich, die Wahrheit ist doch, dass es nichts so Fesselndes wie die eigene Gesundheit im Leben gibt, oder? Denk an die wichtigsten Dinge in deinem Leben: deine Freunde, deine Familie, dein Job, vielleicht dein Hund. All das ruht auf einer tektonischen Platte, deiner Gesundheit. Du kannst ohne all das (über)leben, aber du brauchst Gesundheit.

»Gesundheit ist nicht alles, aber ohne Gesundheit ist alles nichts«, sagte ein deutscher Philosoph und Hochschullehrer namens Arthur Schopenhauer. Auf den ersten Blick klingt es etwas altmodisch und abgedroschen, doch nach längerem Nachdenken erscheint es als die hundertprozentige Wahrheit.

GESUNDHEIT IST DIE BASIS FÜR ALLES, WAS DIR IM LEBEN WICHTIG IST.

Gesundheit ist etwas, das den allermeisten von uns in die Wiege gelegt wurde und das wir als gegeben voraussetzen. Wie bei so vielen Dingen vergisst das Gewohnheitstier Mensch solche essenziellen Gegebenheiten schneller, als einem eigentlich lieb wäre. So auch ich.

Zu Beginn des Medizinstudiums in Leipzig begann mein linkes Knie urplötzlich zu schmerzen. »Chondropathia patellae Grad 3–4«, auf Deutsch: Knorpelschaden hinter der Kniescheibe, hieß es von mehreren Ärzten. OP unumgänglich. Ich war damals schon eher der Typ Mensch, der für alles eine Erklärung haben will und sich nicht so leicht mit vermeintlichen Tatsachen zufriedengibt. Und da ich im zweiten Jahr des Medizinstudiums stand, hat sich diese Einstellung noch verstärkt. So richtig klare Antworten auf meine Nachfragen bekam ich von den verschiedenen Ärzten jedoch nicht. Ich wollte unter anderem wissen, was ich im Training anders machen könnte. Doch darauf wurde gar nicht eingegangen.

So begann ich mir neben dem Studium mehr und mehr selbst zu helfen und absolvierte einige Schulungen und Ausbildungen im Trainingssektor, woraus schnell eine neue Leidenschaft wurde. Ich spule jetzt ungefähr zwei Jahre, circa 20 Zertifizierungen und die komplette Umstellung meines Trainings vor. Ich habe bis heute keinerlei Schmerzen und nein, ich wurde nicht operiert. Vielmehr habe ich verstanden, wie Training funktioniert, und nicht nur stupide das gemacht, was mir andere Menschen gesagt haben.

All das war der Anfang dessen, dass ich heute hier sitze und dieses Buch für dich schreibe. Die beste Frage, die ich die ganzen weiteren Jahre für mich bis zur Perfektion zu nutzen lernte, war und ist heute noch: WARUM? Simpel und doch so effektiv. Es geht dabei nicht darum, jemanden bloßzustellen, der darauf nicht antworten kann, sondern vielmehr darum, die Einfachheit hinter einem komplexen Thema zu verstehen und dies danach für sich anwenden zu können, wie auch bei dem Thema Blutwerte.

Jedoch muss ich zugeben: Ich war nicht immer so mutig. 2018 veränderte sich mein Leben in einer Art, in der ich es nicht für möglich gehalten hätte. Mein Vater starb und machte mir das wahrscheinlich größte Geschenk meines Lebens – den Mut und das Durchhaltevermögen, meinen Weg zu gehen, egal, was andere davon halten! Ich war zwar schon nach meiner Zeit auf dem Internat sehr selbstbewusst und auch während des Studiums schon irgendwie anders. Ich habe zum Beispiel mein eigenes Essen mit ins Krankenhaus genommen, weil mir das Kantinenessen zu ungesund war. Ich war oft auch derjenige, der im OP wegen seiner Social-Media-Kanäle besonders hart geprüft wurde und hinter dessen Rücken auch viel gelacht wurde. Sagen wir es mal vorsichtig so: Ich habe immer wieder zu spüren bekommen, dass ich nicht der Norm entspreche. Für mich war das eigentlich immer sehr positiv, denn ich wollte auch gar nicht wie die meisten anderen sein.

Es kann unglaublich anstrengend sein, gegen den Strom zu schwimmen, und das nicht nur, weil fast alle in die andere Richtung schwimmen, sondern weil man selbst nicht genau weiß, was vor einem liegt. Auch ich kenne nicht den genauen Weg, aber ich habe seit dem Tod meines Vaters ein klares Ziel vor Augen, nämlich in unserem Medizinsystem einen Fußabdruck zu hinterlassen.

DEN FOKUS AUF GESUNDHEIT UND NICHT AUF KRANKHEIT ZU LEGEN – DAS IST MEIN ZIEL.

Meine Vision ist ein System, das sich mehr in wissenschaftlichem Kontext auf Gesundheit statt auf Krankheit fokussiert und das auch von allen Parteien angenommen wird. Die Gesundheit eines jeden Einzelnen sollte hier an erster Stelle kommen. Mein Fußabdruck soll aber auch eine Hilfe für diejenigen darstellen, die, wie ich damals, gewillt sind, sich selbst zu helfen und ihre Gesundheit zu verstehen.

Es geht meiner Ansicht nach eigentlich viel mehr um die Geschichte und viel weniger darum, ein fesselndes Vorwort zu schreiben, das vielleicht sowieso niemand liest.

Blutwerte sind die einfachste und beste Möglichkeit, die Geschichte deines Körpers zu verstehen und zu schauen, wie genau du deine Geschichte verändern kannst. Und genau um diese Geschichte geht es im *Blutwerte-Code*.

Dein Thiemo

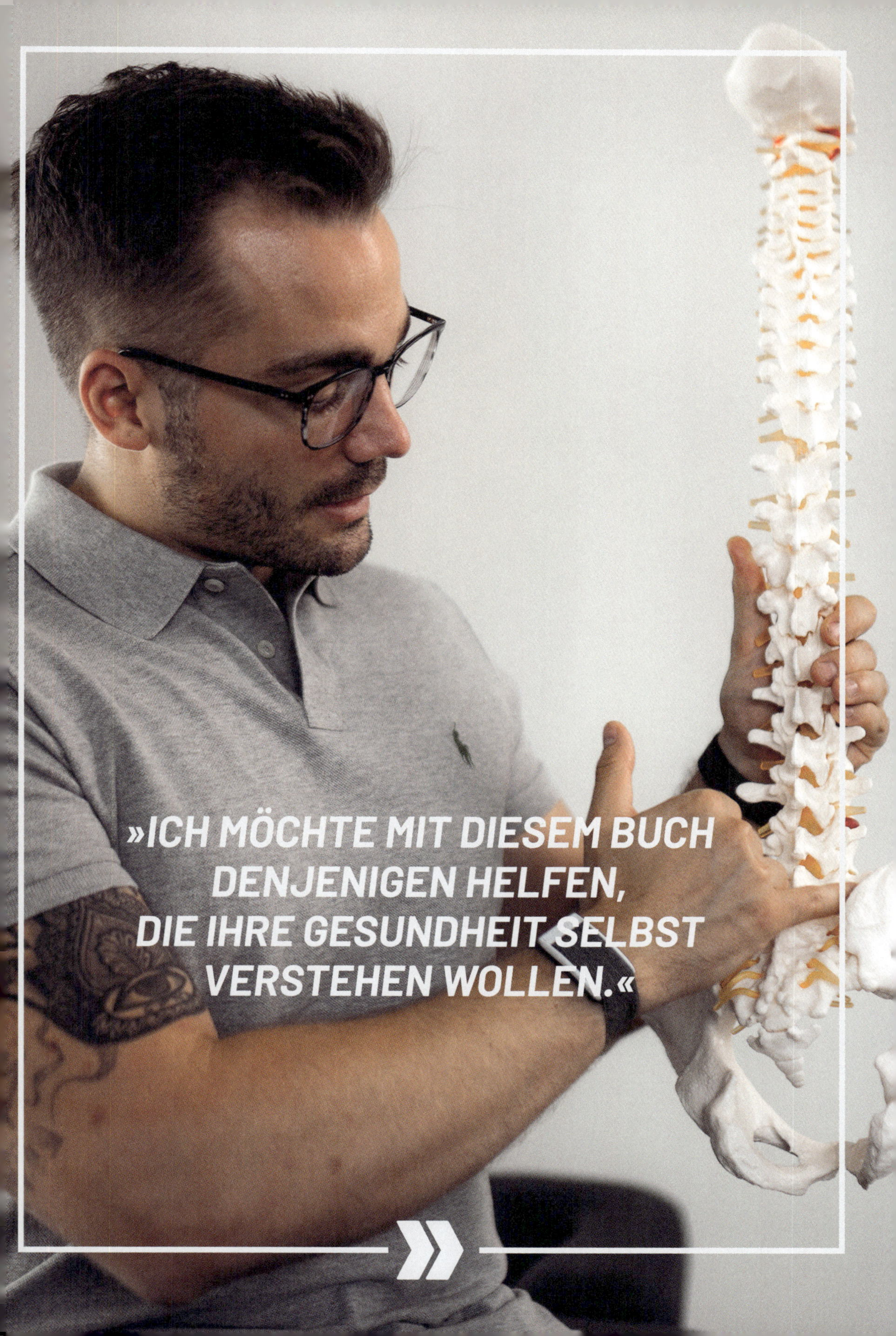
»ICH MÖCHTE MIT DIESEM BUCH
DENJENIGEN HELFEN,
DIE IHRE GESUNDHEIT SELBST
VERSTEHEN WOLLEN.«

1

DAS GAP-SYSTEM – GESUNDHEIT GANZHEITLICH BETRACHTET

Ich liebe deutsche Autos, aber nicht das deutsche Gesundheitssystem. Denn dieses System hat eine gravierende Lücke: Es ist auf Krankheit ausgerichtet und nicht auf die Gesundheit der Menschen. Mit dem von mir entwickelten GAP-System und diesem Buch möchte ich dabei helfen, diese Lücke zu schließen. Blutwerte sind ein wichtiges Tool des GAP-Systems und stehen in Zusammenhang mit vielen weiteren Faktoren wie Ernährung, Bewegung, Regeneration und Mindset.

Gesundheitssystem oder Krankheitssystem – deswegen brauchen wir GAP

Das Thema Blutwerte muss in einem größeren Zusammenhang betrachtet werden. Blutwerte verraten Essenzielles über den Zustand deines Körpers – zum Beispiel, wo die Ursachen für Energielosigkeit, Konzentrationsschwierigkeiten, Probleme beim Abnehmen und viele weitere Beschwerden liegen. Doch viele Ärzte kennen die Details dieser Möglichkeit nicht oder können die Werte nicht richtig interpretieren. Warum ist das so? Warum solltest du dich selbst um deine Werte kümmern? Was hat das alles mit dem GAP-System zu tun? Allen diesen Fragen werde ich in diesem Kapitel auf den Grund gehen.

Alles beginnt mit unserem Gesundheitssystem. Wir haben in Deutschland ein facharztorientiertes System, sprich wir bilden Spezialisten für fast jeden einzelnen Bereich des Körpers aus: Neurochirurgen, Dermatologen, Gynäkologen und viele mehr. Ärzte sind also absolute Spezialisten auf ihrem Gebiet und helfen beziehungsweise unterstützen uns mit komplexer Therapieplanung bei noch komplexeren Krankheitsbildern – und das ist in unserer modernen westlichen Welt auch unglaublich wichtig! Vor allem in der Akutmedizin sind wir absolute Experten! Aber …

Dadurch haben die meisten Ärzte leider auch den Blick für die Zusammenhänge der Systeme verloren. Wie wirkt sich die Schilddrüse auf die Sexualhormone aus, wie hängt das Magen-Darm-System mit neurologischen Symptomen zusammen – Stichwort Darm-Hirn-Achse? Dies sind nur zwei Beispiele, die leider zu oft bei diesem Grad an Spezialisierung verloren gehen. Meiner Ansicht nach gibt es zwei gravierende Fehler in diesem System: Entweder keine Fachrichtung fühlt sich wirklich angesprochen oder – sogar noch schlimmer – die Zusammenhänge sind einfach nicht mehr präsent. Denn man nutzt sie als Arzt ja praktisch auch nicht, da man sich nicht angesprochen fühlt. Faktisch kann man also sagen, dass in unserem Gesundheitssystem eine große Lücke beim Verständnis der Zusammenhänge verschiedener Systeme besteht. Aber vor allem fehlt es an fachübergreifender Betreuung oder auch interdisziplinärer Behandlung komplexer Probleme beziehungsweise Krankheiten, die sich nicht nur in einem Organsystem bemerkbar machen.

Vielleicht gab es ganz ursprünglich einmal den Ansatz, den Allgemeinmediziner zu einer Art Schnittstelle zwischen den anderen Fachärzten zu machen. Doch ehrlicherweise sind dies heute meistens Hausärzte, die so viele Patienten und als Konsequenz leider viel zu wenig Zeit pro Patient haben, dass sie sich nicht um alles kümmern können. Zudem sind selbst Allgemeinmediziner Krankheitsexperten und eben keine Gesundheitsexperten …

Einen Spezialisten beziehungsweise einen Facharzt für Gesundheit gibt es demnach bis jetzt noch nicht, und genau diese Lücke schließen wir jetzt mit dem GAP-System.

Gehen wir nun noch einmal deutlich weiter zurück, nämlich zum Medizinstudium. Betrachtet man einmal die gelehrten Fächer, stellt man schnell fest, dass es darum geht zu verstehen, wie der Körper funktioniert. Anatomie, Biochemie der Energiegewinnung, Mitochondrien, Physiologie des Leberstoffwechsels und Säure-Basen-Haushalt sind nur einige wenige Themen aus dem ersten Teil des Medizinstudiums, der sogenannten Vorklinik. Hier lag der Fokus im Prinzip darauf, den Bauplan des Körpers auswendig zu lernen oder, besser noch, ihn zu verstehen. Es wurde hier weder spezifisch auf Krankheit noch auf das Thema Gesundheit eingegangen, sondern die Grundlagen wurden gelehrt. Diese Grundlagen sind den Studierenden häufig schon wenige Tage nach der Prüfung nicht mehr wirklich präsent. Warum ist das so? Man wendet diese Grundlagen in unserem System heutzutage nicht an!

UNSER SYSTEM IST DARAUF AUSGELEGT, KRANKHEIT ZU BEHANDELN – VIEL EFFIZIENTER WÄRE ABER, SIE ZU VERHINDERN.

Betrachten wir doch einmal ein spezifisches Beispiel. Haupttodesursache Nummer 1 sind nicht nur in Deutschland, sondern weltweit immer noch kardiovaskuläre Erkrankungen wie Herzinfarkt und Schlaganfall; und das mit einem erschreckenden Vorsprung vor Platz 2.

Das Erschreckende daran ist aber nicht einmal der Vorsprung selbst, sondern die Tatsache, dass der allergrößte Teil dieser Erkrankungen vermieden werden könnte! Laut dem Statistischen Bundesamt (Stand 4.11.2021) sind 2021 in Deutschland 338 001 Menschen an kardiovaskulären Erkrankungen gestorben und ein großer Teil an diesen Todesfällen hätte verhindert werden können.

Todesursachen nach Krankheitsarten 2021 in Prozent

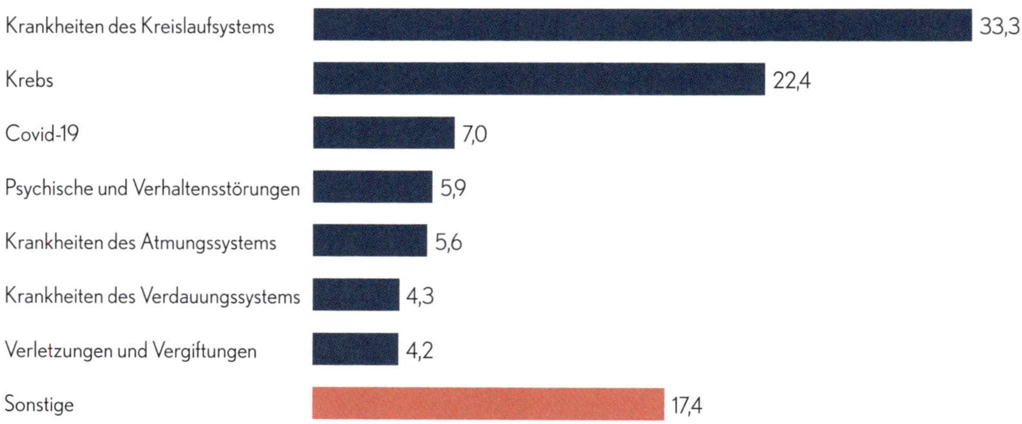

Quelle: Statistisches Bundesamt (Destatis), 2023

Ein typischer Patient mit einer solchen Erkrankung erhält meistens einen beziehungsweise mehrere Stents in seine Koronararterien eingesetzt. Dieser Stent weitet das verengte Blutgefäß wieder auf und gewährleistet somit wieder zumindest kurzfristig einen geregelten Blutfluss. Versteht mich bitte nicht falsch, diese Stentimplantation ist absolut brillant und rettet Leben. Allerdings machen die meisten Patienten eben danach genauso weiter wie zuvor, das heißt, sie schaffen es nicht, ihren Lebensstil zu ändern. Aller Wahrscheinlichkeit nach wissen die meisten auch gar nicht, wie oder was sie ändern sollten. Und was passiert dann? Genau: Der Patient kommt kurze Zeit später mit den gleichen Symptomen und es wird der nächste Stent eingesetzt.

Das ist quasi so, als hätte man eine Pflanze in einem Topf, die man eigentlich pflegen will, damit sie schön wächst. Eines Tages wird plötzlich eines der Blätter braun und du fragst dich, was du dagegen tun kannst. Also schneidest du das Blatt ab, was sicher eine gute Idee bei einem toten Blatt ist. Die Schere ist also in diesem Beispiel die Akutmedizin – wichtig und effizient. Aber ergibt es jetzt Sinn, genau so weiterzumachen? Logisch betrachtet ist das nicht sinnvoll! Nachdem du das Schlimmste abgewendet hast, müsste nun geschaut werden, ob der Topf groß genug ist, ob die Pflanze genug Wasser bekommt, ob genügend Nährstoffe in der Erde sind und ob die Pflanze zu viel oder zu wenig Licht bekommt. Und genau das fehlt; darum scheitern wir daran, das Verwelken des nächsten Blatts zu vermeiden.

Mit dem GAP-System das Problem an der Wurzel packen

Es wäre meiner Ansicht nach viel effizienter, bei genau solchen Menschen den Fokus darauf zu legen, den nächsten Stent zu vermeiden. Genau in dieser Lücke setzt das GAP-System an, das ich entwickelt habe. Dieses System beruht auf drei Pfeilern: Gesundheit, Allseitigkeit und Performance. Es konzentriert sich auf den maximalen Erhalt von Gesundheit beziehungsweise das Verhindern von Krankheit. Dadurch werden auch das (Gesundheits-)System, aber vor allem die Ärzte im Krankenhaus und in den Praxen entlastet. Damit können sie sich wieder so um die Patienten kümmern, wie sie auch ausgebildet wurden. Es wird also allen damit geholfen und es ist höchste Zeit, dass dies geschieht!

Das (Gesundheits-)System wird meiner Ansicht nach kippen, die Frage ist nur, *wann* das passieren wird ... Was viele nicht wissen, ist, dass die Ärzte von heute die Patienten von morgen sein werden. In den letzten Jahren sind vermehrt Artikel in renommierten Fachzeitschriften erschienen, die von Ärzten vor dem Burn-out sprechen. Aussagen wie »Jeder dritte Assistenzarzt denkt über Jobwechsel nach«[1], »Ärztliche Weiterbildung leidet unter Personal- und Zeitmangel«[2], »Ausgebrannte Ärzte gefährden häufiger die Patientensicherheit«[3] sind nur drei Beispiele

WAS IST DAS GAP-SYSTEM?

GAP ist ein von mir entwickeltes Konzept, das den Erhalt und die Optimierung von Gesundheit und nicht die Bekämpfung von Krankheit in den Mittelpunkt stellt. GAP ist Englisch und bedeutet »Lücke«. Gleichzeitig stehen die drei Buchstaben für die drei Grundpfeiler des Systems: Gesundheit, Allseitigkeit und Performance. Es zeichnet sich durch einen ganzheitlichen Ansatz aus. Denn neben medizinischen Aspekten wie Blutwerten sind auch die Bereiche Ernährung, Bewegung, Regeneration und Mindset wichtig, um deine Ziele zu erreichen – sei es nachhaltige Gesundheit oder maximale Leistungsfähigkeit.

aus solchen Artikeln. Schaut man sich zudem einmal die Berufsgruppen mit der häufigsten Selbstmordrate an, so braucht man nicht lange zu suchen, denn Ärzte stehen ganz oben auf Platz 1. Immer mehr Ärzte gehen einen anderen Weg, doch trotzdem kann es so für die Patientenversorgung einfach nicht weitergehen. Das von mir ins Leben gerufene GAP-System entzerrt auch hier maximal.

Noch einmal zur erwähnten Bedeutung »Lücke« von GAP: Momentan haben wir eine unglaublich große Lücke zwischen wirklich gesunden und kranken Menschen. In dieser Lücke sind nämlich diejenigen angesiedelt, die schulmedizinisch als gesund gelten, aber dennoch unspezifische Symptome haben. Für all diese Patienten greift der klassische Ansatz der Medizin nicht, und das ist sowohl für frustrierte Patienten als auch für hilflose Ärzte unbefriedigend.

Die Bedeutung von Mikronährstoffen und Vitaminen

Leider haben wir auch eine nicht zu unterschätzende Anzahl an Kollegen, die medizinische Zusammenhänge und auch für diese Reaktionen essenzielle Bausteine, wie beispielsweise Mikronährstoffe, nicht kennen, da sie diese im Berufsalltag aus Zeitmangel oder aber aus Ignoranz nicht berücksichtigen. Ich will hier niemandem bewusst etwas Falsches unterstellen, aber ich sehe täglich Ausdrucke von Blutergebnissen, die nicht einmal einen Bruchteil der Blutwerte enthalten, die vielleicht wichtig gewesen wären, um den betroffenen Patienten wirklich ganzheitlich einschätzen zu können. Das liegt dann daran, dass der Kollege der Meinung ist, Vitamine und Mikronährstoffe seien nicht so wichtig. Das ist leider so, als würde ich über eine Operationstechnik aus der Neurochirurgie urteilen, von der ich einfach keine Ahnung habe.

NICHT JEDER ARZT IST GLEICHZEITIG AUCH EIN EXPERTE FÜR GESUNDHEIT.

Wenn Ärzte sich außerhalb des Studiums nicht anderweitig weiterbilden, werden sie niemals Experten für Gesundheit sein, denn in unserem auf Krankheit fokussierten Studium lernt man dies leider einfach nicht. Auch hier haben wir also eine große Lücke, eine GAP, zwischen dem, was gelehrt wird, und dem, was in der Kompetenz des Einzelnen steht. Zugegeben ist es verdammt schwierig für einen Laien herauszufinden, welcher Arzt das Thema Gesundheit mit einem anderen Ansatz angeht, denn, wie oben bereits angedeutet, es gibt noch keinen Facharzt dafür. Um genau hier anzusetzen, habe ich die Medletics Academy gegründet, in der wir Therapeuten und Trainer zum TÜV-zertifizierten *Health Coach* ausbilden – alles getreu dem GAP-System und orientiert am aktuellen Stand der Wissenschaft! Dazu erkläre ich später im Buch mehr.

Die Wissenslücken in Bezug auf Vitamine reichen teilweise so weit, dass Fachärzte die Wirkung und vor allem die Notwendigkeit der Supplementierung von Vitaminen wie zum Beispiel Vitamin D – welches eigentlich sogar ein Hormon ist – abstreiten. Im Gegensatz dazu sprechen sich führende medizinische Fachgesellschaften für den erhöhten Konsum aus.

Es ist zwar ein physiologischer und biochemischer Fakt, dass wir für alle Prozesse im Körper auch Mikronährstoffe benötigen, aber auch hier haben wir eine große Lücke: Denn es ist nicht einheitlich geklärt, welche Blutwerte für welches Individuum wie hoch genau sein sollten. Egal ob Sportler oder Alltagsathlet, schwanger oder stillend oder chronisch krank – die zu erreichenden Referenzwerte sind nahezu immer genau gleich hoch. Also haben wir auch hier eine große Lücke in der individuellen Interpretation von Blutwerten. Das gilt vor allem in Bezug auf Gesundheit; Krankheit hingegen, also bei welchen Blutwerten jemand als krank gilt, ist da häufig deutlich einheitlicher definiert.

Wir können heutzutage dank unseres technologischen Fortschritts Substanzen und Werte im Blut und in anderen Proben messen, die vor einigen Jahren noch undenkbar gewesen wären. Allerdings sollten diese Innovationen auch angewendet und gelehrt werden. Meiner Meinung nach wird viel zu restriktiv und fast immer nur im Krankheitszustand gemessen. Allerdings ist die Kenntnis der Blutwerte für die Gesundheitserhaltung und gesundes Altern unabdingbar und sie sollten im besten Fall regelmäßig und auch, während man gesund ist, überprüft werden. Man geht am besten ja auch nicht nur dann zum Zahnarzt, wenn man Schmerzen hat, oder? Also mir ist mein Körper mindestens genauso wichtig, wie es meine Zähne sind! Die Lücken, die es hier zu schließen gilt, könnten kaum größer sein; GAP unterstützt sie zu schließen.

BLUTWERTE ZU BESTIMMEN IST VORSORGE! SETZE DIESES TOOL NICHT ERST DANN EIN, WENN ES ZU SPÄT IST.

Die Entstehung des GAP-Systems

Zum jetzigen Zeitpunkt wirkt es auf mich, als wäre der Wunsch, Gesundheit wirklich messbar zu machen, bei den meisten auch deshalb nicht vorhanden, weil sie sich primär mit der Bekämpfung von Krankheiten beschäftigen und damit die Lücken in unserem System überhaupt nicht aktiv bemerken oder vielleicht bewusst die Augen davor verschließen.

Ja, es ist anstrengend, gegen den Strom zu schwimmen, aber uns muss klar werden, dass es so nicht mehr lange weitergeht, denn wir befinden uns auf einem sinkenden Schiff und ich für meinen Teil will nicht nur dabei zusehen, wie es untergeht. Meiner Ansicht nach sollten wir schnellstmöglich die Lücke zwischen Krankheit und Gesundheit schließen, damit die Erwartungen an ein gesundes Leben von uns allen nicht ständig unerfüllt bleiben.

Die letzten zehn Jahre habe ich nach einer praktisch anwendbaren Lösung für unser Gesundheitsproblem gesucht und, ganz ehrlich, ich habe mich oft darin verrannt, alles andere schlechtzumachen, weil ich einfach emotional komplett frustriert war. Meiner Ansicht nach ist es aber viel effizienter, sich auf das zu konzentrieren, was wir schaffen oder sogar vielmehr verbessern wollen, und daher auf die Lösung und nicht primär auf das Problem zu schauen. Wir haben eine unglaublich tolle und moderne Akutmedizin für kranke Menschen und wir haben – und das darf man nicht vergessen, aber es geht oft schnell unter, gerade wenn man Bücher wie dieses hier liest – noch viel mehr gesunde Menschen. Aber um die Lücke dazwischen zu schließen und auch Menschen mit chronischen Krankheiten eine Hilfe anzubieten, haben wir das GAP-System.

Um es mit den Worten des weltbekannten Autors John Strelecky zu sagen: Das GAP-System ist mein ZDE, der Zweck meiner Existenz. Als Arzt und Akademieleiter, aber vielmehr noch als Thiemo Osterhaus, als Mensch habe ich die Vision, Menschen zu mehr Gesundheit zu verhelfen, ihnen zu zeigen, wie sie ihre Gesundheit positiv unterstützen können, und das am besten so, dass sie gesund bleiben und Krankheit bestmöglich verhindern.

Mein System, bestehend aus den Pfeilern G für Gesundheit, A für Allseitigkeit und P für Performance, schließt aber nicht nur für Patienten eine Lücke, sondern eben auch für das Gesundheitssystem und vor allem auch für Ärzte direkt. Denn es wird dazu beitragen, dass Menschen einen viel besseren Allgemeinzustand haben und nicht nur seltener im Krankenhaus landen, sondern vor allem auch weniger lange dort bleiben müssen.

Meiner Ansicht nach ist die Idee, Krankheiten erst dann zu bekämpfen, wenn sie auftreten, einfach schlichtweg ineffizient. Ein System, das die Selbstwirksamkeit der Menschen stärkt und dadurch Krankheit vermeiden würde, würde viel mehr Sinn ergeben. Das klingt logisch, oder?

ICH ALLEINE KANN NICHT ALLE DIESE LÜCKEN SCHLIESSEN, ABER ICH KANN DARAUF HINWEISEN, DASS SIE BESTEHEN UND DASS WIR SIE SCHLIESSEN KÖNNEN. WIR SOLLTEN DAFÜR MODERNES MEDIZINISCHES WISSEN, EVIDENZBASIERTE TECHNISCHE VERFAHREN UND DIE INDIVIDUELLE KOMPETENZ DES EINZELNEN KOMBINIEREN, UM ETWAS GROSSES NEUES ZU SCHAFFEN.

Bist du in der GAP?

Schauen wir uns die Lücke zwischen gesunden und kranken Menschen nun einmal genauer an – am besten grafisch für ein besseres Verständnis. Stell dir den Gesundheitszustand einmal auf einem linearen Zeitstrahl (wie in der Grafik zu sehen) vor. Hier fängt das Problem ehrlicherweise schon an: Was ist denn Gesundheit? Stellen wir diese Frage aber noch einmal kurz zurück, gleich erfährst du mehr dazu.

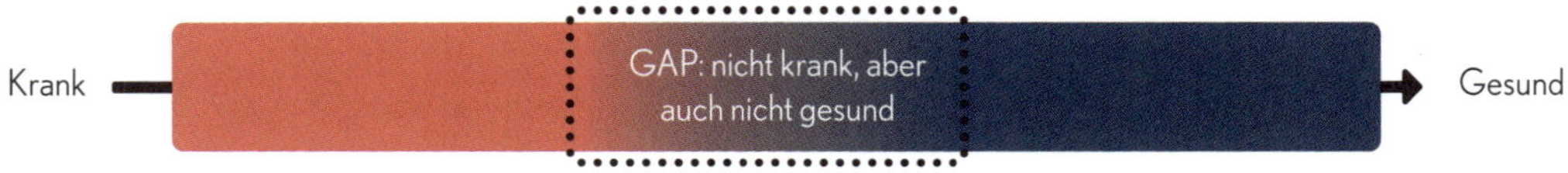

Der GAP-Bereich ist ein Zustand zwischen Krankheit und Gesundheit.

Für die Anwendung dieser Grafik nehmen wir einmal an, Krankheit ist eine Funktionsstörung mit verminderter Leistung, kann klar abgegrenzt und somit auch diagnostiziert werden, und Gesundheit ist der Zustand, in dem man frei von Krankheit bei einwandfreiem Wohlbefinden ist. Ganz links auf dem Strahl befindet sich also Krankheit (hier rot dargestellt) und rechts Gesundheit (hier blau dargestellt).

Was genau ist aber mit den Menschen, die medizinisch gesund sind, aber eine verminderte Leistungsfähigkeit beklagen oder aber eben kein einwandfreies Wohlbefinden haben? Diese Menschen befinden sich in der GAP, nämlich in der Lücke zwischen krank und gesund! Ehrlicherweise ist der Anteil an Menschen in genau dieser beschriebenen Lücke wahrscheinlich enorm groß und wahrscheinlich kann sich niemand auch nur annähernd ausmalen, wie groß dieser Anteil eigentlich wirklich ist. Wir haben einen großen Teil an Menschen, die medizinisch gesehen (zumindest rein schulmedizinisch gesehen) nicht krank sind, sich aber trotzdem extrem schlecht fühlen. Die Lebensqualität spielt also ebenfalls eine entscheidende Rolle; dazu kommen wir noch im Detail, wenn wir über das G im GAP-System sprechen. Es gibt also Menschen, die, wenn wir uns die Blutwerte anschauen, nicht richtig krank, aber auch nicht richtig gesund sind, denn sie zeigen unspezifische Symptome wie zum Beispiel Energiemangel, Verdauungsprobleme, Haarverlust ...

NICHT RICHTIG GESUND, ABER AUCH NICHT RICHTIG KRANK? DANN BIST DU IN DER GAP!

Wir müssen lernen, genauer hinzuschauen. Wie das genau funktioniert, wird in den nächsten Kapiteln detaillierter beschrieben.

G wie Gesundheit

Wenn ich meine sieben Nachbarn fragen würde, was Gesundheit für sie bedeutet, bekäme ich sieben verschiedene Antworten – und es würde mich nicht einmal überraschen. Denn wenn es keine einheitliche Definition von »Gesundheit« gibt, wie sollen wir uns da alle einig sein? Schauen wir uns zwei exemplarische Auffassungen an, um zu verstehen, warum Gesundheit ein so nebulöser Begriff ist, und um gleichzeitig zu erkennen, dass es höchste Zeit für eine Revolution ist.

Die Weltgesundheitsorganisation (WHO) definierte 1984 Gesundheit wie folgt: »*Gesundheit ist ein Zustand völligen psychischen, physischen und sozialen Wohlbefindens und nicht nur das Freisein von Krankheit und Gebrechen.*«[4]

DocCheck Flexikon, eine Website, auf der medizinische Zusammenhänge erklärt werden, ergänzt außerdem, dass sich der Begriff »*unscharf auf dem Kontinuum zwischen einem kaum erreichbaren ›idealen Vitalzustand‹ und dessen Kontrapunkt, dem Tod*« ansiedelt. Objektiv messen lässt sich Gesundheit allerdings nicht, sondern sie ist höchst subjektiv: »*Man kann krank sein, sich aber [...] gesund fühlen. Umgekehrt kann ein Patient sich krank fühlen, aber klinisch betrachtet vollkommen gesund sein.*«[5]

Zunächst einmal ist es maßgeblich davon abhängig, von welchem Standpunkt aus man Gesundheit betrachtet. Es gibt noch viele weitere Definitionen, wie zum Beispiel die gesundheitswissenschaftliche Definition, die Salutogenese, die philosophische Definition und viele weitere. Gehen wir einmal detailliert auf die beiden obigen ein.

Die WHO-Definition berücksichtigt also nicht nur den körperlichen, sondern auch den psychischen und sogar den sozialen Zustand und umschreibt diesen Zustand mit »völligem Wohlbefinden«. Was genau ist nun völliges Wohlbefinden? Auch diesen Begriff könnten wir nun mit anderen Adjektiven zu beschreiben versuchen, wie zum Beispiel »glücklich sein«, und dennoch wäre auch diese eine rein subjektive Beschreibung und wäre wahrscheinlich für jeden Menschen in gewissen Nuancen unterschiedlich. Auch DocCheck Flexikon stimmt dem irgendwie zu und nennt Gesundheit einen nicht genau abgrenzbaren Befund. Gesundheit ist einfach keine fest definierte Diagnose und vor allem ist sie subjektiv, sprich sie wird von jedem anders wahrgenommen!

Es ist vielleicht vielmehr etwas wie eine Ausschlussdiagnose, gekoppelt mit den individuellen Zielen eines jeden Individuums. Als Ausschlussdiagnose bezeichnen Ärzte eine Diagnose, die dann gestellt wird, wenn sie zu bestimmten Beschwerden passt und sich keine andere mögliche Ursache für die Symptome eines Patienten mit einem Test oder einer Untersuchung nachweisen lässt. Es ist einfach unglaublich schwierig, eine allgemeingültige Definition für »Gesundheit« zu finden – also gehen wir einmal anders an die Sache heran.

Was wollen wir denn eigentlich alle? Was ist unser Ziel? Sicher hat nicht jeder das gleiche Ziel vor Augen, aber was ist der gemeinsame Nenner? Wenn es dir schwerfällt, diese Frage zu beantworten, fällt es dir vielleicht leichter, dich zu fragen, was du in deinem Leben nicht willst. So kannst du der eigentlichen Frage näherkommen.

Wenn ich in meine Zukunft schaue, ist mir eine Sache völlig klar: Ich möchte nicht ins Alters- oder in ein Pflegeheim (Vermeidungsziel). Ich finde nicht, dass Altersheime schlecht wären, aber ich verbinde sie einfach persönlich mit vielen Dingen, die ich in meinem Leben gerne vermeiden würde. Denn wer kommt für gewöhnlich ins Altersheim? Menschen, die ihren Alltag ohne Hilfe nicht mehr so einfach bewältigen können. Ich war drei Jahre auf einem Internat und ich weiß genau, wovon ich spreche, wenn ich sage: Fremdbestimmt meinen Alltag vorgegeben zu bekommen, ist nicht das, was ich mir für mich wünsche.

Jetzt gerade geht es mir wirklich gut. Ich liebe meine Arbeit, habe aber zugegebenermaßen oft Stress, weil ich zu viel von dem mache, was ich liebe, und dann erst spät merke, dass es zu viel war. Aber mir sind die Tools und Strategien, um damit besser klarzukommen, bekannt und so komme ich selten in die Situation, wirklich Probleme dadurch zu bekommen. Primär geht es mir also gerade um meine Situation im Alter, aber natürlich gilt alles, was ich jetzt weiter beschreibe, auch für die Gegenwart.

Ich möchte später auch nicht den Tag über ans Bett gefesselt sein und einen Korb voller Medikamente nehmen müssen, weil ich sonst zu hohen Blutdruck oder Entgleisungen meines Blutzuckers hätte. Genauso möchte ich nicht ständig zum Arzt oder ins Krankenhaus gehen müssen. Grundlegend möchte ich eigentlich, dass es mir gar nicht schlecht geht, sondern dass ich mein Leben weiter genießen kann und vor allem Dinge unternehmen kann, die mir Spaß machen. Denn das ist es doch, was das Leben ausmacht, oder? Auch chronische Schmerzen können wir gerne von meiner Altersliste streichen, darauf kann ich gut verzichten.

Da ich jetzt weiß, was genau ich nicht will, kann ich nun also formulieren, was genau ich persönlich im Alter will: Mir ist es wichtig, mein Leben vor allem im Alter so zu führen, als wäre ich noch jung, nämlich schmerzfrei, lebenslustig und voller Energie. Stell es dir einfach so vor, als würdest du den Gesundheitszustand eines fitten 50- bis 70-Jährigen einfrieren.

Ich möchte vor allem nicht durch falsche Entscheidungen in meiner Jugend oder meinem Erwachsenenalter bestimmt sein. Für viele Menschen ist es vielleicht auch ein spezifisches Alter, welches sie erreichen möchten. Für mich ist es vielmehr, bis kurz vor dem Ende eine hohe Lebensqualität zu haben. Und ich würde mich jetzt einmal so weit aus dem Fenster lehnen zu behaupten, dass dies auch für dich und viele weitere Menschen zutreffen könnte.

Natürlich ist es mir auch wichtig, alt zu werden, damit ich so viel von meinem erfüllenden Leben habe wie nur irgend möglich. Aber das sollte eben auch an eine hohe Qualität gekoppelt sein. Dieses Buch soll dir aber nicht nur erzählen, wie ich Gesundheit verstehe und lebe, sondern vor allem, wie auch du in deine beste und gesündeste Version deiner selbst kommst. Vielleicht hast du gerade für deinen jetzigen Lebensabschnitt andere Prioritäten, aber wer will denn nicht fit und gesund im Alter sein? Betrachtet man meine Aspekte von Gesundheit nun einmal grafisch, ist es noch klarer und einfacher zu verstehen. Hierzu zitiere ich einen amerikanischen Arzt namens Peter Attia.

MEIN ZIEL IST ES, MIT HOHER LEBENSQUALITÄT BIS INS HOHE ALTER ZU LEBEN!

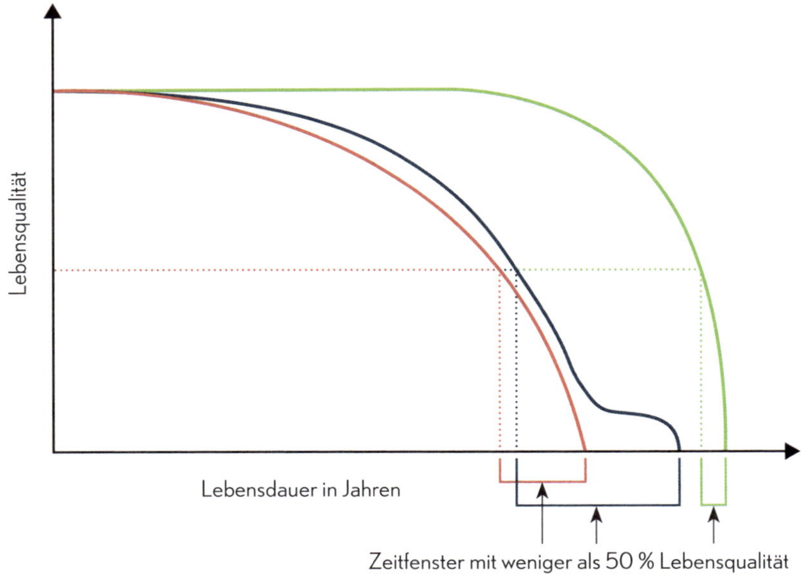

Mit dem Alter verändert sich die Lebensqualität. Die rote Linie zeigt einen Verlauf ohne Interventionen, die blaue eine schulmedizinische Versorgung und die grüne Linie einen idealen Verlauf mithilfe des GAP-Systems.

Auf der Y-Achse befindet sich die Lebensqualität, sprich ein Zusammenschluss aus der kognitiven und physischen Leistungsfähigkeit in Prozent. Auf der X-Achse ist die Lebensdauer in Jahren dargestellt.

Die rote Linie steht für einen Menschen ohne große Interventionen, also ohne Krankheit oder lange Therapien. Diese Linie zeigt, was passiert, wenn dieser Mensch altert. Je weiter die Kurve nach rechts wandert, desto älter wird die Person, allerdings bei fallender Lebensqualität. Kreuzt diese Linie die X-Achse, ist die Person gestorben.

Die blaue Linie repräsentiert das, was die beste schulmedizinische Versorgung zu bieten hat. Sie hat einen nahezu identischen Verlauf wie die rote Kurve, allerdings mit einer deutlichen Änderung zum Ende der Kurve, hier wird nämlich der Tod hinausgezögert, häufig allerdings ohne erneute Erhöhung der Lebensqualität. Wir können das in unserer Gesellschaft auch daran sehen, dass es immer mehr immer ältere Menschen gibt.

WIE WILLST DU DURCH DEIN LEBEN GEHEN – UND MIT WELCHEM RESÜMEE ÜBER DEINE VIELEN KLEINEN UND GROSSEN ENTSCHEIDUNGEN SOLL ES ENDEN?

Die grüne Linie zeigt zunächst eine Erhöhung der Lebensdauer, aber vor allem ein deutlich langsameres Abfallen der Lebensqualität im Verlauf des Lebens. Diese Kurve steht für harte Arbeit in allen Bereichen von Gesundheit, auf die wir im A des GAP-Systems gezielt eingehen, aber auch für viel Verständnis über den eigenen Körper, welches wir dir mit diesem Buch an die Hand geben. Fest steht, dass es nicht eine Wunderpille, eine Ernährungsform oder ein Supplement gibt, das dich zu dieser Kurve bringt, aber es ist genau das, was ich versuche, für mich und meine Patienten zu erreichen.

A wie allseitig

Direkt zu Beginn stelle ich die wichtigste Frage: Wie genau kannst du dein Ziel, also die grüne Kurve in der Abbildung, erreichen? Die Wahrheit ist: Es liegt zum größten Teil an dir! Du bist der Architekt deines Lebens, nur du triffst die Entscheidungen, die deine Gesundheit betreffen.

Ja, es gibt natürlich Faktoren wie Herkunft und Genetik, aber all das sind keine Garanten für ein ungesundes oder vorbestimmtes Leben. Bist du beispielsweise von einer Erkrankung genetisch gesehen betroffen, weil sie dir von deinen Eltern vererbt wurde, so muss dieser Teil auf deiner DNA erst einmal abgelesen oder, einfach gesagt, aktiviert werden. Und für die »Aktivierung« sind primär Umweltfaktoren wie zum Beispiel viel Stress, schlechte Ernährung, Umweltgifte, fehlende Bewegung, fehlende Regeneration oder auch ein negatives Mindset verantwortlich. Und du kennst die nächste Frage: Wessen Aufgabe ist es, sich darum zu kümmern, all diese Punkte zu optimieren? Genau: Es ist deine Aufgabe, zumindest wenn dir deine Gesundheit am Herzen liegt – und ich gehe jetzt einmal davon aus, dass dem so ist, denn sonst würdest du dieses Buch hier wahrscheinlich nicht lesen.

DEINE GESUNDHEIT HAST DU ZU GROSSEN TEILEN SELBST IN DER HAND.

Viele Menschen verstecken sich hinter Ausreden wie »Ich habe keine Zeit«, »Meine Arbeit lässt das nicht zu«, »... aber meine Familie ...«. All das sind Dinge, die nur du beeinflussen kannst – niemand sonst.

Keine Zeit? Okay, aber das liegt nicht daran, dass du keine *hast*, sondern daran, dass du sie dir nicht *nimmst*! Dir muss klar werden, und deshalb sage ich es hier auch noch einmal so klar: Du bist deine eigene Umsetzungsmaschine, und das kann und wird dir auch niemand abnehmen. Kein Arzt, kein Medikament, einfach niemand. In diesem Buch liefere ich dir die dafür notwendigen Tools, Strategien, aber vor allem Blutwerte, damit du für dich herausfinden kannst, wo genau du gerade stehst.

Meiner Ansicht nach kann man sein höchstes Potenzial nur entfalten, wenn man sich aller fünf Säulen bedient beziehungsweise darauf achtet, dass sie nicht nur im Gleichgewicht stehen, sondern man sie auch wirklich lebt! Stell dir einen Stuhl vor (auch wenn er nur vier Beine hat), der auf drei Beinen vielleicht noch eben gerade steht, man aber wirklich aufpassen muss, nicht aus dem Gleichgewicht zu kommen. Bei nur zwei Beinen hat man eigentlich aber schon keine Chance mehr, dass der Stuhl steht, bei einem Bein ist das stabile Sitzen anstrengender als Stehen und ohne Beine ist es kein Stuhl mehr. So ist es mit unserer Gesundheit auch – die Balance ist entscheidend. Die fünf Säulen im GAP-System sind Medizin, Ernährung, Bewegung, Regeneration und Mindset.

Die fünf Säulen der Gesundheit im GAP-System

Medizin

Dies ist die Säule, auf die wir uns primär in diesem Buch beziehen und dir dadurch einen tiefen Einblick geben, was genau du beachten solltest, um in diesem Bereich gut aufgestellt zu sein. Jede der fünf Säulen beinhaltet viele verschiedene Tools und Strategien, so gehören zum Beispiel zur Säule Medizin viele verschiedene Tools oder Werkzeuge wie Diagnostik mittels Blut-, Stuhl-, Speichel-, Gewebeanalysen und auch die zugehörigen Therapien mit Medikamenten, Supplementen oder anderen Interventionen.

Diagnostik ist ein so unglaublich großes Feld, dass man mehrere sinnvolle Bücher nur zu diesem Thema schreiben könnte; wir beziehen uns hier auf das Medium Blut. Um dir einmal einen Überblick zu geben, auch wenn sich die Zahl ständig verändert: Im Blut gibt es mehrere Tausend verschiedene Blutwerte, von denen einige bei ganz bestimmten Erkrankungen, wie zum Beispiel Borreliose, relevant sind und andere einem einen guten Überblick über den allgemeinen Gesundheitszustand eines jeden geben können. Auch in diesem Bereich gibt es wieder einige Werte, die aussagekräftig sind, andere, die es weniger sind, und wieder andere, die man sich eigentlich fast immer in einem Kontinuum von Werten anschauen sollte, um wirklich eine gute Interpretation gewährleisten zu können. So ist zum Beispiel der Messwert Magnesium im Vollblut deutlich aussagekräftiger für den tatsächlichen Magnesiumspiegel im Blut als das Magnesium im Serum. Ein anderes Beispiel sind die Schilddrüsenwerte TSH, fT3 und fT4, die man immer im Gesamtzusammenhang betrachten sollte – aber dazu später im Detail mehr.

Du merkst, auch Laboranalysen sind komplex und man muss diese Ergebnisse verstehen und nicht einfach nur stupide auswendig lernen.

»Wer alles misst, der misst nur Mist« besagt ein Sprichwort, denn Laborwerte sind immer ein individuelles Thema und man sollte immer erst mit dem Menschen sprechen, bevor man spezifische Werte bestimmt. Allerdings muss ich sagen, dass auch ich persönlich das Gefühl habe, dass wir uns heute gerne auf diesem Spruch ausruhen. Viele Kollegen haben sich vom System in die Knie zwingen lassen und bestimmen oft einfach viel zu wenige Messwerte beziehungsweise suchen nur nach Anzeichen für eine Krankheit und vergessen dabei, den Gesundheitszustand messbar zu machen. Wird keine spezifische Krankheit gefunden, so lautet die Interpretation »gesund«, und das ist meiner Ansicht nach ein fataler Fehler. Vor allem dann, wenn trotzdem Symptome vorliegen.

Gehen wir weg von der Diagnostik hin zur Therapie, so stellt man schnell fest, dass diese noch deutlich komplexer ist. Wir haben zunächst sogenannte konservative Therapien, operative Therapien, verschreibungspflichtige oder verschreibungsfreie Medikamente, Supplemente oder Nahrungsergänzungsmittel und viele mehr. Keine davon ist besser als die anderen; jede ist spezifisch in einer bestimmten Situation der anderen überlegen und muss individuell abgewogen werden.

Medikamente sind ein absoluter Meilenstein in der modernen Medizin und gerade in der Akutversorgung nicht wegzudenken. Beschäftigt man sich länger mit den aktuellen wissenschaftlichen Erkenntnissen zum Thema Langlebigkeit, so fällt einem schnell auf, dass es einige Medikamentengruppen gibt, die sogar präventiv, also vorbeugend, sehr viel Sinn ergeben können. Das Ganze ist natürlich individuell abzuwägen, aber die Studien in Bezug auf mögliche Prävention zeigen schon sehr vielversprechende Ergebnisse, gerade was die Themen Cholesterin, Blutzucker und chronische Entzündungen angeht.

Meiner Ansicht nach haben wir – und mit »wir« meine ich unsere Gesellschaft – aber heutzutage eher die Einstellung »Für jede Krankheit gibt es auch eine Pille« und genau so wird es im Studium auch gelehrt. Es wird wenig nach Ursachen geschaut, sondern sich primär auf Medikamente verlassen, weil es Mediziner nicht mehr anders lernen und Patienten es oft auch leider nicht anders wollen.

Dabei ist es so offensichtlich: Die *Nationale Verzehrstudie II* zeigt uns klar auf, welche Mängel in Deutschland bestehen. Ganz vorne mit dabei: Vitamin D_3, Eisen und Selen.

DIE DOSIS MACHT DAS GIFT!

Was wird also gemacht? Bei Vitamin D wird empfohlen, zu supplementieren. Das passiert aber leider oft viel zu wenig, obwohl höhere Dosierungen auch durch die EFSA, die Europäische Behörde für Lebensmittelsicherheit, als ungefährlich eingestuft werden. Im Gegenteil, es wird immer wieder über die Nebenwirkungen einer Überdosierung aufgeklärt, dabei ist diese äußerst unwahrscheinlich und die Unterversorgung nachweislich viel häufiger. Ganz grundsätzlich gilt immer: Die Dosis macht das Gift, egal, worum es geht. Ich kann mich auch mit Wasser umbringen, wenn ich zu viel davon in kurzer Zeit trinke.

Sollte ich sinnlos alle Substanzen nehmen, die im Blut zu niedrig sein könnten? Nein, natürlich auch nicht. Die Antwort liegt selten in Extremen, sondern dazwischen. Fest steht aber: Vitamin D_3 wird viel zu selten im Blut gemessen.

Bei unserem Mikronährstoff Eisen haben wir ähnliche Defizite beziehungsweise Fehlerquellen, auf die wir später noch spezifischer eingehen, aber hier ein kurzer Ausblick: Ferritin als Eisenspeicher-Molekül wird zwar oft gemessen, allerdings sind die Referenzwerte, innerhalb derer der Speicher scheinbar gut sein soll, erschreckend groß, sodass sozusagen auf dem Papier eigentlich fast niemand einen wirklichen Mangel hat. Dann bekommt man oft vom Arzt gesagt, die Eisenwerte seien gut, obwohl sie es eigentlich gar nicht sind.

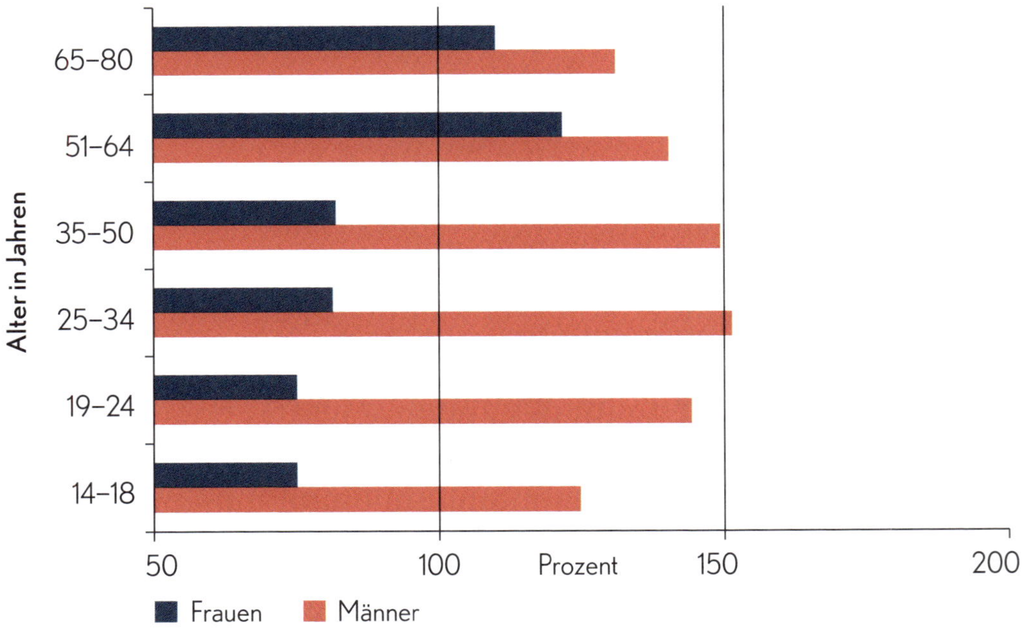

Die Abbildung zeigt den Median der Eisenzufuhr in Prozent der Referenzwerte im deutschsprachigen Raum.

Ernährung

Nahrungsmittel sind wie Benzin, es ist der Treibstoff, den du in dein System tankst. Dieser sollte also unter keinen Umständen schlechte Qualität aufweisen. »Du bist, was du isst« heißt es auch so schön und ehrlicherweise ist Ernährung deutlich weniger kompliziert, als die meisten denken. Wir wollen hier gar nicht zu sehr ins Detail gehen, aber einen kleinen Ausblick möchte ich dir hier dennoch mitgeben.

Zucker

Als Erstes gilt: weniger Zucker! Und damit meine ich auch Kokosblüten- oder Dattelzucker und vergleichbare Alternativen, da sie den Anschein erwecken, gesünder zu sein, weil sie natürlich sind. Dies ist allerdings leider ein Trugschluss: Sie sind genauso »schlecht« wie normaler Haushaltszucker, bei dem eigentlich heutzutage fast jeder weiß, dass man ihn in der Ernährung drastisch einschränken sollte. Natürlich ist auch das immer eine Frage der Dosierung! Fruchtzucker zum Beispiel ist zwar biochemisch etwas ganz anderes, aber Obst ist auch nicht wegen des Fruchtzuckers gesund, sondern man könnte eher sagen, dass Obst trotz des Fruchtzuckers gesund ist! Was Obst gesund macht, sind die sekundären Pflanzenstoffe, Vitamine und Ballaststoffe und nicht die Fruktose, die sogar schwerer zu verstoffwechseln ist als normaler Zucker; aber das ist ein komplexeres Thema für sich. Also nutze Zucker, wenn möglich, nur eingeschränkt oder verdiene ihn dir am besten durch längere sportliche Betätigung.

Protein

Wir brauchen mehr Protein: Das steht als Nächstes auf der Ernährungs-Must-have-Liste. Wir haben grundsätzlich vier Makronährstoffe: Proteine (Eiweiß), Kohlenhydrate, Fette und Ballaststoffe. Die Zusammensetzung der Nährstoffe ist individuell und vom Ziel wie zum Beispiel Muskelaufbau oder Fettverlust abhängig, aber der Großteil der Menschheit nimmt viel zu wenig Eiweiß zu sich! Der Makronährstoff Protein stammt vom griechischen Wort *proteios* für »grundlegend« und »vorrangig« ab; allein dies zeigt schon seine Wichtigkeit. Spannend zu sehen ist auch die Tatsache, dass die von großen deutschen medizinischen Fachgesellschaften empfohlenen täglichen Mengen nicht unbedingt mit den Mengen aus wissenschaftlichen Daten übereinstimmen. Für eine optimale Versorgung brauchen wir meiner Ansicht nach also deutlich mehr als die empfohlene Menge von 0,8 Gramm Protein pro Kilogramm Körpergewicht. Es geht doch schon lange nicht mehr um eine ausreichende Versorgung, sondern um eine optimale.

Was war wohl die Antwort, als ich mit meiner Deutschklausur nach Hause kam und sie mit der Note *ausreichend* auf den Tisch gelegt habe? »Ah, perfekt, super, gut gemacht«? Wohl eher nicht. *Ausreichend* ist knapp an *durchgefallen* vorbei, *ausreichend* ist nicht mal *befriedigend* und meilenweit entfernt von *gut* oder *sehr gut*. Du musst für dich entscheiden, welche Schulnote dein Körper haben soll, und dann bist du aber auch derjenige, der die Arbeit reinstecken muss!

Gemüse

Schaut man sich jedoch einmal an, was wir Deutschen denn so im Durchschnitt essen, fällt laut den Daten der *Nationalen Verzehrstudie II* schnell auf, dass Ernährung wohl eine der wichtigsten Ursachen dafür ist, dass wir als Gesellschaft immer kränker werden. (Allerdings kann Ernährung auch ein Hebel für eine bessere Gesundheit sein, aber dazu später mehr.) Um ein Beispiel zu nennen: Die drei Hauptquellen für Energie sind:

- Brot, Milch und Käse gleichermaßen auf Platz 1 und 2 bei Mann und Frau,
- Fleisch und Wurst nur bei Männern auf Platz 3 und
- Süßwaren nur bei Frauen auf Platz 3.

Das ist ganz ehrlich wirklich erschreckend. Die Statistik über den Verzehr an Gemüse sieht nicht sonderlich vielversprechender aus: Männer essen circa 130 Gramm und Frauen circa 140 Gramm Gemüse am Tag. Das ist gerade mal das Gewicht einer Paprika. Gemüse ist für Gesundheit die wichtigste Nährstoffquelle, aber dennoch wird es entweder ignoriert oder einfach verdrängt. Das Bewusstsein in diesem Sektor muss sich ändern, und das sollte besser gestern als morgen passieren.

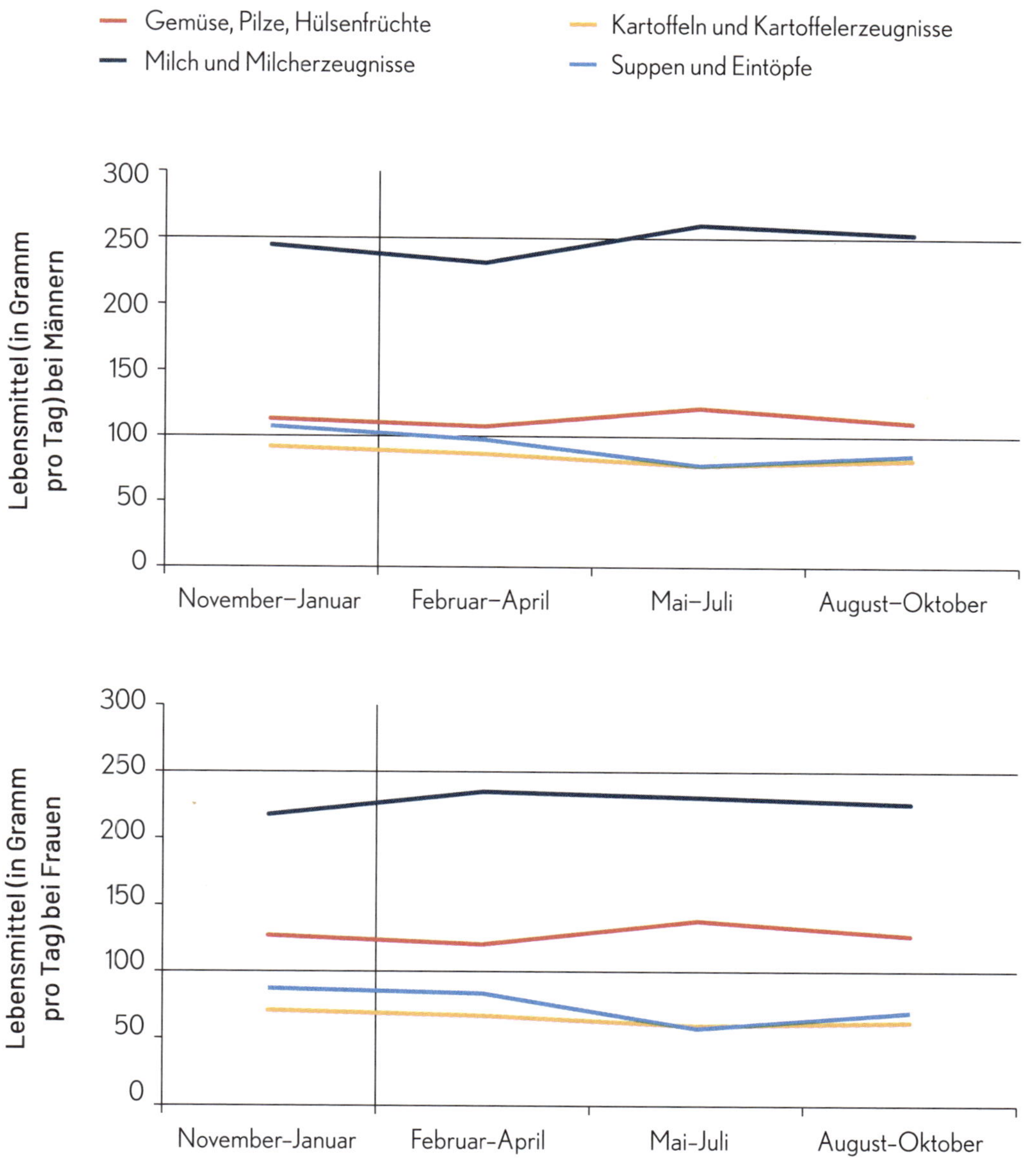

Der Verzehr von bestimmten Lebensmittelgruppen unterscheidet sich je nach Geschlecht.

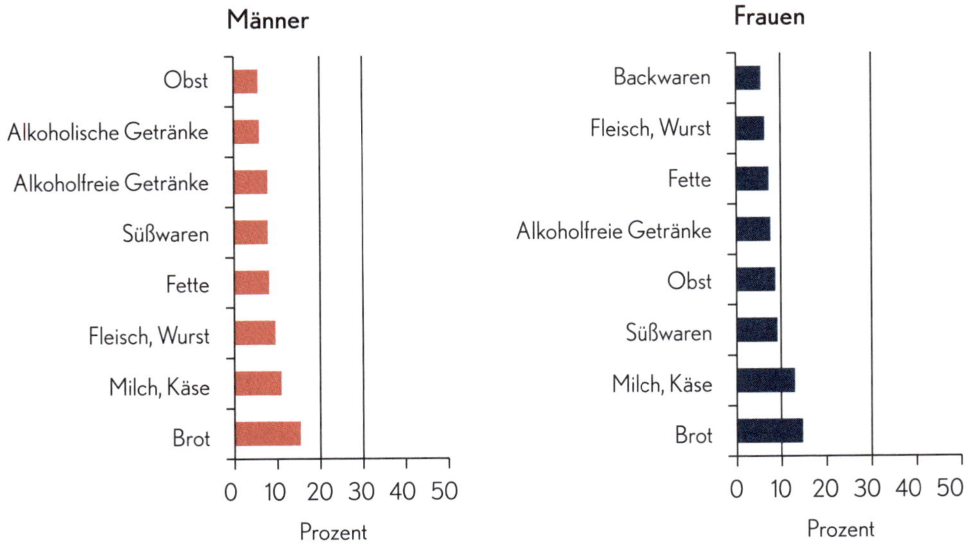

Die Grafiken zeigen die Hauptenergiequellen in Deutschland bei Männern und Frauen.

Bewegung

Die Empfehlungen der WHO haben sich zum letzten Mal Stand heute (November 2022) im Jahre 2020 verändert und bestehen aus einem Konglomerat aus verschiedenen Trainingsqualitäten und -intensitäten. Für Erwachsene: 150 bis 300 Minuten Bewegung und zweimal Krafttraining pro Woche, weniger Sitzzeit. Besonders für Kinder gilt: 60 Minuten Bewegung pro Tag und davon dreimal pro Woche mit hoher Intensität und dazu wenig Bildschirmzeit. Und das sind nur die Empfehlungen der WHO, wir sprechen hier von Gesundheit und noch nicht einmal von Leistung; und ehrlicherweise wird selbst dieses Ziel der WHO von den wenigsten Menschen erreicht. Stress und wenig Zeit sind häufig der Grund dafür, dass wir uns zu selten bewegen, aber wie schon einmal beschrieben, ist dies eine Verschiebung der Prioritäten – und das nicht zu unseren Gunsten.

Es gibt heutzutage auch immer noch einige sich wacker haltende Mythen wie: Krafttraining ist ungesund, Laufen ist die beste Art zum Abnehmen und so einige mehr. Wie der Begriff »Mythen« schon sagt, ist an den meisten gar nichts dran oder sie werden von Menschen weitergegeben, die von Bewegung selber wenig Ahnung haben und etwas, das sie selbst nur gehört haben, einfach ungefiltert mit ein wenig ungewollter Variation weitergeben.

Wichtig ist am Anfang gar nicht einmal, was man macht, sondern dass man unterschiedliche Arten körperlicher Aktivität auf einer täglichen und regelmäßigen Basis macht. Wir verlieren uns oft in der Komplexität der Perfektion und machen dann am Ende leider gar nichts. Es gibt viele verschiedene Bereiche von Bewegung und Training. Wenn man versucht, diese ganz einfach zu erklären, kommen für mich diese vier Grundfähigkeiten dabei heraus:

- Mobilität,
- Stabilität,
- Kraft,
- aerobe Kapazität und anaerobe Performance.

Einfach gesagt: Um gesund und fit bis ins hohe Alter zu sein, sollte man sich frei und ohne Einschränkungen bewegen können, und das auch in Positionen, die wir nicht primär gewöhnt sind oder, besser noch, bis heute einfach verlernt haben (**Mobilität**). Kinder kann man sicher dort sehr gut als Vorbild nehmen: Sie bewegen sich intuitiv und komplett im Raum. Wenn sie sich hinhocken wollen, dann tun sie dies und stehen auch ohne Probleme aus dieser Position schmerzfrei und einfach auf. Warum machen sie das? Weil sie es können. Mit dem Fortschreiten des Alters verlieren wir genau diese Fähigkeit. Bei uns kommt es zu einer routinierten Abfolge aus Stehen, Gehen, Sitzen, Liegen und wieder von vorne.

Wir sollten unsere Gelenke stabilisieren können; das ist gerade im Alter eine häufig fehlende Fähigkeit, die zu Stürzen und damit folglich oft zu Brüchen und Verletzungen führt (**Stabilität**). Was kommt dir als Erstes in den Sinn, wenn du an Stabilität denkst? Balance auf einem wackeligen Untergrund wie einem Balance Board oder Ähnlichem? Ja, das ist irgendwo auch korrekt, aber ich spreche vor allem davon, seine Gelenke richtig zu zentrieren, und dafür ist die richtige Muskelkontrolle und vor allem auch Ansteuerung der Muskeln durch unser Nervensystem wichtig. In unserem Gehirn sind eher Bewegungen gespeichert und nicht das Anspannen von einzelnen Muskeln. Diese Bewegungen können wir aber auf viele verschiedene Arten und Weisen ausführen, und zwar jeweils korrekt oder mit Kompensationen, die kurzzeitig toleriert werden können, aber langfristig zu Problemen führen können. Hier gilt es, sich wieder die korrekte Ansteuerung der Muskulatur und damit gute Bewegung anzutrainieren. Wie das geht, hängt natürlich spezifisch vom Status quo ab und ist bei jedem individuell zu sehen.

Schwere Lasten von A nach B transportieren zu können – das kann für den einen eine Tüte beim Einkaufen, für den anderen ein Wasserkasten oder sogar eine schwere Hantel sein. Es geht hier also ebenfalls um eine alltagsnahe Fähigkeit. Kraft ist eine essenzielle Fähigkeit vor allem für alte Menschen, denn fehlendes Krafttraining hängt stark mit dem Verlust an Muskulatur im Alter zusammen. Diesen Verlust nennt man Sarkopenie. Es gibt wissenschaftliche Forschung in diesem Bereich, die einen starken Zusammenhang zwischen dem Grad des Muskelverlusts, der Sturzrate und damit Knochenbrüchen zeigt. Was lernen wir daraus? Nicht nur die Mythen, Krafttraining sei ungesund oder aber Krafttraining sei nur was für Bodybuilder oder schlecht für die Gelenke, sind schlichtweg an den Haaren herbeigezogen, sondern Krafttraining ist eine extrem effektive Trainingsart für Jung und Alt!

Auf langen Distanzen entspannt gehen, laufen, Fahrrad fahren, schwimmen ist Teil der aeroben Kapazität oder auch einfach umgangssprachlich Ausdauer genannt. Das ist eine unglaublich wichtige Fähigkeit, denn sie trainiert vorrangig dein Herz und den Stoffwechsel. Wie sieht ein typisches Training aus? Nehmen wir beispielsweise Joggen, so ist das Grundlagenausdauertraining für die meisten Menschen deutlich langsamer, als man zunächst denkt. Die Formel »180 minus Lebensalter« ist ein guter Indikator für den ungefähren Pulsbereich, in dem man trainieren sollte. Wie schnell man laufen kann, um diesen Bereich zu erreichen, ist also von Person zu Person individuell verschieden.

Schnelligkeit ist die letzte der motorischen Grundfähigkeiten. Was kommt dir als Erstes in den Sinn, wenn du dieses Wort hörst? Was verbindest du mit Schnelligkeit? Im ersten Moment verbinde ich damit einen Sprinter, der kurze Distanzen in rekordverdächtiger Zeit läuft. Eigentlich ist das aber nicht ganz richtig, denn auch ältere Menschen können langsam oder auch schnell sein! Drei Etagen in einem Treppenhaus am Stück zu gehen, braucht nicht nur Muskelkraft, sondern eben auch eine bestimmte Art von Ausdauer. Aber nicht die aerobe Kapazität, auf die ich oben bereits eingegangen bin, sondern die anaerobe Kapazität. Was ist der Unterschied? »Aerob« bedeutet, dass die Stoffwechselvorgänge dabei Sauerstoff benötigen und im direkten Vergleich sehr lange dauern. Anaerobe Prozesse hingegen benötigen demnach keinen Sauerstoff und sind unglaublich schnell, aber auch sehr schnell erschöpft. Du kannst es dir in der Praxis exemplarisch so vorstellen: Der Marathonläufer braucht viel aerobe Kapazität, da er lange Distanzen läuft und nicht direkt zum Start unglaublich viel Energie benötigt, der Sprinter wiederum benötigt ganz viel Energie zum Start, das aber eben nur kurz. Er ist damit primär auf seinen anaeroben Energiestoffwechsel angewiesen. Marathonläufer und Sprinter sehen auch in Bezug auf ihren Körpertyp komplett unterschiedlich aus; ist dir das schon einmal aufgefallen?

Und genau das ist eben individuell: Für den einen ist es ein Sprint in die Ziellinie gegen die Zeit, für den anderen ist es die Möglichkeit, den Alltag ohne Hilfe absolvieren zu können. Alle diese fünf Arten von Bewegung beziehungsweise diese verschiedenen Fähigkeiten sind notwendig, um leistungsfähig zu sein, aber vor allem, um gesund und lange zu leben.

Regeneration

Die Regeneration ist wahrscheinlich das am meisten unterschätzte Tool, wenn es ums Thema Gesundheit geht, denn wir müssen uns bewusst Zeit nehmen für etwas, bei dem wir eigentlich nichts tun. Was genau meine ich damit?

Schlaf

Der Schlaf ist der Zustand, in dem wir offensichtlich betrachtet eigentlich nicht aktiv sind, aber genau diese Zeit beeinflusst maßgeblich, wie viel körperliche und kognitive Energie wir über den Tag hinweg haben. Meiner Ansicht und Erfahrung nach widmen die wenigsten Menschen diesem Abschnitt des Tages ihre Priorität. Dies sollten wir allerdings! Wie viel Schlaf ist denn nun aber die richtige Menge? Ein Blick in die aktuelle Datenlage zeigt, dass die wahrscheinlich gesündeste Menge circa zwischen sieben und neun Stunden liegt, aber individuell auch davon abhängt, was und wie viel man über den Tag an Arbeit verrichtet. Stress und emotionale Belastungen zählen dabei genauso wie körperliche Belastung. Betrachtet man einmal wertfrei und neutral, wie viele Menschen Stress permanent ausgesetzt sind, sollte einem schnell klar werden, dass Schlaf hier eine Priorität haben muss. Wie ist es in deinem Leben? Hast du viel Stress und schaffst es, diesen über die Nacht durch genügend Erholung auszugleichen? Die Antwort darauf kennst nur du und tatsächlich bist auch nur du der- oder diejenige, der oder die daran etwas verändern kann. Wie oft höre ich Menschen sagen: »Dafür habe ich keine Zeit.« Doch sind wir einmal ehrlich: Haben wir nicht alle genau die gleiche Zeit? 24 Stunden sind doch immer 1440 Minuten, oder etwa nicht? Wie du diese füllst, kannst nur du selbst entscheiden. Zeit *nimmt* man sich also, man *hat* sie nicht einfach! Schlaf sollte also eine Priorität werden und etwas sein, wofür du dir Zeit nimmst!

Nicht nur der Schlaf selbst, sondern auch die Zeit (ein bis drei Stunden) davor ist essenziell für die Qualität deines Schlafs. Hier findest du eine kurze Auflistung an Dingen, die du vor dem Schlafengehen versuchen solltest zu meiden beziehungsweise einzuschränken:

- Die Exposition mit blauem Licht sollte so gering wie möglich sein, also solltest du gar nicht oder möglichst wenig auf Monitore schauen oder, wenn nicht anders möglich, eine Brille mit Blaulichtfilter nutzen (zum Beispiel von Lichtblock oder Prisma).
- Spätes Essen sollte eher vermieden werden, da es den Schlaf negativ beeinflussen kann (das gilt zum Beispiel bei mir sehr deutlich).
- Du solltest in diesem Zeitraum am besten keine großen Mengen an Flüssigkeit trinken, da dies die Wahrscheinlichkeit erhöht, nachts zur Toilette zu müssen. Auch das unterbricht den Schlaf.
- Stress in jeglicher Form ist zu meiden.

Hier findest du eine kurze Auflistung an Dingen, die du vor deinem Schlaf tun kannst, um ihn positiv zu beeinflussen:

- angenehme Schlafumgebung mit niedrigerer Temperatur, frischer Luft, eventuell sogar mit Schlafmaske und Ohrstöpseln für absolute Ruhe
- feste Schlaf- und Aufstehroutinen
- Melatonin als Supplement kann deine Einschlafzeit verkürzen.
- Du kannst deine HRV (englisch: *heart rate variability,* Herzfrequenzvariabilität) und deine Schlafphasen mithilfe von Fitnesstrackern messen, um so individuell zu schauen, was genau bei dir den größten Benefit bringt (zum Beispiel Whoop, Oura ...).
- Magnesium über den Tag verteilt und vor allem vor dem Schlafengehen kann den Schlaf verbessern (dazu mehr später in einem gesonderten Kapitel).
- Meditation, *Journaling* (Aufzeichnen deiner persönlichen Erlebnisse und Gedanken, also Tagebuch schreiben), Planen des nächsten Tages

Diese Liste könnten wir so wahrscheinlich noch viel weiter ausbauen. Wichtig ist es aber vor allem herauszufinden, was individuell für dich wirklich gut oder auch gar nicht funktioniert. Das wirst du allerdings nur herausfinden, wenn du es auch ausprobierst.

»ES GIBT NICHT ZU VIEL TRAINING, ES GIBT NUR ZU WENIG REGENERATION.«

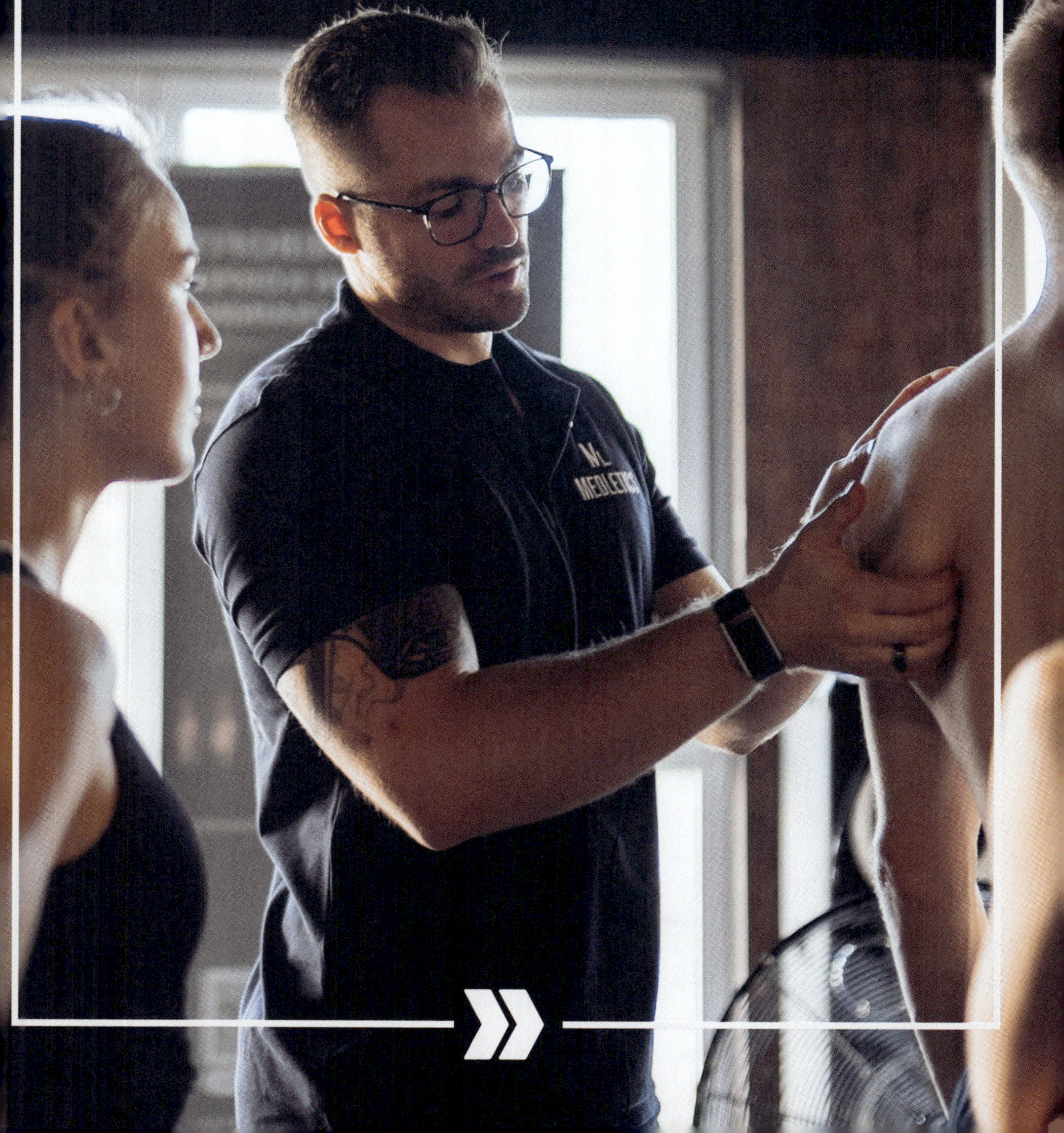

Atmung

Neben dem Thema Schlaf haben wir aber noch viele weitere Tools, die sich nachweislich auf unsere Regeneration auswirken, wie beispielsweise die Atmung. Auch fürs Atmen nehmen wir uns eigentlich noch viel seltener wirklich bewusst Zeit, denn wir machen es sogar autonom. Jetzt fragst du dich sicher, was »autonom« bedeutet, oder?

Unser autonomes Nervensystem, oder auch vegetatives Nervensystem genannt, regelt die Abläufe im Körper, die man nicht direkt mit dem Willen steuern kann. Es ist also ständig aktiv und reguliert beispielsweise Atmung, Herzschlag und Stoffwechsel. Es besteht aus zwei grundlegenden Systemen: dem Sympathikus und dem Parasympathikus. Unser Sympathikus steht für die »Fight or Flight«-Reaktion, sprich dieser Teil des Nervensystems wird in stressigen Situationen aktiv und sorgt mit den richtigen Körperreaktionen dafür, dass wir im übertragenen Sinn bereit für den Kampf sind. Auch wenn du vielleicht noch nie in einem solchen Kampf gewesen bist, kennst auch du die Auswirkungen dieses Systems. Wir nennen es umgangssprachlich »gestresst«, aber auch in extrem euphorischen Situationen springt dieses System an, denn es liefert uns unter anderem eben auch notwendige schnelle Energie aus unseren Speichern.

Dem entgegen steht der Parasympathikus. Er steht für »rest and digest«, also Erholung und Verdauung, und ist in unserer westlichen Welt leider sehr häufig unterrepräsentiert! Normalerweise sollten diese beiden Systeme in einer Balance stehen, nur nehmen wir uns leider selten die Zeit dazu, dem Parasympathikus den notwendigen Raum dafür zu geben. Man kann den Anteil der beiden Nervensystemanteile auch über die HRV (Herzfrequenzvariabilität) messen, weshalb ich auch ein so großer Fan von Fitnesstrackern wie Whoop oder Oura bin (schau dazu einfach gerne mal auf meinem YouTube-Kanal vorbei, wenn du mehr dazu lernen möchtest).

Aber was hat das autonome Nervensystem nun mit der Atmung zu tun? Über die Atmung können wir nicht nur indirekt Einfluss auf unseren Herzschlag, sondern eben auch primär auf das autonome Nervensystem nehmen. Gerade lange Ausatemphasen können zu einer höheren Aktivität des Parasympathikus führen und spielen daher auch eine entscheidende Rolle beim Thema Regeneration!

Auch Atemmuster wie das »2 zu 1« (einmal tief und einmal schnelles Einatmen und ein langes Ausatmen) führen anfänglich vielleicht zu einem Anstieg an Stress; dadurch können wir uns aber langfristig besser daran anpassen und daher unsere Resilienz trainieren.

Aber nicht nur langfristig ist die Atmung einer der Schlüssel zu Gesundheit, sondern auch in akuten Situationen kann sie dabei helfen, deine Körperreaktionen unter Kontrolle zu halten. Denn genau das macht der Sympathikus: Er aktiviert alle Reaktionen, die du in einem Kampf benötigst, und zwar unabhängig davon, was es für ein Kampf ist.

Stell dir also vor, du stehst auf einem 300 Meter hohen Gebäude und sollst mit Klettergurten gesichert über eine Brücke laufen. Dein Gehirn wird versuchen, dich davon abzuhalten beziehungsweise dich zu beschützen, da der schlimmste Ausgang der Tod wäre. Spürst du, wie dein Herz anfängt schneller zu schlagen und deine Atmung schneller wird? Beides sind Anpassungen deines autonomen Nervensystems, die du nicht bewusst unterdrücken kannst. Was du aber tun kannst, ist, den Gegenspieler, den Parasympathikus, zu aktivieren und dadurch deine Reaktion abzumildern oder sogar in die Ausgangssituation zurückzuversetzen. Du möchtest wissen, wie du das machen kannst?

ATEMÜBUNGEN KÖNNEN DIR IN STRESSSITUATIONEN HELFEN, RUHE ZU BEWAHREN.

Eine mögliche Lösung ist die sogenannte Box-Atmung nach dem 4er-Prinzip. Du atmest vier Sekunden ein, hältst die Luft vier Sekunden an, atmest vier Sekunden aus und hältst wieder vier Sekunden inne; und dann beginnst du wieder von vorne. Jede Zelle deines Körpers wird dir sagen, dass du so nicht genug Luft bekommst, aber halt diese Atmung für zwei bis drei Zyklen durch und du wirst merken, wie sich dein System beruhigen wird. Du musst dich dafür natürlich nicht in 300 Metern Höhe befinden – probiere es einfach in der nächsten stressigen Situation aus und bewahre so die Ruhe und die Kontrolle.

Meditation

Ein weiteres die Regeneration förderndes Tool ist die Meditation. Wichtig ist nicht nur die Tatsache, dass wir uns hier bewusst nur auf unseren Körper fokussieren, sondern wir legen auch wieder einen Blick auf das Thema Atmung. Modernste Studien und Experten zeigen ebenfalls auf, wie Meditation zu einer Steigerung der sogenannten Neuroplastizität führen kann. Unser Gehirn kann sich dadurch also bedingt an äußere Reize besser anpassen und lernt, mit Situationen besser umgehen zu können.

Kälte

Auch das Thema Kälte ist, wie ich finde, unglaublich spannend! Wenn du dich in kaltes Wasser begibst, wirst du die oben beschriebenen Funktionen des Sympathikus wahrnehmen, der dir sagt: »Los, raus da!« Wenn du dich einfach darauf konzentrierst weiterzuatmen, ist es zwar noch kalt und tut auch bei wirklich niedrigen Temperaturen ordentlich weh, aber es tut so unglaublich viel Gutes für dein System. Wie jedes Tool bestätigen die Ausnahmen wieder die Regel und so gibt es auch Menschen, die vorsichtig damit sein sollten (beispielsweise Menschen mit Bluthochdruck oder Kälteurtikaria ...). Was genau bewirkt Kälte denn? Darüber werden eigene Bücher geschrieben, aber lass es mich kurz und knapp zusammenfassen: Kälte ist ein Reiz, der sich zunächst einmal komplett außerhalb deiner Komfortzone befindet. Damit hat Kälte, sich bewusst zwei bis fünf Minuten kalten Temperaturen freiwillig auszusetzen, also auch einen nicht zu unterschätzenden psychologischen Effekt! Wie eben kurz angedeutet, triggert es sämtliche Stresssysteme in deinem Körper, was aber langfristig zu einer höheren Resilienz führt. Einfach gesagt: Dein System lernt dadurch, besser mit Stress umzugehen. Auch dein Immunsystem profitiert langfristig davon, denn auch wenn viele denken, man würde krank, wenn man sich niedrigen Temperaturen aussetzt, ist dem eigentlich nicht so.

Diese Art der Kältetherapie ist nicht zu verwechseln mit der, die Sportler bei Wettkämpfen durchführen. Vielleicht hast du schon einmal bei Athleten, die mehrere Wettkämpfe am Tag oder hintereinander haben, gesehen, dass sie sich zwischen den Einheiten in ein Eisbad legen. Das Ziel dahinter ist nicht die Anpassung an Stress, sondern vielmehr die Verminderung von Entzündungen und dadurch weniger Muskelkater, damit sie beim nächsten Workout wieder alles geben können. Diese Methode wenden Sportler aber auch nur bei den Wettkämpfen an, denn um langfristig besser zu werden, braucht es Entzündungen und auch den Muskelkater.

Wie du merkst, ist das Thema Regeneration unglaublich umfangreich und wir kratzen gerade wirklich nur an der Oberfläche. Aber es ist mir wichtig, dir mit auf den Weg zu geben, dass Gesundheit nicht nur etwas mit Blutwerten und Supplementen zu tun hat! Sie wird vielmehr bedingt durch dein Training und deine Erholung! Eigentlich sind Diskussionen über Supplemente und andere Therapien meiner Ansicht nach unsinnig, wenn man die Basics wie sein eigenes Körpergewicht im Kreuzheben bewältigen oder einfach eine Minute an einer Stange hängen nicht beherrscht. Denn Training (und Erholung) sind die Basis für weitere Maßnahmen, wie zum Beispiel Supplemente. Nimm dir Zeit für die wichtigen Dinge – das ist das A und O!

Mindset

Kommen wir zur letzten Säule der Gesundheit: dem Mindset oder der Psyche. Ich bin kein Psychologe, aber habe mich während der letzten Jahre für mich persönlich, aber vor allem auch für die Medletics Academy viel mit dem Thema beschäftigt.

Beginnen wir einmal wirklich ganz grundlegend und betrachten die Grundpfeiler einer gesunden Psyche: Sicherheit, Selbstwert, Wachstum und Bindung. Diese vier Pfeiler haben nicht nur etwas mit uns selbst, sondern auch mit unserem Umfeld zu tun, können aber alle von uns gesteuert werden. Natürlich sind Dinge wie die Persönlichkeit und auch Ausprägungen der einzelnen Grundpfeiler individuell. Es ergibt meiner Ansicht nach dennoch Sinn, ein paar Grundpfeiler zu besprechen, also starten wir mit dem ersten.

Sicherheit

Sicherheit ist etwas, was viele Menschen versuchen zu erstreben, in Wahrheit jedoch gibt es diese meiner Ansicht nach nie zu 100 Prozent. Dennoch ist es so, dass wir Menschen uns zum Beispiel in Gruppen sicherer fühlen und es uns daher so vorkommt, als sei das Erreichen des Ziels auf diese Weise wahrscheinlicher. Das kann auch aus Gründen von Motivation und anderen Faktoren sicher eine richtige Einschätzung sein. Dies ist wahrscheinlich eine der Ursachen dafür, warum Neujahr-Challenges am Anfang so gut funktionieren oder Konzepte wie beispielsweise *Weightwatchers* auch so gut funktionieren: Man arbeitet eben nicht allein auf ein noch in weiter Ferne stehendes Ziel hin.

Selbstwert

Selbstwert ist meiner Ansicht nach der komplizierte Pfeiler und er benötigt auch am meisten Pflege. Was ist das denn überhaupt? Der Selbstwert ist eigentlich genau das Gefühl, das wir über uns selbst haben und das unsere Einstellung zu uns selbst bestimmt. Es beinhaltet also, wie wir uns selbst wahrnehmen und wie wir uns in Beziehung zu anderen Menschen sehen. Unser Selbstwert macht uns also mit zu der Person, die wir sind!

Ein gesundes Selbstwertgefühl ist wichtig für unsere mentale Gesundheit und unser Wohlbefinden, da es uns ermöglicht, uns selbst zu akzeptieren und uns auf die positiven Aspekte unseres Lebens zu konzentrieren. Die wenigsten Menschen machen sich heutzutage noch klar, wie wichtig es eigentlich ist, sich bewusst auf die positiven Dinge zu fokussieren. Im Trott des Alltags geht das zugegebenermaßen auch oft unter und das Negative überwiegt. Ein gutes Selbstwertgefühl kann auch dazu beitragen, dass wir uns in der Lage fühlen, Herausforderungen zu meistern und uns selbstbewusst zu fühlen.

Es ist wichtig zu beachten, dass das Selbstwertgefühl nicht eingefroren ist, sondern sich im Laufe unseres Lebens verändern kann und im besten Fall auch soll. Es kann durch Erfahrungen, die wir machen, sowie durch unsere Gedanken und Überzeugungen über uns selbst beeinflusst werden. Was kannst du denn aber tun, wenn dein Selbstwertgefühl nicht da ist, wo du es gerne hättest? Es ist möglich, das Selbstwertgefühl zu verbessern beziehungsweise zu stärken, indem man sich auf positive Erfahrungen und Stärken konzentriert und sich bemüht, realistische Erwartungen an sich selbst zu haben.

In manchen Fällen kann es natürlich wie bei fast allen Dingen im Leben auch hilfreich sein, professionelle Hilfe in Anspruch zu nehmen, um das Selbstwertgefühl zu verbessern. Eine der einfachsten Methodiken, dies zu üben, ist *Journaling*, also wie eine Art Tagebuch-Schreiben. Wenn ich für meine Gesundheit nur eine Sache machen dürfte, dann wäre es wahrscheinlich das *Journaling*. Auch hierbei ist jeder Mensch anders: Der eine bevorzugt ein schon vorgegebenes Grundgerüst, sprich schon eine feste Struktur in einem solchen Buch, wie zum Beispiel im *5-Minuten-Tagebuch* oder auch im *youniversal-Journal* (Yavi Hameister). Ich persönlich habe eigentlich schon alles ausprobiert und komme immer wieder auf das gute alte leere Notizbuch zurück. Ja, du verstehst das richtig: Ich schreibe mit der Hand; und das, obwohl ich ein sehr digitaler Mensch bin. Ich fände es tatsächlich auch einfacher, das Journal digital zu führen, aber mit Stift und Papier fühlt es sich deutlich ehrlicher an – bei Büchern geht es mir da übrigens genauso.

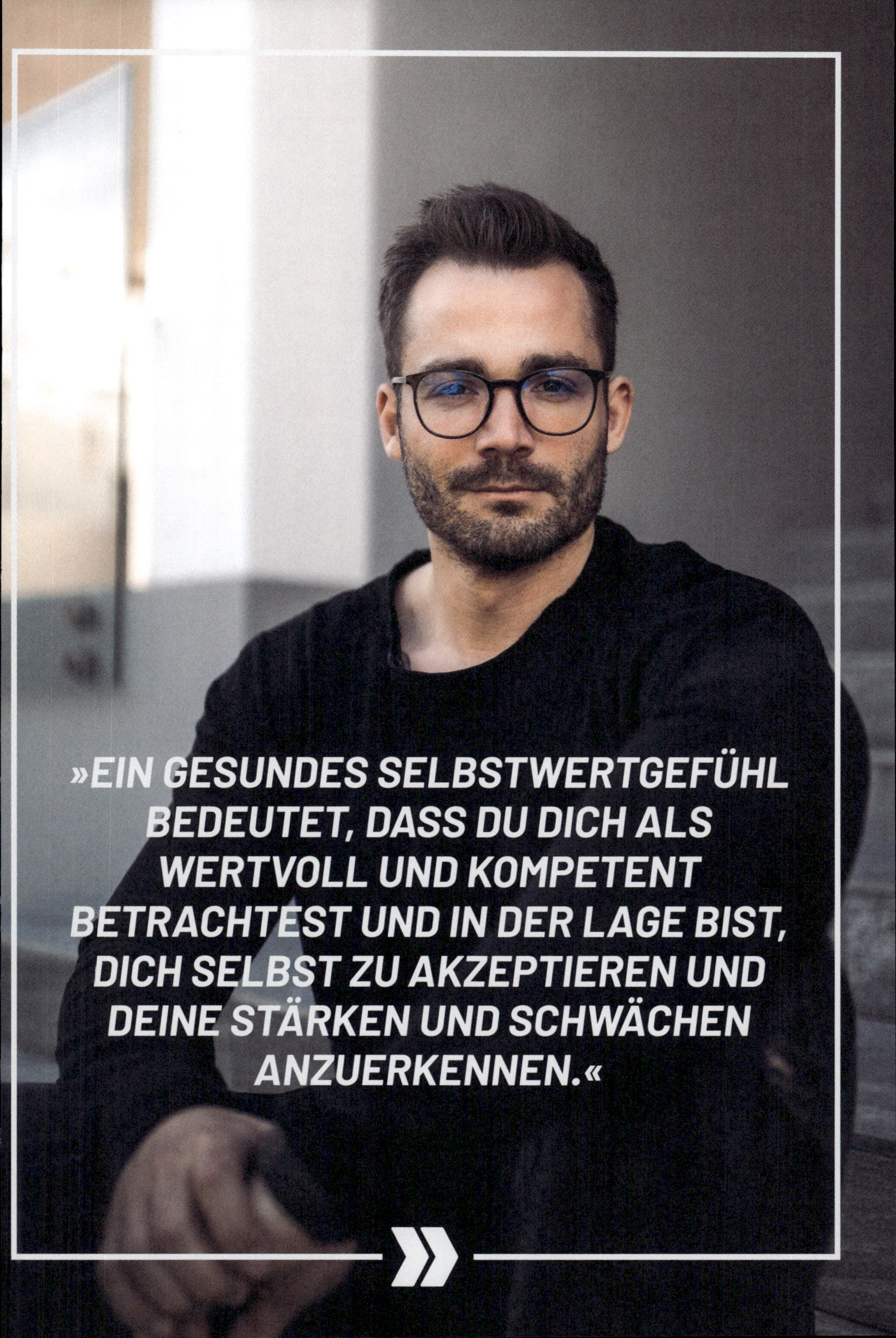

»EIN GESUNDES SELBSTWERTGEFÜHL BEDEUTET, DASS DU DICH ALS WERTVOLL UND KOMPETENT BETRACHTEST UND IN DER LAGE BIST, DICH SELBST ZU AKZEPTIEREN UND DEINE STÄRKEN UND SCHWÄCHEN ANZUERKENNEN.«

Was ist beim *Journaling* wichtig? Eigentlich ist das A und O anzufangen und dabeizubleiben. Auch ich habe Tage, an denen ich nicht genau weiß, was ich schreiben soll, aber dann schreibe ich einfach eben genau das und komme dann so langsam in den Schreib-Flow. Das ist und war hier bei dem Schreiben dieses Buchs genau das Gleiche. Anfangen und Regelmäßigkeit sind das Wichtigste! Wenn ich dann einmal gut dabei bin, beginne ich oft damit, dass ich mir drei Dinge aufschreibe, für die ich gerade dankbar bin. Und das dürfen auch wirklich für dich vielleicht zunächst banale Dinge sein, wie die Sonne oder auch das Gespräch mit einem Freund oder sogar deine Gesundheit, die man auch mal schnell außer Acht lässt. Alles, was danach kommt, ist bei mir dann nur Fließtext; es geht dabei um Dinge, die mich beschäftigen, die ich erledigen möchte, oder auch einfach andere Gedanken, die ich versuche zu sortieren. Der US-amerikanische Bestsellerautor David Allen sagt in seinem Buch *Getting Things Done*: »Your mind is for having ideas, not holding them.« Das bedeutet frei übersetzt so etwas wie: »Dein Geist ist dafür da, Ideen zu haben, nicht dafür, sie zu halten.« Genau dieses Prinzip versuche ich dort auch für mich zu verwirklichen: Ich schreibe mir viele Dinge und Ideen auch von der Seele, und das ist unglaublich wohltuend! Manchmal sind es aber auch einfach Checklisten oder Dinge, die ich noch erledigen möchte, oder Meeting-Notizen; in meinem Journal ist eigentlich alles erlaubt, solange es sich gut anfühlt.

Wachstum

Der nächste Pfeiler ist das Wachstum. Wir Menschen streben nach persönlicher und gesellschaftlicher Weiterentwicklung. Auf individueller Ebene kann Wachstum sogar auch dazu beitragen, dass wir uns persönlich und professionell entwickeln und neue Fähigkeiten und Erfahrungen sammeln. Auf gesellschaftlicher Ebene kann Wachstum dazu beitragen, dass sich die Gesellschaft als Ganzes weiterentwickelt und verbessert und dass wir in der Lage sind, Veränderungen und Herausforderungen zu meistern. Die Medizin ist hier sicher eine der bahnbrechendsten Entwicklungen. Wir sind hier lange noch nicht am Ziel angekommen – die Frage ist vielmehr, ob es überhaupt jemals ein Ankommen geben wird. Wahrscheinlich wird es eher nicht so sein, denn mit der Weiterentwicklung von Technologien entwickeln sich auch unsere Möglichkeiten, aber eben auch unsere Erwartungen weiter. Wie realistisch wäre heute ein Leben ohne Internet? Ich kenne das Gefühl noch, sich mit einem Modem 15 Minuten ins Internet einloggen zu müssen und sich zu fragen, wieso so komische Geräusche aus diesem kleinen Gerät kommen können. Gibt es so etwas heutzutage eigentlich noch? Heute haben wir alle überall Zugang zum Internet, zu jeder

Zeit, und das auch noch unbegrenzt. Früher hatten wir Freiminuten und 120 Frei-SMS im Monat auf einem Gerät, das die meisten heute gar nicht als Handy erkennen würden.

Was will ich damit sagen? Wir entwickeln uns als Gesellschaft weiter und ich liebe vor allem den technologischen und medizinischen Fortschritt, aber uns sollte immer bewusst sein, dass wir uns selbst als Individuum dabei nicht vergessen dürfen.

Wachstum kann nämlich auch dazu beitragen, dass wir uns selbst besser verstehen und dadurch unser Selbstbewusstsein nachhaltig stärken. Es kann uns dabei helfen, neue Perspektiven und Einsichten zu gewinnen und uns in der Lage zu fühlen, unsere Ziele und Träume zu verfolgen. Die Selbstreflexion ist deutlich schwieriger, als es sich anhört. Oft gehen kleine Veränderungen bei einem selbst schnell unter. Es ist eigentlich wie bei der Gewichtsabnahme: Du selbst bemerkst es nicht so extrem, wenn du abnimmst, da du dich jeden Tag selbst siehst. Jemandem, der dich an Tag 1 und an Tag 100 mit 10 Kilogramm weniger Körpergewicht sieht, fällt deine Veränderung jedoch sofort auf, denn er hat die kleinen Schritte zwischendurch nicht gesehen. Mach dir also bewusst, was sich bei dir verändert, auch wenn es nur 1 Prozent ist.

KLEINE BEWUSSTE SCHRITTE SIND DER EFFEKTIVSTE WEG ZUM ZIEL!

Sich auch kleine Veränderungen bewusst zu machen, kann uns dabei helfen, neue Perspektiven und Einsichten zu gewinnen und uns in der Lage zu fühlen, unsere Ziele und Träume zu verfolgen. Dabei ist es natürlich aber auch wichtig, überhaupt Ziele zu haben, die erreichbar sind, und sich deren Erreichen auch bewusst zu machen. Ich bin ganz ehrlich und offen – das ist eine meiner größten Herausforderungen. Ich liebe einfach so sehr, was ich tue, dass ich oft gar nicht merke, wenn ich meine Ziele erreiche, da sich dann bereits neue etabliert haben. Dadurch habe ich oft das Gefühl, nichts erreicht zu haben. Rational ist mir schon bewusst, dass dem nicht so ist, aber emotional eben nicht immer. Auch hier hilft es mir sehr, jede Woche über meine vorherige Woche nachzudenken oder auch am Ende des Jahres eine Jahresreflexion zu machen. Viele Menschen nehmen sich, wenn es um ihre Ziele geht, jedoch schlichtweg zu viel vor: Ab morgen esse ich gesund, ich meditiere, ich mache fünfmal die Woche Sport und gehe jeden Tag kalt duschen. Wenn du ehrlich bist – wie viel, denkst du, setzt du davon wirklich um? Vielleicht schaffst du zwei bis drei Tage ein bisschen davon, und dann wird es zu viel. Nimm dir wenig vor und steigere das dann langsam. Ein super Buch dazu ist *Die 1%-Methode* von James Clear: Diese besagt kurz zusammengefasst, dass du dich immer um 1 Prozent steigern sollst. Das ist nicht so viel, dass es dich überfordert, führt aber schnell zu einer enormen Steigerung deiner Umsetzungsfähigkeit und zu antrainierten Gewohnheiten.

Einen letzten Gedanken zum Thema Wachstum möchte ich gerne aber noch mit dir teilen. Wie oft warst du schon mal einen längeren Zeitraum alleine? Damit meine ich nicht die acht Stunden, während dein Mitbewohner bei der Arbeit war, sondern wirklich mal eine längere Zeit, beispielsweise eine Woche? Ich habe es gemacht, als ich dieses Buch schrieb, und es war eine der unbeschreiblichsten Erfahrungen, die ich je gemacht habe. »Das Alonement« habe ich es nach dem gleichnamigen Buch von Francesca Specter benannt. Ich bin in dieser Zeit unglaublich bei mir selbst angekommen und habe mich ganz anders kennengelernt. Mir ist in dieser einen Woche so viel auch über mein Umfeld klar geworden, was ich direkt zu Hause für mich umgesetzt habe. Für mich steht seit dieser Woche fest: Jedes Jahr mindestens eine Woche »Alonement« für meine Reflexion und mein persönliches Wachstum.

Insgesamt ist Wachstum ein wichtiger Teil des Lebens und kann dazu beitragen, dass wir uns selbst und die Welt um uns herum besser verstehen und uns weiterentwickeln.

Bindung

Der letzte Grundpfeiler der Psyche ist die Bindung. Sie ist für Menschen wichtig, weil sie eine wichtige Quelle der emotionalen Unterstützung und des Wohlbefindens darstellt. Von Anfang an suchen wir als Menschen nach emotionalen Verbindungen und Beziehungen und brauchen diese, um uns geborgen und sicher zu fühlen. Zu welcher Art von Beziehungen wir streben, ist unterschiedlich und individuell, das Bedürfnis dazu ist aber sehr ähnlich.

Bindungen können uns auch unter anderem dabei helfen, Stress abzubauen und besser mit schwierigen Gefühlen und Erfahrungen umzugehen. Sie können auch dazu beitragen, dass wir uns selbst besser verstehen und unsere eigenen Gefühle und Bedürfnisse besser wahrnehmen. Darüber hinaus können Bindungen dazu beitragen, dass wir uns als Teil einer Gemeinschaft fühlen und dass wir das Gefühl haben, dass wir zu etwas gehören. Vielleicht kennst du den Satz »Du bist der Durchschnitt der fünf Menschen, mit denen du dich am meisten umgibst«? Welche

Bindungen du hast beziehungsweise wen du zu deinem engsten Kreis zählst, sollte also gut ausgewählt sein. Es gibt zu viele toxische Beziehungen heutzutage, von denen man sich lösen darf! Ich will damit nicht sagen, dass nun jeder aus einer schweren Partnerschaft fliehen soll, aber eine Freundschaft oder Beziehung sollte meiner Ansicht nach nicht mehr Energie kosten, als sie dir gibt! Insgesamt ist Bindung für die mentale Gesundheit und das Wohlbefinden von großer Bedeutung und kann eine wichtige Quelle der Unterstützung sein.

Aber nicht nur für die mentale Gesundheit spielen Bindungen und soziale Interaktionen eine entscheidende Rolle, sondern auch für die körperliche! Neueste Studien zeigen Zusammenhänge zwischen sozialer Isolation und einem schlechter funktionierenden Immunsystem über verschiedene Immunbotenstoffe, wie beispielsweise Interferon Gamma (IFN-γ). Auf diesem Gebiet wird sich sicher in den nächsten Jahren der Forschung noch viel tun.

Zusammenfassung

Zusammenfassend kann man also sagen, dass es nicht den einen Faktor gibt, der Gesundheit maßgeblich bestimmt, sondern es ist und bleibt individuell und vor allem vom Kontext der Situation abhängig. Was man aber sagen kann, ist, dass wir uns heute oft gerne mit so spezifischen Dingen wie Supplementen und spezifischen Ernährungsplänen aufhalten, der größte Teil der Menschen aber die absoluten Basics gar nicht erst umsetzt. Vorausgesetzt, man ist gesund, braucht es keine abgefahrenen Dinge, bevor du nicht drei bis vier Stunden in der Woche Sport gemacht und genug Gemüse zu dir genommen hast. Wir suchen ständig nach einer schnellen Lösung ohne viel Aufwand, aber – ich nehme dir jetzt gerne den Wind aus den Segeln – diese Lösung gibt es nicht und das ist auf eine gewisse Art und Weise auch gut so. Es muss in der Gesellschaft auch langsam einfach einmal klar werden, dass wir für unsere Gesundheit unbedingt etwas leisten müssen, und das nimmt einem auch niemand ab.

DIE GAP-REGEL: ZUERST DIE BASICS, DANN DIE FEINHEITEN.

Natürlich können all diese Dinge wie Supplemente und spezifische Ernährung Sinn ergeben, aber eben nur, wenn man auch die Basics davor einhält und nicht einfach irgendwann schleifen lässt oder gar nicht erst beginnt. Man könnte dies eigentlich sogar als Basis oder als feste Regel voraussetzen.

P wie Performance

An was denkst du als Erstes, wenn du den Titel dieses Kapitels liest? Die meisten werden wahrscheinlich an einen Athleten denken, der gerade für Olympia trainiert und vielleicht versucht, die Goldmedaille zu gewinnen. An was aber denke ich, wenn ich von Performance spreche?

Im direkten Kontext der Gesundheit kann Leistung als die Fähigkeit einer Person definiert werden, bestimmte körperliche oder sogar mentale Aufgaben zu erfüllen oder vielleicht auch bestimmte Anforderungen zu erfüllen. Dies könnte beispielsweise die Fähigkeit sein, regelmäßig Sport zu treiben, sich gesund zu ernähren oder bestimmte körperliche Anforderungen zu erfüllen, wie beispielsweise schmerzfrei die Schuhe zu binden, Treppen zu steigen oder eine längere Strecke zu laufen. Die Leistung im Kontext der Gesundheit kann auch die Fähigkeit einer Person umfassen, sich mental gesund und belastbar zu fühlen, beispielsweise indem sie sich gut konzentrieren kann oder Entscheidungen trifft. Also kann man schon einmal sagen, dass es nicht nur um körperliche, sondern auch um die mentale Performance geht.

WAS BEDEUTET PERFORMANCE IN DEINEM LEBEN?

Es ist aber vor allem wichtig zu beachten, dass die Leistung im Kontext der Gesundheit individuell und von Person zu Person unterschiedlich ist und von verschiedenen Faktoren beeinflusst wird, wie zum Beispiel dem Alter, der genetischen Veranlagung, dem Gesundheitszustand und vor allem primär dem Lebensstil. Eine Person, die gesund ist und sich gesund ernährt, wird in der Regel eine deutlich höhere Leistungsfähigkeit im Bereich der Gesundheit aufweisen als eine Person, die sich ungesund ernährt oder wenig Sport treibt. Es ist wichtig, die eigene Leistung im Kontext der Gesundheit regelmäßig zu überwachen und gegebenenfalls zu verbessern, indem man sich gesund ernährt, ausreichend Bewegung und Entspannung hat und sich um seine mentale Gesundheit kümmert. Performance kann also eben der Athlet sein, der schneller, höher oder weiter kommen will, aber eben auch die ältere Dame, die drei Stockwerke ohne Pause gehen kann oder auch alleine ihre Einkäufe nach Hause tragen kann, aber eben auch dein Freund, der sich den Tag über für seine Projekte besser konzentrieren kann. Hier spielt immer der Kontext die entscheidende Rolle.

Die Performance ist also immer individuell von der Sichtweise, also vom genauen Kontext, abhängig und richtet sich damit nach der Situation von einem selbst. Im letzten Kapitel gehen wir dann noch einmal auf spezifische Laborprotokolle für verschiedene Menschen und Situationen wie Sportler, chronische Krankheiten, Regeneration nach Verletzung und viele weitere ein.

Das GAP-System auf einen Blick

- **G wie Gesundheit:** Was bedeutet Gesundheit für dich? Für mich bedeutet es, bestmögliche Lebensqualität so lange wie möglich aufrechtzuerhalten.
- **A wie Allseitigkeit:** Die fünf Säulen ganzheitlicher Gesundheit im GAP-System sind Medizin, Ernährung, Bewegung, Regeneration und Mindset. Nur im Zusammenspiel dieser Säulen kannst du deine gesundheitlichen Ziele erreichen.
- **P wie Performance:** Im Kontext der Gesundheit ist Leistung die Fähigkeit einer Person, bestimmte körperliche oder mentale Aufgaben oder bestimmte Anforderungen zu erfüllen. Der Begriff ist also höchst individuell.

2

WAS IST BLUT WERT?
DIE REGELN DES BLUTWERTE-CODES

Blutwerte sind der Schlüssel, um deine Gesundheit eigenverantwortlich zu optimieren. Sie verraten dir sehr viel über den Zustand deines Körpers, die Auswirkungen deines Lebensstils und die Erreichbarkeit deiner Ziele.

Damit Blutwerte jedoch aussagekräftig sein können, musst du einige Regeln beachten. In diesem Kapitel vermittle ich dir das notwendige allgemeine Hintergrundwissen, um die Sprache deines Bluts zu verstehen.

Warum regelmäßige Messungen der Blutwerte sinnvoll sind

Wenn dein Auto einen niedrigen Ölstand meldet, gehörst du entweder zu der Kategorie Mensch, die den Hinweis galant ignoriert, bis das Auto ausgehungert stehen bleibt, oder zu der Kategorie Mensch, die sofort handelt und sich kümmert, bevor es zu größeren Schäden kommt. Und ob du zu Gruppe 1 oder 2 gehörst: Der Ölstand ist und bleibt ein wichtiger Parameter zur Messung des Zustandes und der Fahrtüchtigkeit deines Autos und er wird dich früher oder später zu einer Handlung zwingen. Die Frage ist jetzt nur: Wie willst du (ver-)fahren?

Dein Körper ist wie dein Auto, nur ist er viel wichtiger, da er nicht ersetzbar ist. Ist er einmal kaputt, gibt es nach aktuellem Stand der Technologie keine Alternative. Du allein bist verantwortlich dafür, dass er funktioniert und dich von A nach B transportiert – und das möglichst komfortabel, smooth und weit. Dich mit deinen Blutwerten auszukennen und sie im Blick zu haben, ist wie den Ölstand deines Autos ernst zu nehmen und somit ein gewissenhafter, vorausschauender Fahrzeugbesitzer zu sein.

Musst du die molekularen oder chemischen Zusammenhänge der Prozesse verstehen, die in deinem Körper stattfinden? Nein, denn wie die Zündkerzen deines Autos funktionieren, weißt du auch nicht und kannst trotzdem problemlos dein Auto bedienen und fahren. Dass etwas mit den Zündkerzen nicht stimmt, weißt du aber dann, wenn die Kontrollleuchte angeht. Und dann wirst du dir von Google oder der Werkstatt deines Vertrauens helfen lassen, und das ist völlig in Ordnung! Wenn wir versuchen würden, alles in der Tiefe zu durchleuchten und zu bedienen, würden wir viel zu selten in den Genuss schöner Fahrstrecken kommen.

Du kannst dir aber sehr viel Ärger, Werkstattbesuche und Kosten ersparen, wenn du nicht erst wartest, bis die Kontrollleuchten aufleuchten oder dein Auto liegen bleibt, sondern dich vorsorglich um den Ölstand deines Körpers kümmerst: die Blutwerte. Anhand dieser erkennst du, ob du minimal oder optimal versorgt bist. Dein regelmäßiger Arztbesuch kann dein »TÜV« sein – du erfährst, dass etwas nicht stimmt, bevor dein Körper unbequeme Signale schickt. Die Zahnmedizin empfiehlt eine professionelle Zahnreinigung zweimal im Jahr und kommt dem

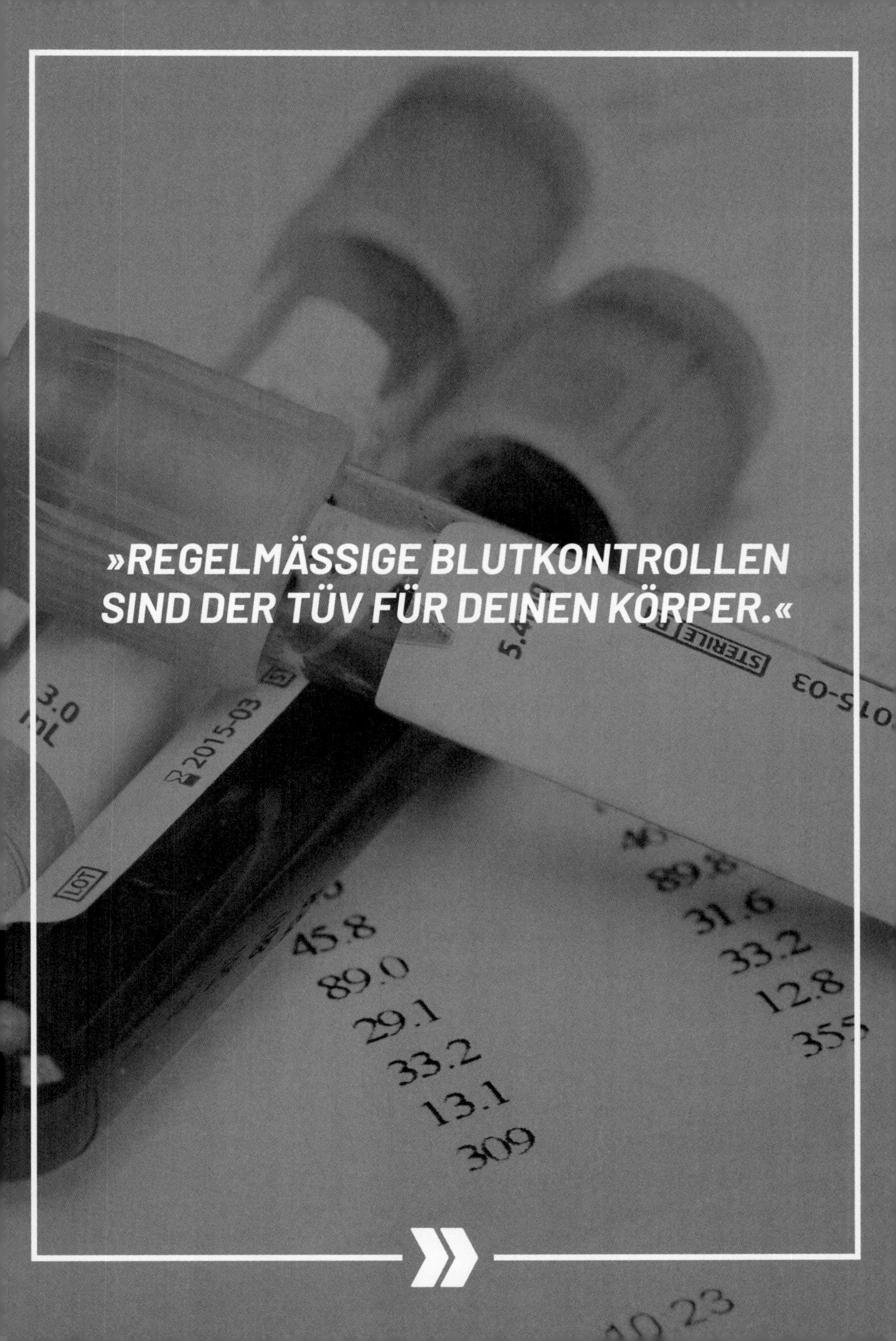

»REGELMÄSSIGE BLUTKONTROLLEN SIND DER TÜV FÜR DEINEN KÖRPER.«

Körper-TÜV von allen Disziplinen am nächsten. Die Schulmedizin sieht den Bedarf für solche Checks nur ab einem bestimmten Alter und nur mit Blick auf bestimmte Erkrankungen. Wenn du mich fragst, sollten wir unseren Gesundheitszustand regelmäßig und proaktiv checken, solange unser »Auto« läuft. Denn ich habe oft genug beobachten müssen, was passiert, wenn der Check zu spät passiert. Die gute Nachricht: Es muss nicht gleich zum schnellen Tod kommen. Die schlechte: Du stirbst. Vielleicht schneller als nötig und langsam genug, um zu leiden, weil die Medikamente, die du nehmen musst, nicht ohne Nebenwirkungen einhergehen. Verstehe mich nicht falsch: Ich bin ein großer Fan der Schulmedizin und (konventioneller) Medikamente. Wären sie nicht so fortgeschritten, würden wir vermutlich immer noch nicht älter als 50 Jahre alt werden und die Hälfte davon unter Schmerzen und diversen Krankheiten leiden. Sie sind deshalb nicht nur sinnvoll, sondern oft genug lebensnotwendig – und manchmal eben auch vermeidbar.

Ob Medikamente nötig sind oder vermeidbar, liegt zum großen Teil in der Hand eines jeden Menschen. Viel zu viele geben die Verantwortung für ihre Gesundheit ab und in die Hände anderer Menschen (in Weiß), die aber auch nur das tun können, was das Gesundheitssystem erlaubt oder abrechnen möchte. Das Ergebnis ist, dass sich eigentlich keiner mehr verantwortlich fühlt – und der Körper nicht (schnell genug) bekommt, was er braucht.

Auch deswegen habe ich dieses Buch geschrieben. Es soll für die Dringlichkeit der Eigenverantwortung sensibilisieren, dir gleichzeitig aber auch große Lust darauf machen, dich um dich selbst zu kümmern, dafür deinen Körper besser kennenzulernen und mit ihm in einen heilsamen Dialog zu treten. Denn ja, dein Körper spricht mit dir, du hast seine Sprache bloß noch nicht gelernt. Wenn du aber den Blutwerte-Code kennst, kannst du die Nachrichten deines Körpers decodieren und du erkennst auch die Zusammenhänge zwischen Ursache, Symptom und der gezielten Supplementierung, die die GAP schließt und dir zur bestmöglichen, ganzheitlichen Gesundheit verhilft.

Und by the way: Weißt du eigentlich, wie du den Ölstand deines Autos kontrollierst, bevor dein Auto die Warnleuchte anschmeißt?

Referenzwerte versus Optimalwerte

Die meisten Menschen werden irgendwann von ihrem Hausarzt zur Blutabnahme gebeten und haben weder Mitspracherecht noch Ahnung von den Werten, die bestimmt werden. Diese Werte sind in der Regel begrenzt und oft nicht aussagekräftig genug. Sie weisen zwar meist auf die gängigsten Mängel oder zum Beispiel auch Entzündungszustände in spezifischen Bereichen des Körpers hin, sind aber in den meisten Fällen leider nicht umfangreich genug. Oder besser gesagt, sie sind zu oberflächlich und berücksichtigen oft auch nicht das individuelle Ziel. Hast du schon einmal in einem unabhängigen Labor mit modernen Analyseverfahren Blutwerte bestimmen lassen? Im Gegensatz zu den meisten Standardlaboren, die die Blutwerte als Tabelle herausgeben, bekommst du bei modernen Laboren nicht nur die von dir gewünschten Messwerte mitgeteilt, sondern eine grafische Darstellung deiner Ergebnisse. Dies ist ein optischer Vorteil, birgt jedoch ein Problem. Die Werte werden in aller Regel in einem Ampelsystem – Rot, Gelb und Grün – dargestellt. Dies gibt unserem faulen Gehirn Orientierung, ist aber teilweise irreführend. Denn wir packen Grün in die »gute Schublade«, Rot in die »schlechte Schublade« und Gelb ist einfach mal »okay«, und das wird dem Gehirn reichen.

Wo welche Farbe beginnt und endet, wird von »Referenzbereichen« bestimmt – und leider nicht von »Optimalbereichen«. Denn eins ist ganz wichtig zu verstehen: Ein Referenzwert ist nicht ein idealer Wert und sagt somit nur bedingt etwas über deinen Gesundheitszustand aus.

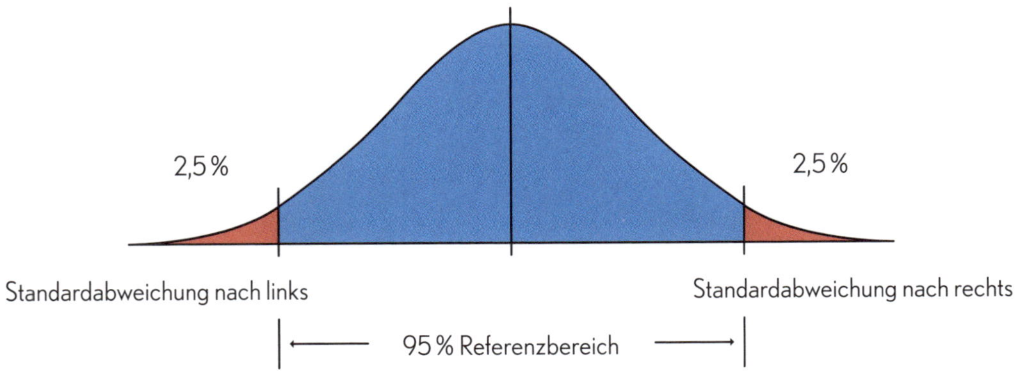

Der Referenzbereich ist ein statistischer Wert, eine Gauß'sche Normalverteilung.

Wie du dieser Grafik entnehmen kannst, sind Referenzbereiche pure statistische Werte. Du findest hier eine sogenannte Gauß-Normalverteilung vor, bei der immer 95 Prozent der untersuchten Personen, bei denen Blutwerte bestimmt wurden, in den Referenzbereich fallen. Das Problem hinter der Methode ist jedoch, dass meist nicht die gesunden Menschen zur Blutabnahme gehen, sondern die bereits kranken und alten. Unsere Referenzbereiche sind also nicht der Schnitt der fitten und vitalen Gesellschaft, sondern der Leidenden. Ich kann nur hoffen, dass das Buch für jeden Einzelnen motivierend genug ist, um dies zukünftig zu verändern, und immer mehr gesunde Menschen zur Blutabnahme gehen.

»NORMAL« HEISST BEI BLUTWERTEN NICHT UNBEDINGT »OPTIMAL«.

Auch die Referenzbereiche werden sich dynamisch verändern, da auch die Menschheit im stetigen Wandel ist. Leider sind die Entwicklungen nicht immer positiv – vor allem nicht, was den gesunden Lebensstil angeht. Und so werden Referenzbereiche nicht immer eine verlässliche Aussage darüber ermöglichen, ob du primär gesund bist oder krank. Das überrascht dich?

Überraschend war vielleicht auch schon die Information, dass du ein Labor auf eigene Initiative beauftragen kannst – doch ja, jeder kann das, sollte aber eben auch wissen, was er braucht und wen er mit der Auswertung beauftragt. Auf meiner Website www.medletics-academy.de findest du eine Liste mit Therapeuten, an die du dich für deine Laboranalysen wenden könntest.

Empfehlenswerte Labore

- GANZIMMUN Diagnostics (www.ganzimmun.de)
- Biovis' Diagnostik (www.biovis.eu)
- Cerascreen (www.cerascreen.de)
- medivere diagnostics (www.medivere.de)
- lykon (www.lykon.de)
- OmegaMetrix (www.omegametrix.eu)

Bevor wir uns in den kommenden Kapiteln die spezifischen Blutwerte im Detail anschauen, ist es noch wichtig, dass du zwei weitere Punkte verstehst:

1. Die Referenzwerte eines jeden Labors unterscheiden sich, sie stimmen also nicht überein. Die meisten deutschen Labore bestimmen ihre eigenen Referenzbereiche. Drastisch formuliert: Laut Labor 1 kannst du einen Mangel oder auch eine Erkrankung haben, laut Labor 2 aber nicht. Die korrekte und sinnvolle Einordnung der Werte hängt dann vor allem von dem Arzt oder Therapeuten ab, der das Blutbild analysiert. Doch wer es nicht kritisch hinterfragt, wird den Laboranalysen folgen. Das ist meiner Meinung nach einer der größten Fehler in der Behandlung oder Prävention.
2. Die Ergebnisse einer Blutuntersuchung aus ein und demselben Blut unterscheiden sich bei mehrfacher Bestimmung. Wie auch die Angaben der Kalorien und Makronährstoffe (Eiweiße, Fette, Kohlenhydrate) auf der Verpackung von Lebensmittelprodukten einer gewissen Toleranz unterliegen, so tun dies auch die Ergebnisse der Labor-Messgeräte. Es kann also sein, dass ich den Ferritinwert aus der gleichen Blutprobe mehrmals direkt hintereinander bestimmen lasse (was ich normalerweise ja nur bei auffällig schlechten oder unrealistisch hohen Werten tun würde) und sich die Ergebnisse stark unterscheiden.

Beide Punkte werden beispielsweise beim Ferritinwert (Eisenspeicher) und dem TSH-Wert (Taktgeber der Schilddrüse) deutlich. Doch dazu mehr in Kapitel 3 ab Seite 109 und 115.

Leitfaden für eine verlässliche Blutabnahme

Eine verlässliche Blutabnahme ist wichtig, um später sicherzustellen, dass die gewonnenen Proben verlässliche Ergebnisse liefern. Du musst wissen, dass es sich bei Blutproben, ähnlich wie bei der Gewichtskontrolle auf einer Waage, um einen Momentanwert handelt. Diese Momentanwerte unterliegen einer gewissen Abweichung und können je nach Situation variieren. Unter anderem aus diesem Grund ist es sehr wichtig, geregelte Bedingungen für die Blutentnahme zu schaffen, denn nur dann sind diese Werte wirklich aussagekräftig und vergleichbar.

Auch wenn es logisch erscheint, sei hier erwähnt, dass folgende Punkte nicht immer für akute Notfälle oder Ähnliches gelten. Hier kommt es zu so extremen Veränderungen in den Blutwerten, dass dort kleine Abweichungen, wie beispielsweise durch die Tageszeit, kaum eine bis gar keine Rolle spielen. Und oft kann man auch in solchen Situationen nicht einfach auf den richtigen Zeitpunkt warten, da man die Werte sehr schnell benötigt, um die Therapie schnellstmöglich einzuleiten.

Hier sind nun einige Hinweise, die bei der Durchführung einer Blutabnahme beachtet werden sollten, denn diese könnten die Ergebnisse beeinflussen:

Zeitpunkt der Blutabnahme

Die Blutabnahme sollte vorzugsweise morgens zwischen 7:00 und 9:30 Uhr erfolgen. Warum genau ist das so? Die Blutabnahme morgens durchzuführen, hat mehrere Vorteile. Als Erstes wären da die Hormonwerte, denn diese sind morgens am stabilsten. Zudem haben wir Hormone wie Schilddrüsenhormone und auch Cortisol, die einer zirkadianen Rhythmik beziehungsweise Ausschüttung folgen. Hier sind die Werte morgens meistens am höchsten und damit am aussagekräftigsten. Betrachtet man zum Beispiel einmal die Ausschüttungskurve von Cortisol, unserem Stresshormon, so fällt Folgendes auf: Die Konzentration verhält sich genau entgegengesetzt zu Melatonin, unserem Schlafhormon, was auch logisch ist, wenn man einmal darüber nachdenkt. Dies ist zum Beispiel ein Problem bei Schichtarbeit – dazu später mehr. Und es fällt auf, dass die höchste Konzentration morgens vorliegt, daher ergibt es hier eben auch am meisten Sinn zu messen. Bei Hormonen möchte man im besten Fall eigentlich immer die höchste Konzentration messen. Misst man hingegen zu einem Zeitpunkt der ansteigenden oder abfallenden Konzentration, so bleiben die absoluten Maximalwerte unbekannt.

Alle weiteren Punkte sind relevant, aber nicht so ausschlaggebend wie die Höhe der Hormonwerte. Dazu gehören:

1. Der Flüssigkeitshaushalt im Körper ist morgens am ausgeglichensten.
2. Vor dem Frühstück hat der Körper in der Regel länger gefastet, was die Ergebnisse mancher Tests verbessern kann.

3. Die meisten Menschen fühlen sich morgens energiegeladener und sind deshalb besser in der Lage, sich auf die Blutabnahme vorzubereiten.

Wie oben bereits beschrieben gilt: Ausnahmen bestätigen die Regel!

Nüchternheit

Die Abnahme sollte nüchtern ablaufen (Essen nur bis zwölf Stunden vorher und Wasser bis morgens vor der Blutabnahme). Welche Werte werden denn nun genau durch zum Beispiel Essen oder Trinken beeinflusst? Wie so oft in der Medizin haben wir nicht auf alles eine passende Antwort parat. Bei einigen Blutwerten wissen wir es nicht genau, bei anderen hingegen schon. Schauen wir uns zum Beispiel einmal Glukose, also Zucker, an: Hat man diesen vor der Blutabnahme zu sich genommen, könnte das den Blutzuckerspiegel erhöhen. Oder aber die Triglyceride: Auch hier werden die Blutwerte durch die Nahrung beeinflusst, insbesondere durch die Zufuhr von fetthaltigen Lebensmitteln.

Keine Supplemente vor der Abnahme

Hier ist sich die Wissenschaft noch nicht hundertprozentig sicher! Einige Experten empfehlen einfach, alles weiter zu nehmen und nur am Morgen der Abnahme darauf zu verzichten. Natürlich geht dies dann in die Interpretation mit ein. Wiederum andere empfehlen zum Beispiel bei Vitaminen wie Vitamin D das Absetzen zwei Wochen zuvor. Hier gibt es zum jetzigen Stand leider noch keine aussagekräftigen Ergebnisse. Ich selbst habe beides bei mir selbst schon getestet, aber keinen Unterschied feststellen können, was aber wiederum nichts heißen muss, denn ich bin nur eine Person und damit nur ein einziges Fallbeispiel.

Keine Medikamente vor der Blutabnahme

Am Morgen vor der Blutabnahme solltest du keine Medikamente einnehmen – außer du hast es mit deinem Therapeuten anders besprochen. Das Schilddrüsenhormon L-Thyroxin ist hier ein gutes Beispiel, denn es wird normalerweise direkt morgens als Erstes auf nüchternen Magen eingenommen. Warum auf nüchternen Magen, fragst du dich? Nicht nur bei Thyroxin, sondern auch bei vereinzelten Supplementen kann es viel Sinn ergeben, dass diese nüchtern oder aber zur Mahlzeit genommen werden. Bei Thyroxin ist der Hintergrund, dass man so die Aufnahme am besten steuern kann und es möglichst wenige andere Substanzen gibt, die mit der Aufnahme konkurrieren oder diese womöglich sogar hemmen. Schilddrüsenhormone sind auch ziemlich schnell im Blut und daher würde man bei morgendlicher Einnahme sehr wahrscheinlich falsch hohe Werte messen.

Kein Nikotin, kein Koffein

Vermeide es, vor der Blutabnahme zu rauchen oder koffeinhaltige Getränke zu trinken. Auch wenn man es sich nur schwer vorstellen kann, aber nach der Meinung vieler Experten hat auch Rauchen einen ziemlich direkten Bezug auf einige Blutwerte und sollte daher am gleichen Morgen pausiert werden. Für Koffein gilt das ebenfalls, denn es kann sich auf den Blutzucker, aber auch auf das Hormonprofil beziehungsweise einzelne Werte wie beispielsweise Cortisol auswirken. Auch hier gilt: Wenn wir vernünftige und vor allem aussagekräftige Werte messen wollen, ergibt es Sinn, vergleichbare Bedingungen zu schaffen. Alleine deshalb lohnt es sich, immer zum gleichen Zeitpunkt zu messen. Es gibt keinen zu 100 Prozent passenden oder besten Zeitpunkt, da es so viele Variablen im Alltag gibt. Aber ein einigermaßen stabiler Zeitpunkt, an dem, so gut es geht, alles gleich ist, ist nun einmal morgens.

Kein Sport

Am Morgen vor der Blutabnahme solltest du außerdem keinen Sport treiben. Auch wenn du jetzt als Erstes denkst, dass das logisch klingt, weil es um den Blutverlust geht, ist der eigentliche Grund ein anderer. Zwei Hauptgründe sind hier primär ausschlaggebend. Der erste ist die Entzündung: Sport löst Entzündungen in unserem System aus. Sind Entzündungen nicht schlecht? Nein, das kann man nicht so pauschal sagen! Entzündungen sind Prozesse, die der Körper zum Beispiel auch bei Gewebeschaden, also der Auflösung von Zellen, einleitet, um das zerstörte Gewebe neu aufzubauen. Genau das ist der Grund, warum nach dem Krafttraining einige Entzündungswerte in unserem Blut erhöht vorliegen können. Bei großem Gewebeschaden, der bei gutem Krafttraining unvermeidbar ist, können diese Werte allerdings auch tagelang erhöht sein. Dies zu wissen, ist für den Arzt dann wichtig, damit er die Werte entsprechend interpretieren kann.

Der zweite Grund ist der Stress, der durch Training als ebenfalls normale Anpassung hervorgerufen wird. Ist Stress messbar? Unter anderem lässt sich Stress durch unser Stresshormon Cortisol messen. Cortisol geht im Verlaufe des Trainings nach oben und würde dann damit auch in unserem Blutbild als direkte Auswirkung des Trainings fälschlicherweise als hoch gemessen werden. Damit hätten wir keinen Ruhe-Cortisolwert (diesen Begriff gibt es so nicht, aber du verstehst sicher direkt, was ich damit genau meine).

Achtung bei Sexualhormonen von Frauen

Dies ist eine absolute Besonderheit und wir gehen im Kapitel »Dein Ziel: Regelmäßiger Zyklus« (ab Seite 160) ganz spezifisch darauf ein. Wichtig ist, dass wir einem festen Schema folgen, was die Blutabnahme und Interpretation angeht, denn gerade die Sexualhormone bei Frauen unterliegen einer Rhythmik beziehungsweise einem Zyklus. Auch hier erzähle ich dir sicher nichts Neues, oder? Leider sehe ich es aber viel zu oft, dass die Hormone irgendwann im Verlaufe des Zyklus gemessen und dann »hochgerechnet« werden. Vielleicht wirkt eine solche Herangehensweise in unserem Gesundheitssystem unter Zeitdruck als einzige Möglichkeit, der optimale Zeitpunkt ist es auf jeden Fall nicht. Betrachtet man die Sexualhormone Estradiol (E2) und Progesteron, so wäre dies eher der 19. bis 21. Zyklustag. Geht es primär um FSH, LH und Estradiol, dann wäre es der 4. bis 6. Zyklustag. Zyklustag? Woher weiß ich, an welchem Zyklustag ich gerade bin? All das findest du im Detail im erwähnten Kapitel.

Checkliste für die Blutabnahme

- Sei nüchtern. Das bedeutet, du solltest zwölf Stunden vor der Blutabnahme nichts essen und morgens nur Wasser trinken.
- Nimm am Morgen der Blutabnahme keine Supplemente ein.
- Nimm vor der Blutabnahme keine Hormone oder Medikamente ein – es sei denn, du hast es mit deinem Arzt oder Therapeuten so besprochen.
- Die Blutabnahme sollte bis spätestens 9:30 Uhr morgens erfolgen.
- Treibe vor der Blutabnahme keinen Sport.

3

DIE BLUTSPRACHE – SO NUTZT DU BLUTWERTE FÜR DEINE ZIELE

Da du nun die grundsätzlichen Regeln im Umgang mit Blutwerten kennst, widmen wir uns in diesem Kapitel deinen konkreten Zielen. Egal, ob du einen allgemeinen Gesundheits-Check-up, mehr Energie im Alltag, bessere Schlafqualität oder eine gesunde Schilddrüse möchtest – in diesem Kapitel geht es in die Praxis! Du lernst, welche Blutwerte bei welchen Beschwerden eine Rolle spielen und wie du sie optimierst.

Wie du mit diesem Kapitel arbeitest

Ich möchte dir nun einen kurzen Einblick geben, wie du Kapitel 3 »Die Blutsprache« im Detail lesen kannst. Ich habe mich dazu entschieden, eine Zielorientierung statt einer Defizitorientierung anzustreben. Wir fokussieren uns also eher auf den Wunsch des Klienten und Patienten statt auf das spezifische Problem. Jedes der folgenden Kapitel orientiert sich also an einem spezifischen Ziel, welches wir in drei aufeinander aufbauende Unterkapitel gegliedert haben. Zunächst geht es im ersten Abschnitt um das Problem und die Symptome. Ich spreche zwar hier viel darüber, wie verschiedene symptomatische Ausprägungen wahrgenommen werden, aber grundlegend geht es immer darum herauszufinden, wo die Ursache des Problems liegt, denn wir wollen keine reine Symptombehandlung vollziehen. Diese ist in vielen Fällen ebenfalls angebracht, um schnellstmöglich Linderung der Beschwerden zu bewirken, aber meiner Ansicht nach brauchen wir auch eine Fokussierung auf das wirkliche Problem. Oft ist es auch so, dass man Schmerzen in einem bestimmten Bereich hat, das Problem aber an einer ganz anderen Stelle im Körper liegt.

Vielleicht erzähle ich dir auch im ersten Abschnitt eine kleine Geschichte zu einer Person, in der du dich vielleicht selbst wiederfindest oder – wenn du Trainer oder Therapeut bist – einen Klienten oder einen Patienten in dieser Geschichte wiedererkennst. Haben wir unseren typischen Patienten nun vor uns, geht es im zweiten Abschnitt um die Diagnostik. Wir sprechen hier im Detail darüber, welche Blutwerte man für dieses spezifische Ziel im Detail bestimmen sollte. Und nachdem wir genau wissen, was wir gemessen haben, und im besten Fall auch die Ergebnisse vorliegen haben, geht es im letzten Abschnitt um einen ersten Ausblick für ein spezifisches Therapiebeispiel. Eine Liste aller Werte, die wir in diesem Buch besprechen, findest du im Anhang (ab Seite 202.).

Um die Übersicht zu verbessern, haben wir die Kapitel alle mit spezifischen Zielen voneinander getrennt. In der Praxis ist es aber so, dass sich diese Ziele und auch die Systeme dahinter miteinander vermischen beziehungsweise die Übergänge fließend sind. Wollen wir also zum Beispiel bei einer Frau die Hormone und den Zyklus optimieren, dann schauen wir uns nicht nur die Hormone an, die im Kapitel »Dein Ziel: Regelmäßiger Zyklus« benannt sind (ab Seite 160), sondern auch die Schilddrüse, die Mikronährstoffe und den Darm. Ich werde dir am Ende jedes Kapitels einen Überblick geben, wie die Kapitel zusammenhängen, und ganz am Ende aller Kapitel zeige ich dir die Blutanalyse, die sich für mich als Standard herauskristallisiert hat.

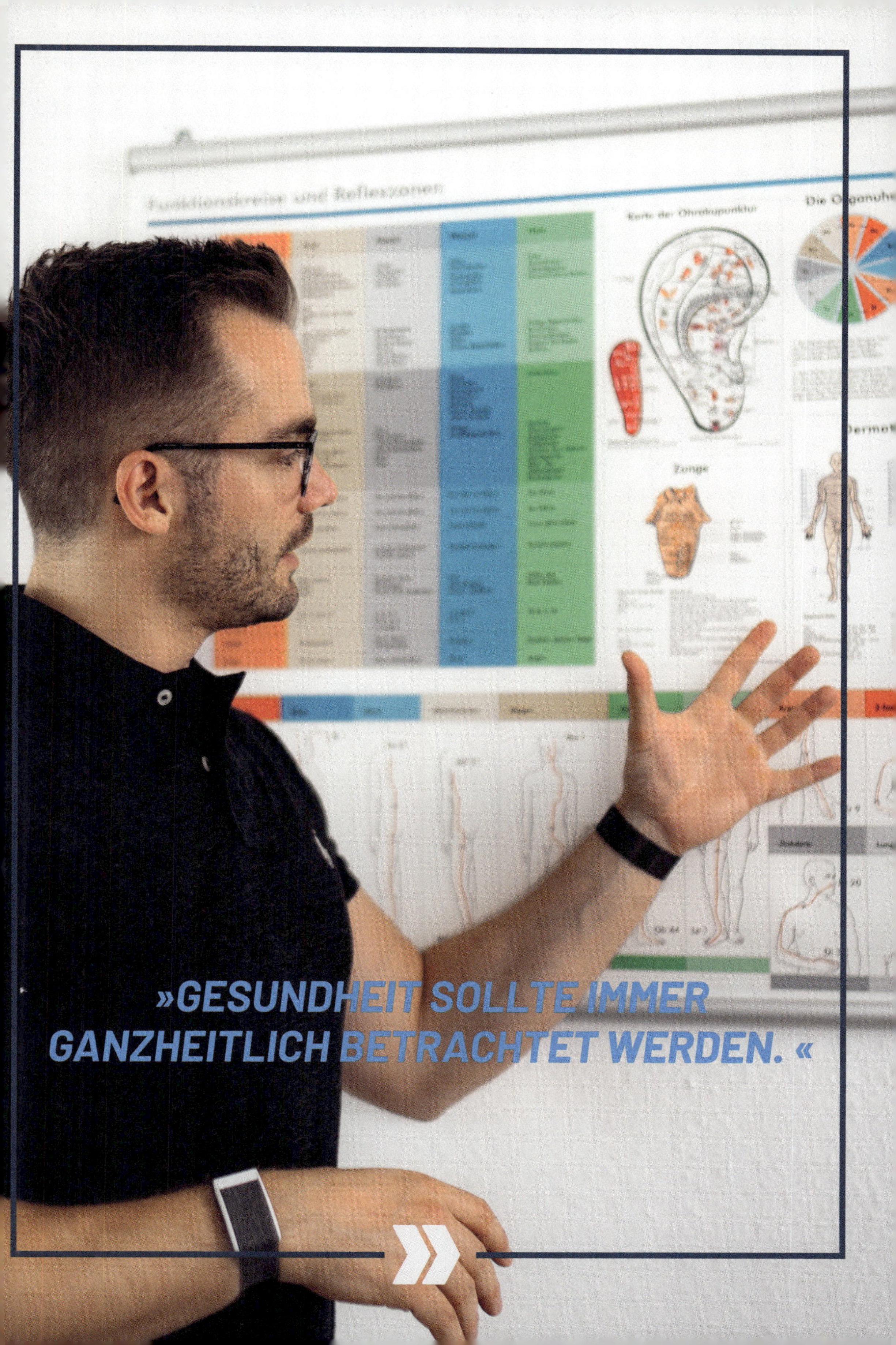

»GESUNDHEIT SOLLTE IMMER GANZHEITLICH BETRACHTET WERDEN.«

DEIN ZIEL: ALLGEMEINER GESUNDHEITS-ÜBERBLICK – DIE BASIS

Problem: »Mir geht's ganz gut, aber ist auch alles gut?«

Du kennst sicher die Situation: Du gehst zu deinem Arzt und sagst ihm, dass du gerne einen Check-up mit großem Blutbild machen möchtest. Betrachten wir diese Situation anhand eines spezifischen Beispiels – Claudia.

Claudia geht es so weit eigentlich gut. Sie möchte einfach nur einmal schauen, ob alles in Ordnung ist, denn sie ist der Meinung: Vorsorge ist besser als Nachsorge. Sie hat etwas viel Stress und möchte daher einfach auf Nummer sicher gehen beziehungsweise schauen, ob irgendetwas optimierbar ist. Gesagt, getan. In einem kurzen Gespräch von drei Minuten mit dem Arzt hat sie gesagt, dass es ihr gut geht, sie aber wirklich mal testen möchte, ob auch alle Werte genauso gut sind. Sie hat dem Arzt auch von ihren Einschlafproblemen und von der morgendlichen Energielosigkeit berichtet. Zudem möchte sie gerne einmal wissen, ob ihre Ernährung so in Ordnung ist, und bittet darum, dies auch einmal im Blut zu messen, sofern das möglich ist. Anschließend nimmt sie im Wartezimmer Platz und wartet gespannt darauf, dass sie zur Blutabnahme aufgerufen wird. Sie setzt sich eher unterbewusst in eine der letzten Ecken, wo nicht allzu viele hustende Patienten sitzen, und blättert durch die *Apotheken Umschau*. Dann endlich wird sie aufgerufen. Sie freut sich schon – zwar nicht auf den kurzen Piks, aber auf die Ergebnisse, denn schließlich gibt es ihrer Meinung nach kaum etwas Professionelleres und wirklich Aussagekräftigeres als Blutwerte. Mit solch einem Wissen kann man doch wirklich sagen, was genau man ändern sollte, oder? Sie nimmt auf der Liege Platz und die Medizinisch-Technische Assistentin kommt mit Blutabnahmebesteck und drei Blutröhrchen herein. Dann blitzt es kurz in ihrem Kopf auf: »Puh, drei Röhrchen, ist das viel ... oder doch eher wenig? Na, die werden schon wissen, was sie da machen.« Drei Minuten später ist schon alles geschehen.

Eine Woche später klingelt dann Claudias Telefon: Ihr behandelnder Arzt möchte die Werte besprechen. Claudia nimmt sich gespannt einen Zettel zum Mitschreiben. Ein Gedanke kommt ihr aber noch in den Kopf, bevor er loslegt: »Werde ich das überhaupt alles verstehen, was er mir gleich erklärt?« Und da sagt er auch schon: »Es ist alles bestens, Ihr großes Blutbild ist völlig unauffällig! Sie sind absolut gesund.«

Claudia ist zunächst nicht sonderlich erstaunt, denn es geht ihr ja so weit auch gut und das hatte sie ja auch genau so gesagt. Sie fragt ihn, was sie denn verbessern könnte und was ihre Vitamine sagen? Vor allem den Vitamin-D-Wert wüsste sie auch gerne, ihre Freunde redeten ständig darüber, wie wichtig dieser sei. Der Arzt sagt kurz und knapp, dass sie nichts ändern müsse, denn alles sei komplett in der Norm und es gebe keinen Grund, etwas zu ändern. Vitamine zu messen, ergebe so oder so keinen Sinn, denn sie habe ja keine Probleme und das werde sowieso überbewertet. Claudia nimmt das hin, denn er ist ja Arzt. Sie fragt aber noch, ob auch die Organe in Ordnung seien, aber er unterbricht sie und entgegnet, dass man so was nicht misst, wenn alles in Ordnung ist. Das seien Dinge, die gemessen werden, wenn man wirklich krank sei. Sie soll einfach etwas mehr schlafen, dann würde sie sich bestimmt morgens auch besser fühlen, schlägt er vor. Damit ist das Gespräch dann auch schon beendet und ihr Zettel ist leer.

Zugegeben: Das ist natürlich nur eines von ganz vielen Szenarien und sicher auch etwas überspitzt dargestellt, aber so ähnlich läuft es leider ganz oft ab. Die Frage ist jetzt aber: Wer genau hat jetzt hier welche Fehler gemacht? Oder gibt es hier überhaupt Fehler, und wenn ja, welche?

Was ließe sich an dieser Situation verbessern?

Vergegenwärtige dir noch mal, was du in Kapitel 1 gelernt hast: Claudia fühlt sich eigentlich ganz gesund, der Hausarzt jedoch ist Spezialist für Krankheit! Zugegeben, es ist nicht einfach, jemanden zu finden, der auf Prävention spezialisiert ist und es nicht nur auf seinem Schild stehen hat. Nicht alle auf Gesundheit und Performance spezialisierten Ärzte sind online gut auffindbar und es gibt auch keine wirklich anerkannten Fachrichtungen. Hier findest du eine Liste an Begriffen, nach denen ich persönlich online suchen würde, wenn ich einen Spezialisten für Prävention finden möchte (keine Gewähr, dass diese Ärzte dann auch liefern, was du suchst):

- funktionelle Medizin
- Prävention
- ganzheitliche Medizin
- Regenerationsmedizin
- holistische Medizin
- Gesundheitsmedizin
- moderne Medizin
- Performance-Medizin
- Lifestyle-Medizin

Unsere Praxis trug am Anfang den Begriff »Ganzheitliche Medizin«, allerdings habe ich die Erfahrung gemacht, dass viele einfach nicht verstanden haben, was das bedeutet. Deshalb meide ich diesen Begriff mittlerweile. Es ist also zugegebenermaßen nicht einfach und es braucht sicher etwas Zeit, jemanden dafür zu finden. Für mich persönlich wäre es zudem ein Muss, dass der Arzt Infusionen anbietet.

Wie groß ist das Blutbild wirklich?

Der zweite und wahrscheinlich wichtigste Punkt dieses Gesprächs beziehungsweise dieser Situation zwischen Patient und Arzt ist der Begriff »das große Blutbild«. Das große Blutbild ist in Wahrheit nämlich alles andere als groß. Wir sprechen hier in Summe genau von 20 Blutwerten. Weder Organwerte noch Mikronährstoffe noch Vitamine noch Hormone sind im großen Blutbild enthalten. Das heißt, das große Blutbild gibt uns letzten Endes ein großes Bild der verschiedenen einzelnen Blutzellen. Ich spreche hier von den Erythrozyten (den roten Blutkörperchen) und ihren Indizes (das heißt bestimmte Werte, die Auskunft über den Funktionszustand der Erythrozyten geben können), den Leukozyten (weißen Blutkörperchen) inklusive ihrer Unterfraktionen und von den Thrombozyten (Blutplättchen); dazu mehr im nächsten Abschnitt. Die meisten Menschen gehen tatsächlich leider fälschlicherweise davon aus, dass das große Blutbild wirklich groß ist. Das ist ein Mythos, den wir auf jeden Fall versuchen müssen zu entkräften.

Ist das große Blutbild denn jetzt schlecht? Nein, natürlich nicht. Wir können tatsächlich neben schweren Bluterkrankungen im großen Blutbild die eine oder andere Mangelerscheinung interpretativ erkennen, zum Beispiel einen Folsäure-, Eisen- oder auch einen Vitamin-B_{12}-Mangel und eventuell sogar auch einen Magnesiummangel. Aber das sind keine Diagnosen, die hier gestellt werden, sondern erste Anzeichen. Es ist so, dass verschiedene Werte im großen Blutbild Anzeichen dafür liefern können, dass dieser Mangel vorliegen könnte. Die spezifischen Werte müssten dann aber dennoch nachgemessen werden, um eine eindeutige Diagnose zu stellen.

Der informierte Patient

Der dritte Punkt, den Claudia hätte anders machen können, ist, direkt zu Beginn des Gesprächs sagen, dass sie gerne ihren Vitamin-D-Wert (25-OH) haben möchte. Die meisten Menschen, die zum Arzt gehen, haben keine Ahnung von Gesundheit und vor allem auch nicht von Blutwerten. Das heißt, der Arzt geht davon aus, dass er all das bestimmt, was er für sinnvoll erachtet. Wenn man sich aber auch selbst auskennt, dann darf man sich ruhig auch trauen, dem Arzt spezifische Blutwerte zu nennen, deren Ergebnis man gern kennen möchte. Damit geht man zwar häufig leider das Risiko einer Diskussion ein, weil der Arzt anderer Meinung sein könnte; man wird aber auch nicht enttäuscht werden. Was aber natürlich passieren kann – und das ist ein grundsätzliches Problem in unserem System –, ist, dass die Bestimmung von Werten, die nicht direkt symptombezogen sind, wie zum Beispiel der Vitamin-D-Wert, wenn du keinen extremen Energiemangel oder andere spezifische Probleme hast, von deiner Krankenkasse wahrscheinlich nicht gezahlt wird.

Grundsätzlich stellt sich aber, unabhängig von der Bezahlung, natürlich trotzdem am Ende die Frage, ob du mit jemandem langfristig zusammenarbeiten möchtest, dem du nicht vertraust beziehungsweise dem du vorgeben musst, welche Werte er bestimmen soll. Und damit kommen wir zu dem Punkt, dass dieser Arzt für Claudia vielleicht einfach der falsche Ansprechpartner ist. Wenn sie wirklich akut krank wäre, wäre er vielleicht eher der richtige.

Ausführliches Arztgespräch

Der nächste Punkt ist das kurze Anamnesegespräch. In unserem Medizinsystem ist es absolut üblich, zwischen sechs und zehn Minuten pro Patient Zeit zu haben. Sind wir realistisch und ehrlich: In zehn Minuten kann ich mit einem Patienten keine reguläre Anamnese, sondern nur eine krankheitsspezifische Anamnese machen. So finde ich allerdings auch nur heraus, welche spezifischen Symptome bei meinem Patienten vorliegen, und kann spezifische lösungsorientierte Ansätze liefern. Habe ich jetzt jemanden wie Claudia vor mir sitzen, die allerdings keinerlei Symptome hat und »nur« Gesundheitsoptimierung betreiben möchte, sollte ich vor allen Dingen auf Faktoren wie Ernährung, Sport, Regeneration, Schlaf, Mikronährstoffversorgung und vieles weitere eingehen. Das in zehn Minuten ausführlich besprechen zu können, ist natürlich komplett utopisch. Daher könnte also auch die kurze Anamnesezeit, die Claudia in dem Arztzimmer verbracht hat, ein erstes Indiz dafür sein, dass hier krankheitsorientierte Medizin und nicht gesundheitsorientierte Medizin betrieben wird. Lass es mich an dieser Stelle ein letztes Mal betonen: Krankheitsorientierte Medizin ist nicht schlecht oder falsch. Wir brauchen sie und sie ist absolut essenziell und wichtig. Aber das gilt eben auch für kranke Menschen und nicht für die Art Mensch, die nach Performance und Leistung sucht, und auch nicht für Menschen mit chronischer Erkrankung wie zum Beispiel Autoimmunerkrankungen. Denn hier spielen Themen wie Regeneration und auch die Ernährung eine entscheidende Rolle, die man in dieser Zeit einfach nicht evaluieren kann.

Kommen wir zu der Anzahl an Blutröhrchen. Zum jetzigen Zeitpunkt ist das natürlich etwas, was Claudia schlichtweg nicht einschätzen kann, da sie auf diesem Gebiet keinerlei Erfahrung hat. Bis jetzt! Drei Blutröhrchen sind zwar nicht wenig, aber sind in den meisten Fällen nicht ausreichend, um einen vernünftigen, aussagekräftigen ersten Präventionscheck mit Mikronährstoffen, Vitaminen, Organwerten, großem Blutbild und vielen weiteren Werten zu machen. Natürlich sollten die Werte auch immer in Korrelation mit den Symptomen beziehungsweise Zielen des Klienten oder Patienten stehen, aber im Durchschnitt nehmen wir bei uns in der Praxis circa acht Blutröhrchen pro Patient ab. Das kommt dir viel vor? Ja, das stimmt, es ist nicht wenig, aber in jedem Blutröhrchen sind nur wenige Milliliter Blut, das heißt, in Summe ist das nicht so viel Blut, wie es auf den ersten Blick wirkt.

Der letzte Punkt ist tatsächlich einer der häufigsten meiner Erfahrung nach. In den meisten Fällen nehmen sich Ärzte keine wirkliche Zeit, ihren Patienten das Thema Blutbild im Detail zu erklären. Was natürlich unter anderem wieder an der Menge der Patienten und auch eben an dem Zeitmangel des Arztes liegt. Ich persönlich bin der festen Überzeugung, dass wir, wenn wir mehr Gesundheit in unserer Welt haben wollen, ein Grundverständnis für das Thema Blutwerte und auch das Thema messbare Gesundheit schaffen müssen. Und dazu gehört eben auch das Erklären von Blutwerten.

Natürlich gibt es auch viele Patienten, die eine Erklärung der Blutwerte gar nicht haben wollen, sondern einfach nur die professionelle Beurteilung des Arztes schätzen und sich damit auch zufriedengeben. Meiner Erfahrung nach sind dies allerdings auch nicht die Patienten, die sich auf der Suche nach Performance und ganzheitlicher Gesundheit befinden. Aber auch hier gibt es natürlich absolut unterschiedliche Arten von Menschen: zum einen die Menschen, die alles erklärt haben möchten, um es verstehen zu können und dadurch im Alltag auch wirklich erst umsetzen zu können. Und zum anderen die Art von Menschen, die einfach nur hören möchten, was sie ändern sollen, es aber gar nicht verstehen möchten beziehungsweise auch nicht verstehen müssen, um es dann wirklich umzusetzen.

Ich bin aber der festen Überzeugung, dass es einen deutlichen Unterschied macht, wenn man selbst die »Vorher-Werte« und dann die »Nachher-Werte« sieht und einen grundlegenden Teil davon auch versteht. Es geht jetzt nicht darum, spezifische Diagnosen zu stellen oder irgendetwas in der Richtung, sondern vielleicht einfach nur darum zu sehen, ob zum Beispiel der Magnesiumwert in einem gesunden Bereich liegt oder eben nicht.

Fazit

Zusammenfassend können wir also sagen, dass ein grundlegender Teil der Fehlkommunikation und der fehlerhaften Erwartungshaltung eher vom Patienten als vom Arzt ausgeht. Auf der anderen Seite gehst du ja zum Arzt, um wirklich eine Expertenmeinung zu bekommen, aber du entscheidest eben selbst, zu wem du gehst. Wenn du dir jetzt aber denkst, der Arzt könne aber ja auch einfach sagen, dass er nicht der spezifische Experte für meine individuellen Ziele ist, dann gebe ich dir absolut recht. Das ist auch ein definitiver Kritikpunkt, den ich an die ärztliche Seite äußere. Allerdings ist auch dies weniger ein Problem des Arztes selbst, denn die meisten Ärzte, und davon bin ich überzeugt, versuchen, ihren Patienten den bestmöglichen Support nach bestem Wissen und Gewissen zu liefern. In diesem Fall fehlt ihnen allerdings das spezifische Wissen, was ihnen selbst aber gar nicht bewusst ist. Die meisten Ärzte haben einfach auch nicht die Zeit, sich so weiterzubilden, wie es notwendig wäre. Meiner Ansicht nach ist es also eine Kombination aus Patient, Arzt, Ausbildung und System als Ursache dafür, dass es solche Situationen wie oben beschrieben gibt.

Rolle des GAP-Systems

Ich kann es aus eigener Erfahrung als Patient absolut nachvollziehen, dass es frustrierend sein kann, wenn man nicht das bekommt, was man sucht, obwohl man dafür bezahlt. Jetzt ist die spannende Frage, wie wir dieses Problem lösen können. Und genau hier setzt das GAP-System an, das dich dazu befähigt, ein Grundverständnis für Gesundheit zu bekommen, und unter anderem auch dazu beiträgt, dass du dir langfristig den Spezialisten suchen kannst, den du für deine spezifischen Ziele benötigst. Das System soll aber eben auch dazu beitragen, Ärzte dafür zu sensibilisieren, genauer hinzuschauen und sich Zeit zu nehmen.

Noch einmal kurz und knapp: Welche Art von Patienten oder Klienten haben wir denn jetzt vor uns? Wir haben jemanden vor uns, der keine Probleme hat, keine Schmerzen hat und dem es also körperlich und geistig sehr gut geht. Eine Person wie Claudia hat aber das innere Bedürfnis, proaktiv zu wissen, wie es um ihre Gesundheit steht. Daher möchte sie ein wirklich aussagekräftiges Blutbild bestimmen lassen, was sie – und auch die meisten, die sich das wünschen – dann aber nicht bekommt. Claudia ist auch jemand, der einen Plan haben möchte, was sie in ihrem Leben optimieren kann. Ihr ist aber auch klar, dass es hier nicht um Medikamente geht, denn wir haben ja keine Krankheit vorliegen. Es geht vielmehr um Anpassung des Lifestyles. Wir sprechen also über Dinge wie Schlaf, Ernährung, Bewegung, Training, Kältetherapie und viele weitere Tools und Strategien. Claudia ist also jemand, der sich viel mit dem Thema Gesundheit auseinandersetzt und auch schon ein gewisses Grundwissen hat und vor allen Dingen dazu bereit ist, Taten sprechen zu lassen. Was ihr aber jetzt gerade noch fehlt, ist zu wissen, wo genau sie eigentlich gerade steht und welche Optimierungen für sie wirklich spezifisch Sinn ergeben würden.

Diagnostik: Wie kommst du an dein Ziel?

Starten wir die Diagnostik mit dem Ziel, einen allgemeinen Gesundheitsüberblick und die Basis für weitere Optimierungen zu schaffen. Ich werde dafür folgende Werte heranziehen und genauer erklären:

- kleines Blutbild
- Differenzialblutbild
- Entzündungswerte
- mehrere Organwerte
- Mikronährstoffe

Das große Blutbild

Wie anfänglich schon aufgeführt, besteht das große Blutbild aus dem kleinen Blutbild und dem Differenzialblutbild. Welcher von diesen beiden Begriffen beinhaltet denn nun welche spezifischen Blutwerte? Starten wir mit dem kleinen Blutbild.

Das kleine Blutbild ist wirklich nur ein kleines Bild des Blutes. Wir haben hier nur die allerwichtigsten Werte enthalten, nämlich primär die Blutzellen. Wir sprechen hier von den sogenannten Leukozyten, den Erythrozyten und Thrombozyten.

Blutwert	Gemessener Wert	Referenzbereich	Gemessener Wert im Referenzbereich
Leukozyten	5,8 Zellen/nl	4,2–11,2	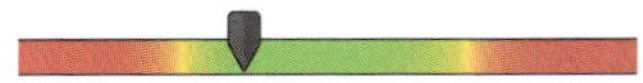
Erythrozyten	5,23/pl	4,40–5,90	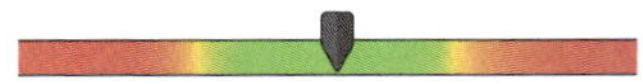
Erythrozytenverteilungsbreite (RDW)	12,9 %	12,7–16,8	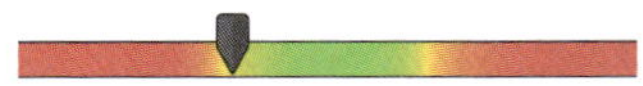
Hämoglobin	16,0 g/dl	13,5–17,8	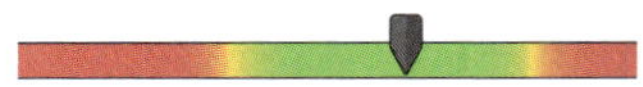
Hämatokrit	46,7 V %	36,4–50,4	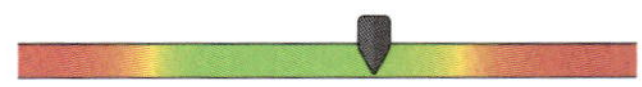
MCV	89 fl	84–102	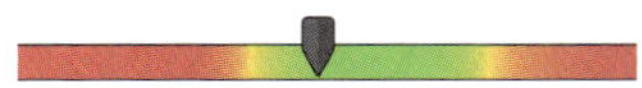
MCH	30,6 pg	27,6–33,5	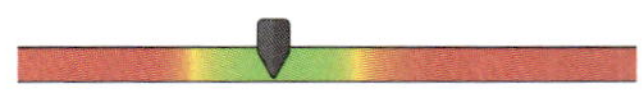
MCHC	34,3 g/dl Ery.	33,0–36,0	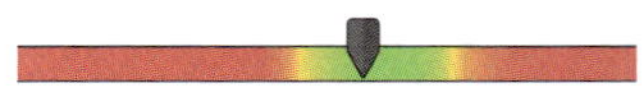
Thrombozyten	340/nl	135,1–326,3	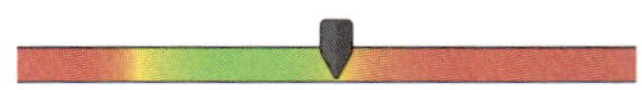
Mittleres Thrombozytenvolumen (MPV)	6,9 fl	7,6–10,9	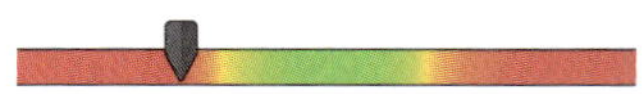

Leukozyten

Leukozyten, auch als »weiße Blutkörperchen« bezeichnet, sind eine Art von Zellen im Blut, die wichtige Funktionen im Immunsystem übernehmen. Sie spielen eine entscheidende Rolle bei der Bekämpfung von Infektionen und Entzündungen im Körper. Dazu gleich mehr.

Die Anzahl der Leukozyten im Blut wird als Leukozytenzahl bezeichnet. Eine Erhöhung oder Senkung der Leukozytenzahl kann auf bestimmte Gesundheitsprobleme hinweisen und wird daher in vielen klinischen Blutanalysen gemessen. Es gibt viele verschiedene Faktoren, die zu einer Erhöhung der Leukozyten führen können. Der Zustand wird dann auch als Leukozytose bezeichnet. Hier sind einige mögliche Ursachen:

- Infektionen: Eine Infektion, insbesondere eine bakterielle Infektion, kann dazu führen, dass der Körper mehr Leukozyten produziert, um die Infektion zu bekämpfen.
- Entzündungen
- Stress
- Gewebeschädigung
- Stoffwechselstörungen (wie beispielsweise Gicht)
- Medikamente (zum Beispiel Cortison)
- Leukämie: Eine Art von Krebs, bei der sich unkontrollierbar viele weiße Blutkörperchen bilden. Dies kann zu einer stark erhöhten Anzahl von Leukozyten im Blut führen.

Du merkst, dass es extrem viele Ursachen dafür gibt, dass du zu viele weiße Blutkörperchen in deinem Blut hast. Bei genauerem Hinsehen fällt dir vielleicht sogar auf, dass diese Probleme sehr unspezifisch sind. Gewebeschädigung und Entzündungen können zum Beispiel auch durch Krafttraining entstehen. Entgegengesetzt dazu steht auf der Liste aber auch die Leukämie, eine sehr spezifische und seltene Erkrankung. Wichtig an dieser Stelle ist noch einmal zu betonen, dass dies mögliche Ursachen für eine Erhöhung der Leukozyten sind. Im Umkehrschluss bedeutet das aber nicht, dass du automatisch an einer Leukämie leidest, wenn du erhöhte Leukozyten in deinem Blut hast! Solche falschen Rückschlüsse passieren aber leider häufig, wenn man als Laie versucht, Selbstdiagnosen aufgrund seiner Symptome und Blutwerte zu stellen.

Die Erniedrigung der Leukozyten (auch als Leukopenie bezeichnet) kann viele verschiedene Ursachen haben. Hier sind einige davon:

- Autoimmunerkrankungen: Manche Autoimmunerkrankungen können dazu führen, dass der Körper die eigenen Zellen, einschließlich Leukozyten, angreift und zerstört.
- Virusinfektionen: Einige Virusinfektionen können die Leukozytenproduktion reduzieren oder die Leukozyten sogar zerstören.
- Strahlentherapie
- Chemotherapie
- Stoffwechselstörungen: Manche Stoffwechselstörungen, wie zum Beispiel Anämie, können zu einer verminderten Leukozytenproduktion führen.

- Medikamente (wie zum Beispiel Antibiotika und Schmerzmittel)
- Knochenmarkstörungen: Manche Störungen des Knochenmarks, wie zum Beispiel Leukämie, können zu einer verminderten Leukozytenproduktion führen.

Wenn du nun diese beiden Listen aufmerksam durchgelesen hast, ist dir vielleicht aufgefallen, dass die Leukämie sowohl eine Ursache für zu viele als auch für zu wenige Leukozyten sein kann. Genauso können Infektionen – auf der einen Seite bakterieller Genese, auf der anderen Seite viraler Genese – zu einer Erhöhung oder zu einer Erniedrigung dieser Zellreihe führen.

Es ist aber tatsächlich wichtig, an die häufigen beziehungsweise die wahrscheinlicheren Dinge zuerst zu denken. Stelle dir folgende Situation vor: Du befindest dich zu Hause in deinem Wohnort auf der Straße und gehst spazieren. Jetzt hörst du in einer Entfernung von circa 100 Metern Hufgetrappel hinter dir. Du drehst dich allerdings nicht um. Welches Tier kommt dir als Erstes in den Sinn? In meinem Kopf habe ich das Bild eines Pferdes als Erstes im Kopf und nicht das eines Zebras. Das Geräusch wäre tatsächlich aber ein sehr ähnliches. Auch hier denkt man aber zuerst an das, was am wahrscheinlichsten ist; und genauso ist es in der Medizin auch. Es wäre tatsächlich auch recht unüblich, in Deutschland auf einmal eine Horde Zebras auf der Straße zu sehen, oder nicht?

DIESEN WICHTIGEN GRUNDSATZ IN DER MEDIZIN SOLLTE MAN NIEMALS VERGESSEN: »ES GIBT NICHTS, WAS ES NICHT GIBT!«

Ausnahmen bestätigen jedoch die Regel. Was meine ich damit genau? Meiner Erfahrung nach kann es tatsächlich bei Frauen häufiger vorkommen, dass wir eine erniedrigte Anzahl an Leukozyten im Blut vorfinden. Ist dies direkt ein Hinweis auf eine Krankheit? Nein, das muss kein Hinweis darauf sein, vor allem dann nicht, wenn der Wert konstant niedrig bleibt, denn dann ist er vielleicht physiologisch (also ganz gesund) erniedrigt bei dieser Person. Aber natürlich ist das auch davon abhängig, wie deutlich der Wert erniedrigt ist. Starke Erniedrigungen oder auch starke Erhöhungen sollten immer ärztlich abgeklärt werden!

Bisher haben wir viel über Veränderungen der Werte gesprochen und so langsam zeichnet sich bei dir sicher diese Frage ab: Ab welchem Wert sind Werte erhöht oder auch erniedrigt? Genau für diese Antwort findest du natürlich im Anhang unsere Blutwerteliste (ab Seite 202), in der alle Werte im Detail aufgelistet sind. Hier möchte ich aber noch einmal ganz spezifisch und kurz zu den Leukozyten zurückkommen: Der Referenzbereich bei Leukozyten reicht von 4,2 bis 11,2 Zellen pro Nanoliter (nl). Bei einem Wert von unter 4,2 Zellen pro Nanoliter (nl) sprechen wir von einer Leukozytopenie und bei einem Wert von über 11,2 Zellen pro Nanoliter (nl) sprechen wir von einer Leukozytose.

Erythrozyten

Die Erythrozyten, auch als rote Blutkörperchen bezeichnet, sind Zellen im Blut, die wichtige Funktionen im Körper übernehmen. Ihre Hauptfunktion ist der Sauerstofftransport. Erythrozyten enthalten das Protein Hämoglobin, welches ebenfalls Bestandteil des kleinen Blutbildes ist. Hämoglobin ist der sogenannte rote Blutfarbstoff und nimmt Sauerstoff nach der Einatmung auf und gibt ihn dann an die verschiedenen Gewebe im Körper ab.

Die Anzahl der Erythrozyten im Blut wird als Erythrozytenzahl bezeichnet und wird als Anzahl pro Pikoliter (pl) oder in Million pro Mikroliter angegeben. Der Grenzbereich liegt hier zwischen 4,4 pro Pikoliter (pl) und 5,9 pro Pikoliter (pl). Eine Erhöhung oder Senkung der Erythrozytenzahl kann auf bestimmte Gesundheitsprobleme hinweisen und dieser Wert wird daher als Grundparameter in vielen klinischen Blutanalysen gemessen. Zu niedrige Erythrozytenwerte können beispielsweise auf eine Anämie hinweisen, während zu hohe möglicherweise eine Dehydratation oder eine bestimmte Art von Krebs anzeigen könnten. Für eine Anämie gibt es verschiedene mögliche Ursachen:

- Blutverlust: Eine plötzliche starke oder anhaltende geringe Blutung (äußerlich sichtbar oder innerlich, zum Beispiel Magenblutung).
- Mangelernährung: Ein Mangel an bestimmten Nährstoffen, insbesondere Eisen, Folsäure und Vitamin B_{12}, kann die Erythrozytenproduktion beeinträchtigen und zu einer Anämie führen (der häufigste Grund heutzutage ist ein Eisenmangel!).
- Seltene Knochenmarkstörungen: Manche Störungen des Knochenmarks, wie zum Beispiel Leukämien, können dazu führen, dass das Knochenmark, der Produktionsort der Erythrozyten, nicht genügend Zellen produziert.
- Autoimmunerkrankungen: Manche Autoimmunerkrankungen können dazu führen, dass der Körper die eigenen Zellen, einschließlich Erythrozyten, angreift und zerstört.

- Stoffwechselstörungen: Manche Stoffwechselstörungen, wie zum Beispiel Thalassämien, können zu einer verminderten Erythrozytenproduktion führen.
- Medikamente: Einige Medikamente, unter anderem bestimmte Antibiotika und Schmerzmittel, können die Erythrozytenproduktion reduzieren.

Mögliche Ursachen, die zu einer Erhöhung der Erythrozyten (auch als Polyglobulie bezeichnet) führen können, sind:

- Höhentraining: Dies ist eine natürliche Reaktion des Körpers auf die niedrigere Sauerstoffkonzentration in der Luft, die bei hohen Höhen vorkommt. Der Körper produziert daraufhin mehr Erythrozyten, um den Sauerstofftransport in den Geweben zu erleichtern.
- Rauchen: Die chemischen Substanzen im Zigarettenrauch können die Bildung von Erythrozyten stimulieren.
- Dehydration (Austrocknung durch Flüssigkeitsmangel): Eine Dehydration kann dazu führen, dass der Körper vermehrt Erythrozyten produziert, um den Sauerstofftransport aufrechtzuerhalten.
- Hormonelle Störungen wie zum Beispiel das polyzystische Ovarsyndrom (PCOS)
- Krebs: Einige Arten von Krebs, wie zum Beispiel Nierenkrebs, können die Erythrozytenproduktion erhöhen.
- Knochenmarkstörungen wie zum Beispiel Polycythaemia vera
- Medikamente wie zum Beispiel EPO (das synthetisch hergestellte Erythropoetin, das entscheidende Hormon für die Produktion von Erythrozyten)

Auch bei Erythrozyten und Hämoglobin ist es maßgeblich entscheidend herauszufinden, welches die Ursache für eine Erhöhung oder eine Erniedrigung ist. Die Hauptursache in Deutschland für eine Anämie ist ein Eisenmangel; in diesem Fall spricht man von einer Eisenmangelanämie, bei der sowohl die Erythrozytenzahl als auch der Hämoglobinwert erniedrigt sind.

Erythrozyten-Indizes und Hämatokrit

Die Erythrozyten werden im kleinen Blutbild sogar noch weiter mithilfe der Indizes MCH, MCV und MCHC klassifiziert.

MCH steht für *mean corpuscular hemoglobin* oder auf Deutsch für den mittleren korpuskulären Hämoglobingehalt. Dieser Wert gibt uns also an, wie viel Hämoglobin pro Erythrozyt vorhanden ist. Er wird im Labor aber tatsächlich errechnet, und zwar nach folgender Formel:

MCH = Hämoglobinkonzentration (g/l) ÷ Erythrozytenzahl (1/l)

Die Formel ist nur für das Verständnis hier mit aufgeführt, da du sie in der Praxis nie selbst anwenden musst. Es gibt nun wieder eine spezifische Bezeichnung dafür, wenn dieser Wert von der Norm, also dem Referenzbereich 26,7 bis 32,8 Pikogramm (pg), abweicht. Und zwar nennt man Erythrozyten mit einem zu niedrigen Wert dann *hypochrom* und bei einer Abweichung nach oben *hyperchrom*. Was bedeutet das? Das kannst du dir einmal grundlegend merken: Das Präfix *hyper* ist altgriechisch und bedeutet »über« beziehungsweise »übermäßig«. Dem entgegen steht *hypo*, welches für »unter« steht. *Chrom* steht in Zusammenhang mit Hämoglobin für die Farbe beziehungsweise die Farbintensität. Sinngemäß bedeutet *hyperchrom* damit »von gesteigerter Farbintensität« oder auch »stark gefärbt« und *hypochrom* logischerweise das genaue Gegenteil. Wie kommen wir denn jetzt zur Farbe? Ganz einfach: Enthalten die Erythrozyten zu wenig roten Blutfarbstoff Hämoglobin, so erscheinen sie heller oder auch weniger rot und werden daher *hypochrom* genannt.

Dann haben wir noch das MCV, welches für das mittlere korpuskuläre Volumen *(mean corpuscular volume)* steht und damit angibt, wie groß das durchschnittliche Volumen der Erythrozyten ist.

Auch wenn dieser Wert mittlerweile in den Laboren tatsächlich eher gemessen wird, gibt es auch hierfür eine Formel, mit der er sich errechnen lässt, nämlich:

MCV = Hämatokrit (l/l) ÷ Erythrozytenzahl (1/l)

Über einen in dieser Formel vorkommenden Wert haben wir noch nicht gesprochen, den Hämatokritwert. Er gibt in Prozent (%) an, wie groß der Volumenanteil der zellulären Bestandteile (speziell der Erythrozyten) im Blut ist – anders gesagt also, wie groß der Anteil der Zellen am Gesamtvolumen des Blutes ist. Referenzwerte für Hämatokrit liegen je nach Labor und

Geschlecht zwischen 34,7 und 46,0 Prozent. Ein hoher Hämatokritwert kann in der Praxis durch viele verschiedene Faktoren verursacht werden, darunter ein hoher Anteil an Erythrozyten im Blut. Mögliche Beispiele dafür sind Doping, Höhentraining, Lungenerkrankungen, starkes Rauchen oder Dehydration (Austrocknung) des Patienten. Was bedeutet das denn nun? Wenn im Blut zu viele Zellen vorhanden sind, wird das Blut dickflüssiger und nimmt damit andere Fließeigenschaften an, was nicht unbedingt von Vorteil ist. Ein niedriger Hämatokritwert kann dagegen durch folgende Störungen oder Krankheiten verursacht werden:

- Störungen der Erythropoese (der Bildung von roten Blutkörperchen)
- chronische Niereninsuffizienz (Mangel an Erythropoetin, einem Hormon, das die Bildung von roten Blutkörperchen stimuliert)
- exzessive Volumentherapie, zum Beispiel durch Gabe von Kochsalzinfusionen statt Blutkonserven bei Blutverlust oder während einer Operation

Kommen wir zurück zum MCV mit einem Referenzbereich zwischen 83 und 101 Femtoliter (fl). Auch hier können wir optische Veränderungen der roten Blutkörperchen wahrnehmen, wenn das Volumen der Erythrozyten zu groß wird. Die Zellen werden dann nämlich größer, was man als *makrozytär* bezeichnet. Ist das Volumen hingegen zu klein, nennt man diese Zellen aufgrund der kleinen Größe *mikrozytär*.

Der dritte und somit letzte Index ist das MCHC, die *mean corpuscular hemoglobin concentration* oder auch die mittlere korpuskuläre Hämoglobinkonzentration. Es steht für die Hämoglobinkonzentration innerhalb der Erythrozyten. Auch hier gibt es eine Formel:

$$\text{MCHC} = \text{Hämoglobinkonzentration im Blut (g/dl)} \div \text{Hämatokrit (l/l)}$$

Wozu werden all diese Werte bestimmt? Mithilfe dieser drei Indizes können wir interpretativ am kleinen Blutbild bereits erkennen, ob jemand einen schweren Eisenmangel, Folsäure- oder auch Vitamin-B_{12}-Mangel hat. Sie ersetzen aber natürlich nicht die Werte, anhand derer sich dieser Mangel dann noch detailliert diagnostizieren ließe. Welche sind das? Das erkläre ich im Kapitel über Energiemangel (ab Seite 105).

Thrombozyten

Ein letzter wichtiger Wert fehlt noch, um das kleine Blutbild abschließen zu können – nämlich die Thrombozyten, die Blutplättchen, deren primäre Aufgabe die Blutgerinnung ist. Sie sind dafür verantwortlich, dass Blutungen schnellstmöglich gestoppt werden. Wenn du dir zum Beispiel eine Verletzung zuziehst, setzt der erste Teil der Blutgerinnung mithilfe der Thrombozyten ein. Sie aggregieren beziehungsweise verknüpfen sich zu einem Netz und bilden so ein Gerinnsel. Dieses Gerinnsel verstopft die entstandene Blutgefäßverletzung und hilft dabei, den Blutverlust zu minimieren. Ist es nicht problematisch, wenn sich Gerinnsel bilden? Das stimmt absolut: Wenn sich im Übermaß Gerinnsel bilden, dann ist das gefährlich. Bei verschiedenen Erkrankungen oder auch nach bestimmten Operationen wird genau deshalb häufig eine lebenslange Therapie mit Aspirin angeordnet. Aspirin hemmt unter anderem genau diese Thrombozyten-Aggregation. Vielleicht kennst du sogar die Heparinspritze, die oft nach Operationen mit langer Bettlägerigkeit angewendet wird. Der Wirkmechanismus ist ein anderer, aber das Prinzip ist ähnlich. Die physiologische (also gesunde) Blutgerinnung ist aber kein Problem, weil die Blutgerinnsel vom Körper selbst auch wieder aufgelöst werden.

Das ist nun das kleine Blutbild und wirklich auch die absolut minimale Basis. Was genau kann ich daran denn nun eigentlich erkennen? Ehrlich gesagt, nicht wirklich viel. Das liegt natürlich zum einen an der Anzahl der gemessenen Werte, aber eben auch an den Werten selbst. Sie zeigen dir primär, ob du in Bezug auf diese Blutwerte krank bist oder nicht, aber eben nicht wirklich genau, »wie« gesund du bist. Daher sind sie als Aussage vor allem für hämatologische und Autoimmunerkrankungen absolut unerlässlich und sind auch bei mir immer ein Teil fast jeder Blutuntersuchung. Versteh mich nicht falsch: Es ist superwichtig, diese Werte zu kennen, nur darf man jetzt eben nicht aufhören!

Wenn das kleine Blutbild also nicht sonderlich viel aussagt, wie steht es dann mit dem großen Blutbild? Denn das wollte Claudia aus unserem Beispiel ja eigentlich haben. Das große Blutbild ist allerdings nicht sonderlich groß: Der einzige Unterschied zwischen dem kleinen und dem großen Blutbild ist das sogenannte Differenzialblutbild. Dieses beinhaltet aber nur weitere Messwerte für die spezifischen Untergruppen der Leukozyten. Es fehlen also weiterhin Hormone, Organwerte, Vitamine oder Ähnliches.

Es gibt nämlich verschiedene Arten von Leukozyten, die unterschiedliche Funktionen erfüllen. Granulozyten sind beispielsweise eine Art von Leukozyten, die vorwiegend Bakterien bekämpfen und abtöten oder auch an der Abwehr von Parasiten beteiligt sind. Lymphozyten helfen bei der Überwachung und Bekämpfung von Viren. Monozyten sind eine andere Art von Leukozyten, die entzündliche Zellen abbauen und bei der Heilung von Wunden helfen. Wir sprechen hier aber eher von krankheitsspezifischen Themen wie zum Beispiel Autoimmunerkrankungen.

Blutwert	Gemessener Wert	Referenzbereich	Gemessener Wert im Referenzbereich
Neutrophile	63,2 %	43,5–73,5	
Neutrophile (absolut)	3,69 Zellen/nl	1,7–7,6	
Lymphozyten	25,2 %	15,2–43,3	
Lymphozyten (absolut)	1,47 Zellen/nl	1,0–3,2	
Monozyten	8,4 %	5,5–13,7	
Monozyten (absolut)	0,49 Zellen/nl	0,3–1,1	
Eosinophile	2,2 %	0,8–8,1	
Eosinophile (absolut)	0,13 Zellen/nl	< 0,5	
Basophile	1,0 %	0,2–1,5	
Bsaophile (absolut)	0,06 Zellen/nl	< 0,1	

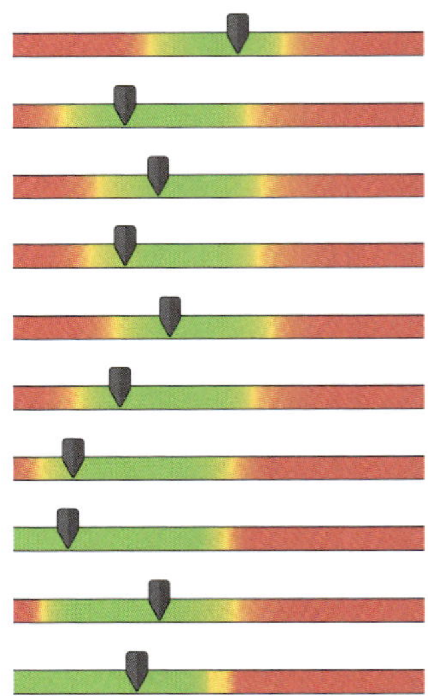

Entzündungswerte

Was also fügen wir dem großen Blutbild jetzt hinzu, um einen guten Basis-Check-up gewährleisten zu können? Auf jeden Fall sollten Entzündungswerte bestimmt werden. Hier bietet sich als Erstes das C-reaktive Protein, kurz CRP genannt, an. Es gehört zu den Akute-Phase-Proteinen. Dies sind spezielle Proteine, die während der akuten Phase der Entzündung im Körper produziert und ausgeschüttet werden. Die akute Phase der Entzündung ist der erste Teil einer Entzündungsreaktion des Körpers auf beispielsweise Verletzungen oder auch Infektionen. Sie beginnt unmittelbar nach einer Verletzung oder Infektion und dauert in der Regel einige Tage oder Wochen. Der Referenzbereich vom CRP ist einfach zu merken: Alle Werte unterhalb von 5 Milligramm pro Liter (mg/l) gelten als normal. Ich persönlich kann aus meiner Erfahrung und aus dem Austausch mit vielen Experten sagen, dass auch dieser Referenzbereich nicht optimal gewählt ist und daher nicht dem Optimalbereich entspricht. Dieser sollte besser bei circa unter 1 Milligramm pro Liter (mg/l) liegen. Um so kleine Werte überhaupt messen zu können, wäre es besser, die sogenannten hs- *(high sensity)* oder wr-CRP- *(wide range)*Werte zu bestimmen. Mit diesen Laborwerten kann man auch im kleinen Konzentrationsbereich genauere Werte messen.

Ist der Wert also erhöht, so weiß man, dass eine Entzündung vorliegt. Und jetzt? Man weiß nämlich nicht, wo sich die Entzündung befindet, und genauso wenig weiß man, wie lange diese Entzündung schon vorliegt. Der Wert ist also sehr unspezifisch. Zumindest gilt das gerade in den unteren Bereichen, in denen wir wahrscheinlich primär über chronische Prozesse sprechen; aber auch das ist natürlich individuell. Die Höhe des CRP-Werts spielt dahingehend eine Rolle, dass hohe Werte eher für schlimmere gesundheitliche Probleme sprechen. Allerdings können tatsächlich viele verschiedene Krankheiten einen hohen CRP-Wert bedingen – von einer leichten Darmentzündung bis hin zu einer fast lebensbedrohlichen Lungenentzündung. Die Höhe des Werts korreliert damit am ehesten mit dem Schweregrad. Aber das eben auch nicht immer!

Blutwert	Gemessener Wert	Referenzbereich	Gemessener Wert im Referenzbereich
wrCRP	1,35 mg/l	< 5,00	

Warum aber sind Entzündungen denn so wichtig oder auch gefährlich? Gefährlich sind sie eigentlich nur dann, wenn sie überschießen, also wenn der Körper sie nicht mehr kontrollieren kann und sie daher Schaden anrichten können. Entzündungen sind nämlich auch ein sehr wichtiger biochemischer Prozess für Anpassung. Schaut man sich zum Beispiel Krafttraining an: Man ruft durch schwere Lasten Schäden in der Muskulatur hervor, die dann wiederum unter anderem durch einen entzündlichen Prozess erneuert beziehungsweise verbessert wieder aufgebaut wird. Entzündungen funktionieren nicht nur beim Thema Krafttraining, sondern grundlegend in unserem gesamten Körper als eine Art Strategie, um mit gewissen Situationen umgehen zu können. So nutzt zum Beispiel auch das Immunsystem Entzündungsprozesse, um sich gegen verschiedene Pathogene wehren zu können. Es gibt einen gravierenden Unterschied zwischen Infektionen und Entzündungen, auch wenn diese zwei Begriffe oft synonym verwendet werden. Sie haben unterschiedliche Ursachen und Mechanismen.

Eine Entzündung ist eine Reaktion des Körpers auf beispielsweise eine Verletzung, eine Reizung oder eine schädliche Substanz. Die Entzündung kann lokalisiert sein, zum Beispiel auf der Haut, im Darm, oder systemisch, also im ganzen Körper. Entzündungen können durch verschiedene Faktoren wie Verletzungen, allergische Reaktionen, Autoimmunerkrankungen oder körperliche Belastungen verursacht werden. Eigentlich ehrlicherweise durch fast alles. Entzündungen können verschiedene Symptome wie Schmerzen, Rötung, Schwellung und Fieber verursachen.

Eine Infektion hingegen tritt auf, wenn schädliche Mikroorganismen wie Bakterien, Viren, Pilze oder Parasiten in den Körper eindringen und sich dort vermehren. Infektionen können lokalisiert sein, zum Beispiel eine Infektion der Haut, oder systemisch, also im ganzen Körper. Infektionen können verschiedene Symptome verursachen, wie zum Beispiel Fieber, Schmerzen, Müdigkeit, Durchfall oder Husten.

Während Entzündungen eine natürliche Reaktion des Körpers auf eine Verletzung oder Reizung sind, sind Infektionen ein krankhafter Zustand, der durch schädliche Mikroorganismen verursacht wird. Eine Entzündung kann jedoch eine Begleiterscheinung einer Infektion sein, wenn der Körper versucht, die schädlichen Mikroorganismen abzuwehren. Daher kommt es bei Infektionen auch in fast allen Fällen zu CRP-Erhöhungen.

ENTZÜNDUNGEN SIND PER SE NICHTS SCHLECHTES!

Es hängt vielmehr davon ab, in welchem Maße sie in unserem Körper vorkommen, und vor allen Dingen davon, ob die antientzündlichen Prozesse in einem ähnlichen Maße vorkommen. Das Ganze sollte nämlich am besten in einer Balance stehen. Dies ist einer der Gründe dafür, warum das Thema Antientzündung so essenziell wichtig ist, vor allen Dingen, wenn es um Gesundheit geht. Wir wollen aber auch nicht jegliche Entzündung in unserem Körper unterdrücken, denn dann würden viele wichtige physiologische Prozesse in unserem Körper ebenfalls nicht mehr richtig ablaufen können.

Neben dem Entzündungswert CRP gibt es natürlich noch viele weitere Laborparameter, die man zurate ziehen kann, um sich den entzündlichen Prozess genauer anschauen zu können. Hier wären verschiedene Werte des Immunsystems wichtig, aber eben auch Werte wie das PCT (Procalcitonin), welches unter anderem ein Parameter ist, der dazu beiträgt, virale von bakteriellen Entzündungen besser unterscheiden zu können. Allerdings ist dies schon so spezifisch medizinisches Wissen, dass es wirklich den Ärzten im Krankenhaus vorbehalten sein sollte, dies auch zu nutzen!

Es gibt aber noch zwei weitere Entzündungswerte, auf die ich an dieser Stelle noch eingehen möchte. Dies sind ebenfalls zwei Werte, die zwar für das Thema Entzündung stehen, aber vor allen Dingen bei Personen, die viel Sport treiben, auch dauerhaft erhöht sein können. Der erste Wert ist die Kreatinkinase, abgekürzt CK. Normalerweise wird die Aktivität dieses Enzyms in der Labordiagnostik vor allen Dingen bei Verdacht auf Herz- oder Skelettmuskelerkrankungen (hier sind es aber dann spezifische Unterformen) bestimmt. Es ist aber eben auch ein Parameter, den wir in erhöhten Werten bei exzessivem Sportbetrieb feststellen können. Die Ursache hierfür ist, dass durch den erhöhten Muskelschaden beim Sport dieses Enzym vermehrt aus den Muskelzellen freigesetzt wird und dadurch im Blut messbar ist. Grundsätzlich hat dies also keinen Krankheitswert, solange dieser Wert nicht zu stark erhöht ist und gleichzeitig auch keine Symptome vorliegen!

Der nächste Wert, auf den fast genau das Gleiche zutrifft, ist die Laktatdehydrogenase, abgekürzt LDH. Die LDH ist ebenfalls ein unspezifischer Entzündungsmarker, der bei erhöhtem Zellschaden vermehrt im Blut vorkommt. Auch eine Erhöhung dieses Wertes muss also nicht zwangsläufig auf eine Erkrankung hindeuten. Oft liegen erhöhte Werte vor, die dann aber natürlich wie alle anderen Blutparameter in diesem Buch mit deinem Arzt und Therapeuten besprochen werden sollten.

Blutwert	Gemessener Wert	Referenzbereich	Gemessener Wert im Referenzbereich
LDH	201 U/l	< 248	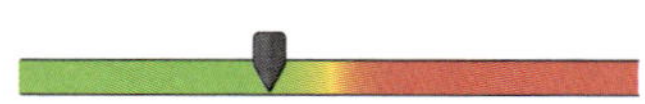

Organwerte

Werfen wir nun unseren Blick auf ein weiteres Basisthema: die Organwerte. Einen Überblick über die Organfunktion zu bekommen, kann natürlich gerade dann sinnvoll sein, wenn man spezifische Symptome hat, die zu der Dysfunktion eines Organs passen. Ich bin allerdings der festen Überzeugung, dass auch zu einer gesundheitsorientierten Blutuntersuchung ein grober Überblick über die verschiedenen Organfunktionen gehört. Hierbei betrachten wir nun vor allen Dingen die Leber, Niere und Bauchspeicheldrüse.

Leberwerte

Starten wir also mit dem Thema Leber. Die Leber ist eines der wichtigsten Organe in unserem menschlichen Körper, denn sie ist bezüglich ihrer Funktionen ein Multitalent und eines der wenigen Organe im menschlichen Körper, welches sogar nachwachsen kann. Die Leber hat folgende Aufgaben:

- Produktion der Gallenflüssigkeit, die für die Verdauung von Fetten im Dünndarm wichtig ist,
- Stoffwechsel: Die Leber ist unter anderem am Cholesterinstoffwechsel, aber auch am Blutzuckerstoffwechsel und der Synthese von Proteinen beteiligt,
- Speicherort von Energie in Form von Glykogen,
- Entgiftung: Die Leber hilft im Körper, indem sie Schadstoffe aus dem Blut filtert, wasserlöslich macht und dann über die Galle ausscheidet,
- Aufbau von verschiedenen Bestandteilen des Blutes, wie zum Beispiel dem Hämoglobin und auch den Gerinnungsfaktoren,
- Produktion von Gerinnungsfaktoren, die an dem komplexen System der Blutgerinnung maßgeblich beteiligt sind,
- und vieles mehr.

Bei dieser langen Liste an Funktionen sollte auch jedem schnell klar werden, dass es zu erheblichen Problemen kommen kann, sofern die Leber ihre Funktion nicht mehr regelrecht erfüllen kann. Kommen wir also zu den ersten zwei wichtigsten Leberwerten: GOT und GPT.

Die Glutamat-Oxalacetat-Transaminase, GOT (oder auch AST für Aspartat-Aminotransferase genannt), ist eines der beiden wichtigsten Leberenzyme, die Glutamat-Pyruvat-Transaminase, GPT (oder auch Alanin-Aminotransferase, kurz ALT genannt), das zweite. Die beiden Blutwerte geben also einen unspezifischen Eindruck über die Funktion der Leber. Allerdings können wir bei einer Erhöhung dieser Werte nicht sagen, warum diese Werte erhöht sind, sondern lediglich erkennen, dass es zu einem Funktionsproblem innerhalb der Leber kommt. Es gibt hierfür verschiedene mögliche Optionen, bei denen die Werte erhöht sind, darunter zum Beispiel:

- akute Virushepatitis,
- toxischer Leberschaden,
- Leberzirrhose,
- chronische Hepatitis,
- Gallenstau,
- Lebertumoren, Metastasen anderer Tumore,
- Fettleber,
- Medikamente und viele mehr.

Meiner Erfahrung nach gibt es allerdings einen weiteren Fall, bei dem die Leberwerte GOT und GPT erhöht sein können, und dieser ist ein rein physiologischer Zustand ohne Krankheitswert: Es ist regelmäßiger Sport beziehungsweise vor allem regelmäßiges Krafttraining. In der Praxis sehe ich eine deutliche Korrelation zwischen Menschen, die viel Krafttraining betreiben und gleichzeitig erhöhte Leberwerte ohne Symptome oder andere Auffälligkeiten haben. Bei der Ultraschalluntersuchung lassen sich ebenfalls keine Auffälligkeiten bei diesen Menschen feststellen. Das kann aber natürlich an vielen Ursachen liegen, daher spreche ich in diesem speziellen Fall auch nicht von einem Kausalzusammenhang, sondern von zwei parallel auftretenden Ereignissen. Denkbar wäre zum Beispiel auch, dass bei erhöhtem Maße an Sport mehr Kalorien zu sich genommen werden und damit auch wiederum mehr Schadstoffe in den Körper kommen. Damit wäre die Entgiftungsfunktion der Leber sehr wahrscheinlich hochgefahren und es könnte daher zu einer Erhöhung der Werte kommen. Wichtig ist immer der Kontext.

Blutwert	Gemessener Wert	Referenzbereich	Gemessener Wert im Referenzbereich
GOT (ASA, AST)	29 U/l	13–40	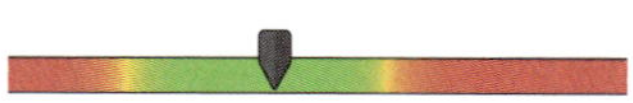
GPT (ALAT, ALT)	25 U/l	9–40	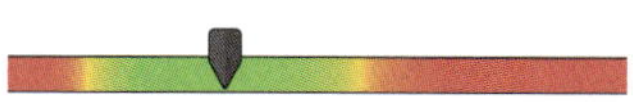

Es ist wichtig zu beachten, dass erhöhte Leberwerte allein nicht unbedingt auf eine bestimmte Erkrankung hinweisen. Eine Diagnose kann nur durch weitere Tests und Untersuchungen gestellt werden, zum Beispiel Ultraschalluntersuchungen oder andere bildgebende Verfahren. Auch hier gilt der Leitsatz: Blutwerte sind immer individuell zu betrachten und auch nicht direkt überzubewerten, wenn es zu einer kleinen Abweichung kommt. In solchen Fällen wäre eine Nachkontrolle etwa vier bis sechs Wochen später sinnvoll.

Bauchspeicheldrüsenwerte

Das nächste Organ ist die Bauchspeicheldrüse beziehungsweise das Pankreas. Die Funktionen sind deutlich überschaubarer als die der Leber, aber nicht weniger wichtig:

- Blutzuckerregulation über die Produktion von Hormonen, wie zum Beispiel Insulin, Glukagon und Somatostatin (endokrine Funktion),
- Sekretion von Verdauungsenzymen.

Sie ist damit ein wichtiger Teil unseres Verdauungssystems, produziert aber eben auch lebenswichtige Hormone. Eines davon ist das Insulin: Es ist das einzige Hormon im menschlichen Körper, das den Blutzucker reduziert, indem es den frei zirkulierenden Zucker aus dem Blut in die Zellen schleust. Ist die Produktion des Insulins durch verschiedene Ursachen heruntergefahren, so ist die langfristige Folge ein erhöhter Blutzucker, der dann irgendwann sehr wahrscheinlich in Diabetes mellitus mündet. Eine gute Funktion der Bauchspeicheldrüse ist also unerlässlich, da der Körper sonst nur zwei Optionen hat, den Zucker zu verwerten: Entweder man verbrennt ihn durch viel Bewegung oder aber man nimmt ihn in nur reduziertem Maße auf. Diese zwei Dinge stellen in der Allgemeinbevölkerung führende, aber tatsächlich einfach behebbare Probleme im Kampf gegen Lifestyle-Erkrankungen dar. So viel möchte ich erst mal zur endokrinen, also hormonproduzierenden, Funktion der Bauchspeicheldrüse schreiben.

Die exokrine Funktion hingegen ist relevant, um eine regelgerechte Verdauung aufrechtzuerhalten. Die dort ausgeschütteten Enzyme sind nämlich wichtig für die Verdauung von Kohlenhydraten, Eiweißen und auch Fetten. Werden diese Enzyme nicht richtig produziert und ausgeschüttet, so besteht also die Möglichkeit, dass diese Makronährstoffe nicht in ihre Einzelteile zerlegt werden und damit auch nicht vom Körper aufgenommen werden können. Das klingt jetzt zunächst vielleicht erst einmal gut, da man denken würde, dass man dann mehr essen kann, ohne dass die Kalorien aufgenommen werden. Es ist aber vielmehr so, dass diese unverdauten Lebensmittelrückstände Probleme in unserem Darm und im Mikrobiom anrichten können. Als Darmmikrobiom wird die Gesamtheit der Bakterien, Pilze und anderer Organismen in unserem Darm bezeichnet. Wir wissen heute schon viel über die Wichtigkeit unseres Mikrobioms und können mit Sicherheit sagen, dass eine Beeinflussung des Mikrobioms nicht immer von Vorteil sein kann. Dem muss ich hinzufügen, dass wir allerdings heute noch nicht richtig wissen, wie ein gesundes Mikrobiom eigentlich im Detail aussieht. Was wir allerdings wissen, ist, dass viele verschiedene neurologische Erkrankungen und auch viele Lifestyle-Probleme, wie schlechter Schlaf und auch Brainfog (leichte Benommenheit, Konzentrationsstörungen), mit unserem Mikrobiom zusammenhängen können. Es sitzt nämlich unter anderem ein Großteil unseres Immunsystems im Darm. Ebenfalls wird ein Großteil des Neurotransmitters Serotonin im Darm produziert – Serotonin ist unter anderem eines der Zwischenprodukte auf dem Weg zur Melatoninproduktion –, dazu dann aber mehr im Kapitel über Schlaf (ab Seite 182).

Kommen wir nun aber einmal im Detail zu den beiden wichtigsten Blutwerten Amylase und Lipase. Diese beiden Enzyme können Auskunft darüber geben, wie gut die Bauchspeicheldrüse funktioniert. Auch zur Beurteilung der exokrinen Funktion der Leber sind sie wichtig. Die meisten Ärzte messen sogar nur die Lipase, da eine Erhöhung dieses Blutwertes bei Problemen länger anhält als bei Amylase. Eine Erhöhung dieser Werte kann durch viele Faktoren ursächlich bedingt sein, hier einige davon:

- Pankreatitis, zum Beispiel durch Alkoholkonsum oder Gallenleitersteine,
- Gallenblasenerkrankungen,
- Leberfunktionsstörungen,
- Medikamente.

Blutwert	Gemessener Wert	Referenzbereich	Gemessener Wert im Referenzbereich
Amylase	71 U/l	30–118	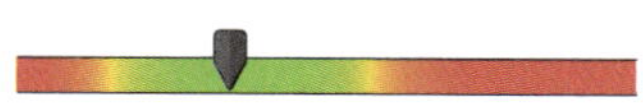
Lipase	22,0 U/l	24,0–74,0	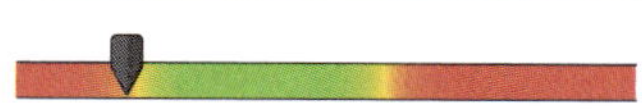

Bauchspeicheldrüse und Blutzuckerstoffwechsel

Um aber auch die endokrine Funktion besser abschätzen zu können, ist es sinnvoll, sich gezielt auch noch einmal einige Werte für den Blutzuckerstoffwechsel anzuschauen. Hierbei spielt gerade bei der direkten Glukose-Bestimmung im Blut natürlich der Zeitpunkt wieder einmal eine entscheidende Rolle. Das Ganze sollte nüchtern ablaufen, denn nach dem Essen ist der Blutzucker durch die Aufnahme aus der Nahrung physiologisch erhöht. Auch das kann man sich gezielt zunutze machen und schauen, wie sich der Zucker in verschiedenen Zeitfenstern nach der Nahrungsaufnahme verhält – das nennt sich dann oraler Glukosetoleranztest oder auch kurz OGTT. Der Blutzuckerwert im nüchternen Zustand sollte im Normalfall aber unter 100 Milligramm pro Deziliter (mg/dl) liegen. Liegt er darüber, gibt es eine spezielle Einteilung, an der Ärzte ablesen können, ob ein Patient einen Prädiabetes mellitus oder bereits einen Diabetes mellitus hat. Relevant ist aber eben nicht nur der Blutzucker an einem bestimmten Morgen, sondern hilfreich wäre ein Wert, der uns zeigt, wie die letzten Monate verlaufen sind. Hier kommt ein weiterer, im Alltag noch häufiger genutzter Wert zum Einsatz, der HbA1c.

Was genau ist denn aber der Vorteil dieses Werts im Vergleich zum normalen Blutzucker beziehungsweise Nüchternwert für Glukose? Der HbA1c-Wert wird umgangssprachlich auch der Langzeitblutzucker genannt, denn er gibt Aufschluss über die Blutzuckerkonzentrationen der vorangegangenen etwa zwei bis drei Monate. Damit hat man einen deutlich valideren Wert, der vor allem anzeigt, wie die Person die letzten Monate gelebt hat beziehungsweise wie sie mit Faktoren umgegangen ist, die den Blutzucker beeinflussen. Aber was genau ist der HbA1c-Wert denn? Es handelt sich hierbei um glykosyliertes Hämoglobin, welches du schon aus dem kleinen Blutbild kennst. Vereinfacht kann man es sich so vorstellen: Je mehr Zucker im Blut ist, desto höher ist der Blutzucker und desto mehr Zucker wird chemisch an Hämoglobin gebunden (glykosyliert) – also fällt auch der HbA1c-Wert höher aus. Genau wie auch der Blutzuckerspiegel ist der HbA1c-Wert Hauptbestandteil der Diagnose des Diabetes mellitus und ist meiner Ansicht nach auch ein guter indirekter Indikator dafür, ob chronische Entzündungen vorliegen.

Nierenwerte

Die paarig angelegten Nieren sind ein wichtiger Teil des menschlichen Körpers und spielen eine entscheidende Rolle bei der Regulation des Flüssigkeits- und Elektrolythaushalts. Zusätzlich filtern sie das Blut und sind als Filtersystem an der Entfernung von Abfallstoffen, Salzen und

Flüssigkeit beteiligt. Des Weiteren produzieren sie Hormone, die wichtig für den Blutdruck und die Regulierung des Knochenstoffwechsels sind. Außerdem sind sie an der Regulierung des Erythropoetin-Spiegels beteiligt, was wichtig für die Produktion von roten Blutkörperchen ist (das kennst du vielleicht aus dem Radsport, wo es häufig als Dopingmittel genutzt wurde). Eine ausreichende Nierenfunktion ist damit also entscheidend für den gesamten Körper. Ihre Funktion sollte daher vor allem im Alter regelmäßig geprüft werden.

Der absolute Standardblutwert, den die meisten Ärzte nutzen, um eine Aussage über die Funktion der Niere zu treffen, ist der Kreatinin-Wert. Zu diesem Wert gibt es allerdings einige wichtige Dinge zu beachten, zum Beispiel ist dieser Standardwert nicht für alle Bevölkerungsgruppen geeignet. Bei Menschen mit erhöhter Muskelmasse, zum Beispiel bei Sportlern, fällt dieser Wert grundlegend erhöht aus. Haben alle diese Menschen eine eingeschränkte Nierenfunktion? Nein, natürlich nicht! Um dies zu verstehen, muss man verstehen, was genau dieser Wert aussagt.

Kreatinin: Kreatinin ist ein Stoffwechselabbauprodukt, welches bei der Verwertung von Kreatin in den Muskeln entsteht. Es wird ständig in unser Blut ausgeschieden und dann als Abfallprodukt von den Nieren filtriert und mit dem Urin ausgeschieden. Ein erhöhter Kreatinin-Blutwert sagt also zunächst erst einmal nur aus, dass dieser Stoff im Blut vermehrt vorkommt. Normalerweise wird es aber von den Nieren gänzlich ausgeschieden. Kommt es also vermehrt im Blut vor, so geht man von einer nicht voll funktionsfähigen Niere aus. Ein Anstieg des Kreatinin-Blutwerts kann aber eben auch dann entstehen, wenn in der Muskulatur mehr Kreatin als Energieäquivalent genutzt wird und damit einfach mehr Kreatinin als Abfall anfällt. Dieser Abfall wird dann nur so schnell ausgeschieden wie sonst auch. Da aber die Ausgangsmenge erhöht ist, sieht es aus, als würde die Niere nicht richtig funktionieren. Also ist dieser Wert bei Menschen mit erhöhter Muskelmasse fast immer erhöht und das ist auch in Ordnung so! Hier beispielsweise mal mein Wert.

Blutwert	Gemessener Wert	Referenzbereich	Gemessener Wert im Referenzbereich
Kreatinin im Serum (enzymatisch)	1,19 mg/dl	0,57–1,11	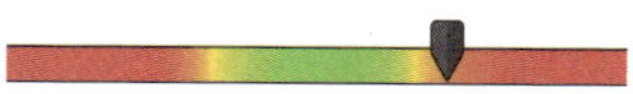

Supplementierung mit Kreatin

Wie ist es, wenn man Kreatin als Nahrungsergänzungsmittel zu sich nimmt, wie es viele Kraftsportler tun? Logisch betrachtet verhält es sich damit genauso wie im Beispiel mit dem Sportler. Eine erhöhte Grundmenge an Kreatin durch die Einnahme führt zu mehr Abbauprodukt Kreatinin und damit auch zu einer Erhöhung des Blutwertes. Ganz wichtig ist: Das bedeutet aber eben nicht, dass die Niere nicht richtig funktioniert oder in Gefahr ist! Kreatinin wurde damals einfach nur als Indikator herangezogen und dies wurde dann auch beibehalten. Kreatin ist, am Rande gesagt, eines der am besten untersuchten Nahrungsergänzungsmittel und wurde bei Gesunden für absolut sicher befunden! Es ist nicht nur für Kraftsportler geeignet, sondern zeigt auch in diversen Untersuchungen weitere Vorteile, zum Beispiel für den weiblichen Zyklus, besseres Abschneiden in Prüfungen bei Studenten, mehr Energie und viele weitere Vorteile. Und wie gesagt: Es macht die Niere nicht kaputt! Bei diagnostizierter Funktionseinschränkung der Niere ist aber natürlich Vorsicht geboten.

Des Weiteren können auch verschiedene Medikamente und natürlich diverse Nierenerkrankungen und Funktionseinschränkungen, wie die Niereninsuffizienz, den Kreatininwert erhöhen. Ein weiterer oft am Kreatinin als Blutwert bemängelter Punkt ist der Zeitpunkt, an dem der Wert ansteigt. Es gibt keine genau beschriebene Prozentzahl, aber die Niere muss schon einen großen Teil ihrer Funktion einbüßen, damit der Wert wirklich ansteigt. Man nennt diesen Bereich, in dem die Niere bereits an Funktion verliert, der Wert aber noch nicht ansteigt, auch zutreffend den »kreatininblinden Bereich«. Er ist also nicht wirklich direkt für die Früherkennung von Nierenproblemen geeignet.

Befindet man sich jetzt nun genau in dieser Gruppe, macht viel Sport, hat viel Muskelmasse und nimmt auch noch Kreatin und der Kreatinin-Wert ist erhöht, was ist dann? Auch wenn wir jetzt wissen, dass der Wert in diesem Fall physiologisch erhöht sein kann, bedeutet dies im Umkehrschluss nicht, dass die Niere kein Problem haben muss. Ein hoher Kreatininwert in dieser Situation sollte also mindestens einmal abgeklärt werden, und dazu dienen zwei weitere Blutwerte.

GFR und Cystatin C: Der erste ist die GFR, die glomeruläre Filtrationsrate. Dabei handelt es sich um die Messung der Menge an Blut, das von den Nieren pro Zeiteinheit gefiltert wird. Meistens wird der Wert in Milliliter pro Minute angegeben. Die GFR gibt dabei ebenfalls eine Auskunft über die Funktionsfähigkeit der Nieren, da sie angibt, wie effektiv die Nieren das Blut filtern und wie viel tatsächlich durch den Filter gefördert wird. Eine niedrige GFR weist also logischerweise je nach Wert auf eine leicht oder stark eingeschränkte Nierenfunktion hin. Genau diese Einschränkung kann dann wiederum eben auch dazu führen, dass das Kreatinin erhöht ist.

Der zweite und meiner Ansicht nach einer der besten Werte für die Nierenfunktion ist der Cystatin-C-Wert. Er wird oft als Alternative oder Ergänzung zu Kreatinin und GFR verwendet. Hierbei handelt es sich um ein Eiweiß, das in den meisten kernhaltigen Körperzellen produziert und durch glomeruläre Filtration aus dem Körper eliminiert wird. Die Serumkonzentration von Cystatin C ist primär von der Filtration durch die Niere abhängig und damit ein durch andere Faktoren wenig beeinflussbarer Blutwert. Es handelt sich also durchweg um einen guten Marker für die Filtrationsfähigkeit der Niere. Im Vergleich zu Kreatinin steigt es auch bereits bei moderater Einschränkung der glomerulären Filtration bereits an und deckt damit ebenfalls den »kreatininblinden Bereich« gut ab. Ebenfalls ist es nicht durch die Kreatin-Einnahme oder durch die Muskelmasse beeinflussbar. Eine erhöhte Konzentration von Cystatin C im Blut kann somit auch bei sportlichen Menschen aussagekräftig auf eine eingeschränkte Nierenfunktion hinweisen.

Die Niere ist eines der komplexesten und wichtigsten Systeme im menschlichen Körper, daher ist es wichtig, hier wirklich genauer hinzuschauen und nicht jede Blutwerterhöhung einfach hinzunehmen. Auch wenn wir uns hier nicht genauer darauf beziehen, spielen bei der Diagnostik von Krankheiten dieses Organsystems aber auch noch weitere Untersuchungsmethoden eine entscheidende Rolle, wie zum Beispiel die Urindiagnostik. Einfach gesagt kann man hiermit dann genauer differenzieren, welches der verschiedenen Systeme in der Niere nicht effizient funktioniert. Auch bei der Diagnostik von Infektionen der harnableitenden Systeme spielt die Urindiagnostik eine entscheidende Rolle.

Mikronährstoffe

Neben unseren Organsystemen spielen gerade Stoffklassen wie Nährstoffe eine entscheidende Rolle, denn sie steuern unseren Stoffwechsel und ermöglichen die regelgerechte Funktion unserer Organsysteme überhaupt erst. Neben der notwendigen Energie in Form von Makronährstoffen sind die Mikronährstoffe und Mineralstoffe also ein essenzieller Baustein unseres Systems. Zu oft werden sie heutzutage leider als »Hokuspokus« abgetan und manche Ärzte leugnen die Wichtigkeit dieser Stoffklasse. Wir wissen allerdings eigentlich schon immer aus der Biochemie, aber vor allem mittlerweile durch moderne wissenschaftliche Daten sehr viel über den Nutzen von Vitaminen und Mineralstoffen. Sie tragen in unterschiedlich hohen Mengen zu verschiedenen Funktionen bei, zum Beispiel dem Aufbau von Knochen und Zähnen, der Regulierung des Wasser- und Elektrolythaushalts und der Funktion von Enzymen.

Bei dieser Gruppe gibt es in der Laboranalytik einen essenziell wichtigen Punkt zu beachten, nämlich die Differenzierung, in welchem Medium diese Werte gemessen werden! Ich möchte hier nicht zu sehr ins Detail gehen, da es für dich wahrscheinlich nicht allzu relevant ist, welche verschiedenen Blutröhrchen es im Detail gibt. Das Labor gibt dem Therapeuten sowieso vor, welches Röhrchen verwendet werden muss, denn nicht in jedem Blutröhrchen kann auch jeder Parameter bestimmt werden. Jedes Röhrchen weist bestimmte Eigenschaften auf beziehungsweise enthält bestimmte Substanzen wie beispielsweise Heparin, sodass zum Beispiel die Blutgerinnung gehemmt wird und dadurch bestimmte Werte überhaupt erst bestimmt werden können. Bei der Bestimmung der Mineralstoffe ist es essenziell, den richtigen Parameter auszuwählen. Man hat die Wahl zwischen Serum- und Vollblutparametern. Es werden bei beiden Parametern auch unterschiedliche Röhrchen, nämlich das Serumröhrchen oder aber das EDTA- und Lithium-Heparin-Röhrchen, verwendet. Der Unterschied zwischen einer Vollblut- und einer Serumanalyse liegt dann aber eben auch in der Art des zu analysierenden Probenmaterials.

MIKRONÄHRSTOFFE UND MINERALSTOFFE SIND ESSENZIELL FÜR UNSERE GESUNDHEIT.

Die Vollblutanalyse verwendet das gesamte Blut, einschließlich Blutplättchen, roter Blutkörperchen und Blutplasma. Die Serumanalyse hingegen berücksichtigt nur das Blutplasma, das nach der Entfernung der Blutkörperchen übrig bleibt. Mineralstoffe befinden sich aber nicht nur im Blutplasma, sondern zum Teil auch in einer großen Menge in den Blutzellen, die bei der Serumanalyse nicht mitberücksichtigt werden. In der Grafik kannst du noch einmal im Detail erkennen, dass dies vor allem für Kalium, Magnesium, Eisen, Zink und Selen zutrifft. Würde man beispielsweise Magnesium im Serum messen, wie es leider die allermeisten Therapeuten tun, so bestimmt man lediglich 30 Prozent des gesamten Magnesiums im Körper. Ein Magnesiummangel kann so nicht aussagekräftig bestimmt werden. Daher arbeite ich für ganzheitliche Gesundheitsanalysen beziehungsweise eigentlich immer nur mit den Vollblutparametern, wenn es um die oben genannten Mineralstoffe geht. Die Serummessung ist daher aber nun nicht per se schlecht – sie hat dafür Stärken in anderen Bereichen, wie zum Beispiel in der Notfallmedizin.

Beide Arten der Analysen können also verwendet werden, um Informationen über den Gesundheitszustand des Körpers zu liefern, aber die Wahl hängt von den spezifischen Bedürfnissen und Zielen der Untersuchung ab.

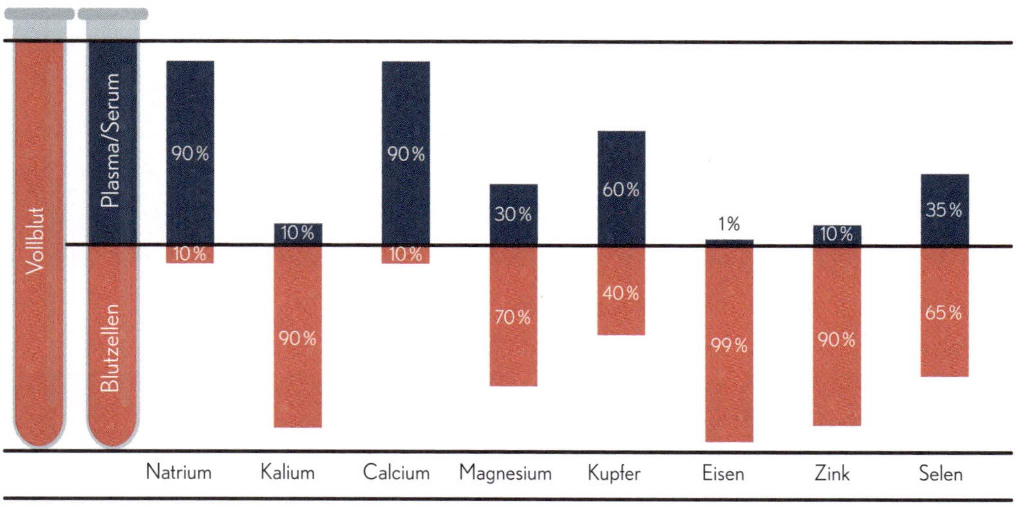

Mikronährstoffe im Vollblut (Angaben in Prozent)

Magnesium

Jetzt, wo du weißt, dass für dich die Vollblutparameter entscheidend sind, schauen wir uns einige davon einmal genauer an. Magnesium ist wahrscheinlich einer der Nährstoffe, der an den meisten Stoffwechselprozessen beteiligt ist:

- Stärkung des Knochenbaus
- Regulierung des Herz-Kreislauf-Systems, indem es sich positiv auf die Herzrhythmik und den Blutdruck auswirkt
- Unterstützung des Nervensystems: Magnesium ist wichtig für die normale Funktion des Nervensystems und kann bei der Vermeidung von Stress und Angstzuständen helfen.
- Regulierung des Energiestoffwechsels: Es trägt zur normalen Funktion der Muskeln und der Energieproduktion bei.
- Unterstützung des Verdauungssystems: Magnesium hilft bei der Regulierung der Verdauung und trägt zur Vorbeugung von Verstopfung bei.
- Unterstützung des Immunsystems: Magnesium ist wichtig für die Stärkung des Immunsystems.

Auch wenn ein Großteil der Menschen denkt, dass wir genügend Magnesium zu uns nehmen, ist dies leider bei sehr vielen nicht so und hier kann eine Blutuntersuchung individuelle Abhilfe schaffen. Es werden nicht nur selten optimale Magnesiumwerte gemessen, sondern es ist oft auch gar nicht so leicht, diese Werte trotz gezielter Supplementation auf ein gutes Niveau anzuheben. Dies gilt aber nicht nur für Menschen, die enorm viel Sport treiben, sondern vor allem auch für Menschen, die viel Alltagsstress haben, denn in diesem Fall ist nicht nur der Verbrauch, sondern anscheinend auch die Ausscheidung höher. Ein guter Magnesiumwert im Vollblut befindet sich sehr wahrscheinlich, wie du auch in der Laborliste erkennen kannst, irgendwo zwischen 35 und 39 Milligramm pro Liter (mg/l). Jeder Wert bleibt aber natürlich immer individuell im Gesamtkontext und anhand der Anamnese zu betrachten!

Blutwert	Gemessener Wert	Referenzbereich	Gemessener Wert im Referenzbereich
Magnesium im Vollblut	33,4 mg/l	31,2–39,1	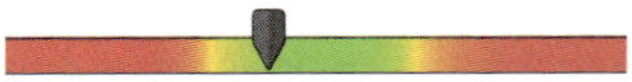

Zink

Nicht weniger wichtig ist der nächste Nährstoff, nämlich Zink. Es ist ebenso unerlässlich und spielt bei vielen Prozessen eine Rolle:

- Wachstums- und Entwicklungsprozessen von Zellen und Gewebe
- Funktion des Immunsystems: Zink ist wichtig für die Funktion des Immunsystems und kann somit bei der Vorbeugung und Bekämpfung von Krankheiten unterstützen.
- Hormonregulation: Zink ist an der Regulation von Hormonen wie Testosteron und Insulin beteiligt.
- Stoffwechsel: Zink trägt zur normalen Funktion des Stoffwechsels bei und hilft bei der Regulierung des Kohlenhydrat- und Fettstoffwechsels.

Auch hier sind die Optimalwerte individuell, aber wir versuchen Werte zwischen 6 und 7 Milligramm pro Liter (mg/l) anzustreben. Gerade bei den Mikronährstoffen, aber natürlich auch bei allen anderen Werten sollte eine Messung zu Beginn und nach Anpassung durch Supplementierung oder Ernährung erfolgen, damit gezielt geschaut werden kann, ob man auf dem richtigen Weg ist beziehungsweise ob die Substanzen überhaupt wie geplant vom Körper aufgenommen werden.

Blutwert	Gemessener Wert	Referenzbereich	Gemessener Wert im Referenzbereich
Selen im Vollblut	163 µg/l	101–168	
Zink im Vollblut	5,97 mg/l	5,36–7,29	

Kalium

Ein nicht allzu oft betrachteter Nährstoff, wenn es um das Thema Gesundheit geht, ist Kalium. Es spielt vor allen Dingen in der Notfallmedizin und Kardiologie eine entscheidende Rolle, da eine Entgleisung dieses Werts zu schweren Herzrhythmusstörungen führen kann. Kalium ist auch der Stoff, der in der Todesspritze unter anderem dazu beiträgt, dass das Herz stehen bleibt. Es gibt zu Kalium neben seinen vielfältigen Funktionen einen Fakt, den man bei der Blutabnahme beachten sollte. Dauert diese nämlich zu lange, so wird der Wert in der Blutprobe zu hoch erscheinen, obwohl er dies vielleicht gar nicht wirklich ist. Der Stauschlauch spielt hier die entscheidende Rolle: Ist dieser zu lange zu fest am Arm, wird der Wert im Blut (vor allem wenn er nur im Serum bestimmt wird) falsch hoch gemessen. Das liegt daran, dass durch den erhöhten Druck Blutzellen zerstört werden und Kalium freisetzen. Was kann man also dagegen tun? Im besten Fall braucht man nicht allzu lange für die Blutabnahme, aber es gibt noch eine bessere und viel einfachere Option, die ich in der Praxis leider auch viel zu selten sehe. Der Stauschlauch dient primär dazu, um die Vene beim Stechen besser zu treffen. Ist man mit der Nadel einmal in der Vene, sollte der Stauschlauch gelöst beziehungsweise abgelegt werden (auch hier gibt es natürlich Ausnahmen). Dadurch kommt es nur zu einem geringeren bis keinem Zellschaden und dadurch wird der Kaliumwert auch nicht mehr falsch hoch gemessen. Auch ein langer und turbulenter Transport kann unter Umständen den gleichen Effekt wie eine zu lange Stauung haben. Im Allgemeinen hat Kalium diese Funktionen:

- Regulierung des Wasserhaushalts
- Unterstützung eines gesunden Herz-Kreislauf-Systems
- Bedeutung für eine normale Muskelfunktion
- Nervenfunktion: Es trägt zur normalen Funktion des Nervensystems bei.
- Unterstützung einer normalen Funktion des Stoffwechsels und der Regulierung des Kohlenhydrat- und Eiweißstoffwechsels
- Unterstützung bei der Regulation des Blutdrucks

Es gibt natürlich noch weitere Beispiele für wichtige Mikronährstoffe, wie beispielsweise Selen und Eisen. Diese beiden Mineralstoffe besprechen wir in den Kapiteln »Schilddrüsengesundheit« beziehungsweise »mehr Energie«.

Jetzt haben wir schon eine unglaublich große Anzahl an Blutwerten besprochen, die du für dich und deine Klienten nutzen kannst. Vielleicht war auch dieses etwas allgemeinere Kapitel schon sehr fordernd oder vielleicht sogar überfordernd für dich, weil wir einfach so viele neue Dinge hier beschrieben haben, die du so noch nicht kanntest. Das ist gar nicht schlimm und es geht hier auch weniger darum, all das auswendig zu lernen, sondern vielmehr darum zu wissen, wo es steht, damit du immer wieder zu diesem Punkt zurückkommen kannst, wenn du diese spezifischen Inhalte benötigst und vor allem versuchst zu verstehen, worum es hier geht. Dinge, die man versteht, vergisst man weniger schnell, und wenn du sie sogar anwendest, wäre das noch besser!

Vitamin D

Vitamin D ist eines der Themen, über das wahrscheinlich im Vergleich zu anderen Vitaminen die meisten Informationen in den sozialen Netzwerken, Zeitungen und im TV zu finden sind. Und meistens sind es irgendwelche überspitzte Informationen, die nur von einer Seite beleuchtet werden und Angst machen sollen. Ich muss ehrlich gestehen, dass ich dieses Thema wirklich nicht mehr sehen kann, denn es gibt kaum ein Thema, über das so viel geredet wird, obwohl wir so viel darüber wissen. Die Presse ist voll mit Schlagzeilen wie »Vitamin D ist gefährlich« und es wird überall immer wieder ausdrücklich vor einer Überdosierung gewarnt. Die Warnungen vor einer Überdosierung überdecken in der Berichterstattung die vielen positiven Wirkungen, und dies, obwohl die Überdosierung deutlich seltener ist. Über den Nutzen eines guten Blutwertes braucht eigentlich schon lange nicht mehr diskutiert werden. Ich spreche hier nicht etwa nur von unseriösen Klatschblättern, sondern auch von unseren öffentlich-rechtlichen Sendern. Ich frage mich oft, wem damit geholfen wird.

Über die Wichtigkeit von Vitamin D_3 wird auch eigentlich nicht diskutiert, lediglich über die Aufnahme beziehungsweise Produktion. Vitamin D wird vor allem in der Haut durch Sonnenstrahlung produziert beziehungsweise umgewandelt. Auch Leber und Nieren sind an der Überführung in die aktive Form beteiligt. Ja, wir können genügend Vitamin D produzieren, aber wir müssen dafür lange mit nackter Haut in die Sonne. Es gibt Menschen, die dies schaffen, aber für den allergrößten Teil der Menschen in Deutschland gilt das nun mal nicht. Die Frage sollte also nicht sein, wie wir das schaffen können, sondern wie realistisch es ist, dass wir dies schaffen. Wir sehen das sogar schwarz auf weiß in Studien wie zum Beispiel in der *Nationalen Verzehrsstudie II.* »Bei Männern und Frauen liegt in allen Altersgruppen der Median der Vitamin-D-Zufuhr deutlich unter der empfohlenen Zufuhr«,[6] heißt es hier genau.

Die DGE empfiehlt eine Supplementation von 800 Internationalen Einheiten (IE). Mithilfe dieser Supplementation ist es nahezu unmöglich, einen guten Wert zu erreichen. Ich meine wirklich unmöglich! Die Europäische Behörde für Lebensmittelsicherheit (EFSA) gibt sogar 4000 Internationale Einheiten (IE) als unbedenklich an! Was davon ist jetzt richtig? Die Antwort wird dir nicht gefallen: Es ist individuell. Aber zur direkten Einordnung für dich: Ich habe noch nie 800 IE verschrieben und halte diese Dosierung für längst überholt. Ich arbeite immer mit Dosierungen von 2000 bis 10 000 IE und halte diese bei Mängeln auch für sicher. Der

Goldstandard sollte aber immer sein, erst zu messen, dann zu supplementieren und dann wieder zu messen. Es gibt nämlich durchaus Menschen, die deutlich höhere Dosen brauchen als andere.

Die Kontrolle sollte also meiner Ansicht nach ganz klar der Standard bei jedem Hausarzt sein. Leider ist ein Großteil der Ärzte aber immer noch der Auffassung, dass Vitamine wie Vitamin D_3 nicht essenziell wären, und weigern sich daher, dies zu messen. Vitamin D_3 kann man mittlerweile aber auch wunderbar in einer Trockenblutmessung zu Hause selber bestimmen und ins Labor schicken.

Wer aber gehört denn jetzt zur Risikogruppe? Das Robert Koch-Institut benennt mehrere Gruppen, die besonders auf ihren Vitamin-D-Wert achten sollten:

- Menschen, die sich selten im Freien aufhalten (zum Beispiel Pflegebedürftige oder chronisch Kranke)
- ältere Menschen und Säuglinge
- Menschen, die aus religiösen oder kulturellen Gründen nur mit bedeckter Haut ins Freie gehen
- People of Color beziehungsweise Menschen mit dunklerer Hautfarbe, da ihre Haut weniger durchlässig für UV-Strahlen ist[7]

Eigentlich gehört damit fast jeder, der einen normalen Alltag hat, also morgens aufsteht und dann in ein Büro fährt und erst abends zurück nach Hause kommt, zur Risikogruppe. Denn er oder sie wird deshalb ja nicht genügend Vitamin D_3 produzieren, egal, ob er oder sie immobil ist. Es gehört also meiner Ansicht nach zum absoluten Standard bei wirklich jedem, den Vitamin-D-Wert zu messen. Welche Werte soll man denn nun messen? Es gibt ja zwei verschiedene.

Der wichtigste erste Wert ist das noch inaktive 25-OH beziehungsweise das Calcidiol. Das ist tatsächlich auch der Standard in der Vitamin-D-Messung heutzutage. Gehst du also zu deinem Hausarzt und willst das Vitamin D messen lassen, wird eigentlich immer das Calcidiol gemessen. Hier musst du vorsichtig sein, denn es gibt wie so oft zwei verschiedene Einheiten, einmal eine Mol- und eine Grammeinheit. Du solltest dich optimalerweise hier zwischen 50 und

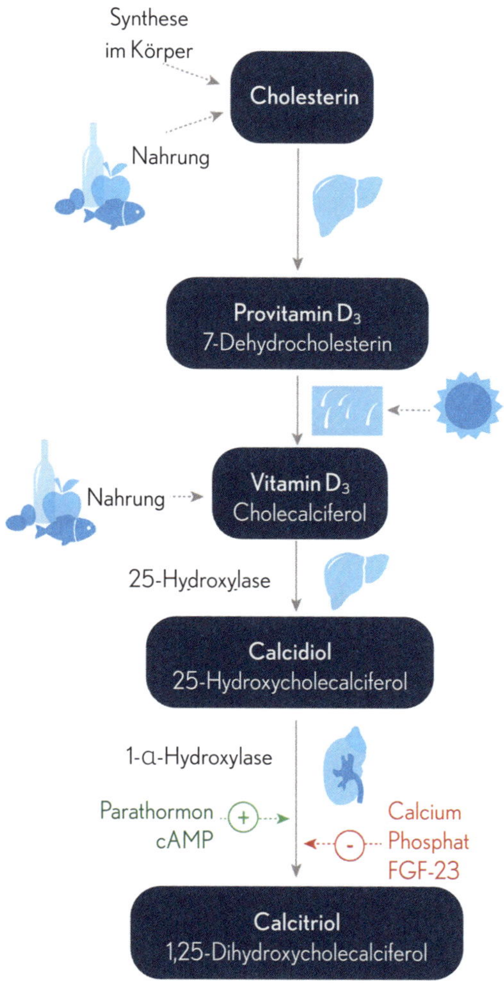

70 Nanogramm pro Milliliter (ng/ml) oder zwischen 100 und 150 Nanomol pro Liter (nmol/l) befinden. Wenn das nicht der Fall ist, hast du sehr wahrscheinlich einen Vitamin-D-Mangel. Ich sage ganz bewusst nur sehr wahrscheinlich, denn es gibt auch noch eine andere Option, die allerdings sehr spezifisch ist. Dazu gleich mehr.

Das ist jetzt absolutes Profiwissen! Der andere Wert ist das aktive Vitamin D, das 1,25-OH (1,25-Dihydroxy-Vitamin D_3) beziehungsweise das Calcitriol. Es ist das wirkungsvollere von beiden. Hier wollen wir uns optimalerweise wahrscheinlich zwischen circa 40 bis 60 Pikogramm pro Milliliter (pg/ml) befinden. Das Calcidiol wird also zunächst in das aktive Calcitriol umgewandelt und kann dann wirken. Haben wir nun wie hier in unserem Beispiel beide Werte vorliegen, so kann daraus die Vitamin-D-Ratio gemessen werden. Wichtig – zu diesem Thema gibt es noch sehr wenig Daten, aber ich will es dir dennoch nicht vorenthalten. Wir können daher also keine klaren Beweise anführen, wie hoch die Ratio genau sein sollte. Hierfür brauchen wir also deutlich mehr Daten! Wir wollen momentan eine Vitamin-D-Ratio von < 2 haben, besser sogar < 1. Es gibt das besondere Szenario, dass wir laut Calcidiol, also dem 25-OH, einen starken Mangel haben, aber der Calcitriol-Wert, also das 1,25-OH, deutlich erhöht ist. Dieses Szenario finden wir häufig bei Entzündungen. Gerade bei Patienten aus dem rheumatischen Formenkreis finden wir diese Konstellation häufiger. Es sieht also aus wie ein Vitamin-D-Mangel, ist aber eigentlich keiner. Füllen wir nun aber die Speicher auf, so kann es zu einer proinflammatorischen, also entzündungsfördernden, Situation kommen, die wir ja gerade vermeiden wollen. Hier würde man dann auch nicht mit Vitamin D_3 arbeiten, sondern erst einmal dafür sorgen, das hohe Calcitriol loszuwerden, indem wir es zum Beispiel binden. Die Vitamin-D-Ratio kann also gerade im entzündlichen Fall sinnvoll sein, gehört aber definitiv nicht zum Standard.

Blutwert	Gemessener Wert	Referenzbereich	Gemessener Wert im Referenzbereich
Vitamin D3, 1,25 (OH)2 (Calcitriol)	88,0 pg/ml	19,9–79,3	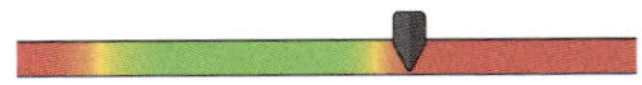
Vitamin D, 25 (OH) (Calcidiol)	102,9 nmol/l	75–150	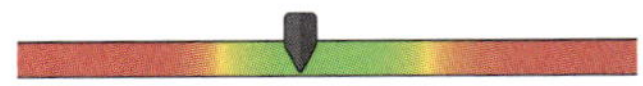
Vitamin D (umgerechnet in ng/ml)	41,2 ng/ml	30–60	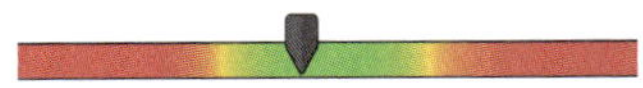
D-Ratio (1,25(OH)2-/25(OH)-Vitamin D)	2,1		

Therapiebeispiel

Zugegeben: Für dieses Kapitel fällt es mir schwer, einen Ausblick auf die Therapie zu geben, denn wir haben uns die absoluten Basics angeschaut. Zu einem allgemeinen Gesundheitszustand würde meiner Ansicht nach noch viel mehr gehören als das, was ich hier in diesem Kapitel beschrieben habe. Das große Ganze wird sich dir erst ganz am Ende dieses Buchs offenbaren, wenn du die einzelnen Puzzleteile zusammenfügen kannst. Ich will dir aber natürlich dennoch etwas als Aussicht mitgeben.

Wir haben in den ersten Kapiteln bereits über das A im GAP-System gesprochen. Zur kurzen Wiederholung: Es steht für Allseitigkeit und umfasst die Säulen Medizin, Ernährung, Bewegung, Regeneration und Mindset. Die medizinische Komponente decken wir hier schon sehr gut ab durch das Thema Blutwerte, jedoch gibt es eine weitere Facette der Medizin, nämlich Supplemente, auch Nahrungsergänzungsmittel genannt. Jetzt stellt sich natürlich die Frage, was wir machen, wenn beispielsweise in einem oben erklärten Blutbild nun der Mikronährstoff

Magnesium erniedrigt ist. Füllen wir diese Mängel direkt durch Einnahme von außen auf? Das wäre sicher eine Option, aber nicht die, die ich empfehlen würde, zumindest nicht nur. Warum ist das so? Es folgt eigentlich immer dem gleichen Schema!

Gewohnheiten → Ernährung → Supplemente

Als Erstes stehen immer die Gewohnheiten auf dem Speiseplan. Ich spreche hier von allen verschiedenen Komponenten, also regelmäßige Bewegung in Form von Ausdauer- und Krafttraining, regenerationsfördernde Maßnahmen wie zum Beispiel Stressmanagement, acht Stunden Schlaf pro Nacht, Sonnenlicht in den ersten Morgenstunden, generell frische Luft und auch kalte Duschen. Außerdem gehören dazu: Mindset-Optimierung durch beispielsweise Journaling, sich mit sich selbst zu beschäftigen und Dankbarkeit auszudrücken. All das ist meiner Ansicht nach die absolute Basis. Wichtig ist: Es geht nicht darum, all diese Dinge exzessiv von heute auf morgen in deinen Alltag einzubauen, sondern vielmehr darum, sie Schritt für Schritt hinzuzufügen und dann regelmäßig beizubehalten.

Die gesunde Ernährung ist ebenfalls vor den Supplementen dran. Zugegeben, es gibt hier sehr viele verschiedene Herangehensweisen, aber es gibt doch auch einen gemeinsamen Nenner, nämlich Ballaststoffe beziehungsweise Gemüse. Auch hier ist die Datenlage ziemlich eindeutig – Ballaststoffe beeinflussen das Darmmikrobiom positiv und wirken sich ebenfalls positiv auf unsere Sterblichkeit aus. Natürlich gibt es auch hier wieder Ausnahmen. Es gilt, das zu hinterfragen, was man gerade macht, und sich die Frage zu stellen, ob man dem Körper damit etwas Gutes tut oder man ihm eher schadet. Kein Supplement der Welt wird schlechte Gewohnheiten und schlechte Ernährung ausgleichen! Das bedeutet aber nicht, dass es nicht dennoch helfen kann, aber es sollte immer ein Mittel zum Zweck sein und nicht als Ausrede dienen, damit man eine schlechte Gewohnheit nicht mehr verändern sollte. Supplemente sind also der letzte Schritt in dieser Hierarchie. Ich persönlich setze sie aber dennoch auch direkt zu Beginn ein, arbeite aber auch gleichzeitig direkt an Gewohnheiten und der Ernährung.

Magnesium ist hier noch mal ein spezieller Fall, denn ein Großteil der Menschen – Schätzungen zufolge zwischen 70 und 80 Prozent der Menschen in Deutschland und auch in Amerika – befinden sich in einem Magnesiummangel! Daher kann es gerade bei Magnesium Sinn ergeben, zwar auf die Ernährung zu achten, aber vor allem auf die jeweiligen Blutwerte adaptiert zu supplementieren. Magnesium ist hier aber nicht gleich Magnesium, es gibt zum Beispiel Magnesiumcitrat, -taurat, -carbonat, -threonat, -bisglycinat, -malat. Auch hier hat jedes Magnesium ein spezifisches Einsatzgebiet. Magnesiumthreonat und -bisglycinat wirken sich beispielsweise laut Datenlage am besten auf den Schlaf aus. (Wenn ich aber wirklich nur eine Sache optimieren dürfte, würde ich mich eigentlich fast immer als Erstes um den Schlaf kümmern.)

Eine Basisversorgung mit Nährstoffen kann aber dennoch oft sehr viel Sinn ergeben. Meiner Ansicht nach gibt es neben einem eventuellen Multinährstoffpräparat zwei bis drei grundlegende Mikronährstoffe, die für wirklich fast jeden sinnvoll sind: Omega-3-Fettsäuren, Vitamin D_3 und Magnesium. Wir kommen in anderen Kapiteln noch einmal explizit darauf zurück. In der Basis geht es für dich also darum, das zu tun, was in deiner Macht steht – also deinen Lifestyle zu optimieren, zumindest wenn Gesundheit dein Ziel ist. Und alles Weitere kommt danach und bedarf eines spezifischen Ziels!

Entschlüssle den Blutwerte-Code: allgemeine Gesundheit

Blutwerte

- Großes Blutbild
- CK
- Amylase, Lipase
- GOT, GPT
- Selen, Zink, Magnesium
- LDH
- wCRP

Supplemente

- Omega-3
- Vitamin D_3
- Magnesium

Lifestyle

- ausgewogene Ernährung (Gemüse!)
- Bewegung (Kraft- und Ausdauertraining)
- Stressmanagement (Journaling)
- Schlaf
- Sonnenlicht am Morgen
- kalt duschen

DEIN ZIEL:
MEHR ENERGIE

Überblick

Mehr Energie ist tatsächlich ein Ziel, das heutzutage sehr viele Menschen betrifft. Ich sage oft im Scherz, dass bei uns in der Praxis elf von zehn Patienten Energiemangel haben. Wenn du jetzt denkst, dass ein Großteil der Menschen bei uns in der Praxis krank ist, dann trifft es das nicht so ganz. Denn wir haben viele Sportler und Menschen, die präventiv an sich arbeiten wollen. Aber natürlich befinden auch wir uns in einer Gesundheitsblase und sprechen nur einen bestimmten Typ Mensch an. Was ich allerdings kritisch sehe an diesem Ziel, ist dieser Punkt: Wer will denn nicht mehr Energie haben und wann ist es genug beziehungsweise wann geht denn einfach nicht *mehr*? Es ist also nicht etwas, wonach man als Therapeut direkt fragen sollte, denn auf die Frage »Hast du einen Energiemangel?« würde wahrscheinlich auch fast jeder mit »Ja« antworten. Tatsächlich berichten aber wirklich die meisten Patienten von sich aus, dass sie mit Energiemangel über den Tag hinweg oder aber auch am Morgen zu kämpfen haben. Das muss zunächst erst einmal gar nicht auf eine Krankheit hindeuten. Sind wir ehrlich: Die meisten Menschen leben einfach so in den Tag hinein, ohne sich Gedanken darüber zu machen, dass es vielleicht keinen Sinn ergibt, sich nicht zu bewegen oder aber den ersten Kaffee schon getrunken zu haben, bevor man überhaupt richtig wach ist. Die meisten Menschen wissen vielleicht sogar gar nicht mehr, wie es ist, energiegeladen durch den Tag zu gehen, und gewöhnen sich immer mehr an diesen Zustand. Irgendwann nimmt man dann seinen 50-prozentigen Energielevel als normal an; dann heißt es oft: »Ich werde älter« oder: »Mit 40 Rückenschmerzen zu haben, ist vollkommen normal.« Ich kann dir sagen: Es ist weder normal, mit 40 Jahren Rückenschmerzen zu haben, noch morgens nicht aus dem Bett zu kommen, weil man älter wird.

Was bedeutet überhaupt »normal«? Ich denke, was die meisten Menschen damit meinen, ist eher so etwas wie der »Standard« oder auch der »Durchschnitt«. Aber – hypothetisch angenommen: Nur weil vielleicht der Durchschnitt der Menschen Rückenschmerzen hat, ist es noch lange nicht normal. Mit dem Energiemangel ist das genau das Gleiche.

MIT »NORMAL«, »STANDARD« ODER »DURCHSCHNITT« MUSST DU DICH NICHT BEGNÜGEN.

Das Bittere an diesem Ziel oder auch dem Problem Energiemangel ist der Fakt, dass die meisten damit einfach nicht ernst genommen werden. Woran liegt das? Vielleicht liegt es daran, dass es zu unspezifisch ist oder aber auch keine wirkliche Erkrankung darstellt, gegen die es so direkt ein Medikament gibt. Es gibt natürlich Erkrankungen wie das *Chronic Fatigue Syndrome* (CFS), welches allerdings auch noch nicht allzu lange anerkannt ist. Auch hier sind die Ursachen allerdings vielschichtig und variabel und es bedarf einer wirklich ausgiebigen Betreuung. So tief ins Detail wollen wir hier aber gar nicht gehen, denn meiner Erfahrung nach können wir mit einem guten Grundwissen hier schon unglaublich viel Abhilfe schaffen!

Wie so oft gibt es aber auch eine Schattenseite, denn theoretisch hat dieses Ziel auch ein gewisses Potenzial, zu einem »Selbstoptimierungswahn« zu werden. Deshalb ist es durchaus relevant, welche Fragen man stellt, aber vor allem, dass man valide Werte hat, mit denen man solche Aussagen messbar machen kann. Hier kommen wieder Blutwerte ins Spiel.

Bevor wir ins Detail starten, sei noch gesagt, dass es für Energiemangel wahrscheinlich Hunderte von Ursachen gibt. Wir beziehen uns hier zunächst einmal auf die meiner Erfahrung nach häufigsten Ursachen.

Problem: »Warum bin ich so müde?«

Unsere Patientin in diesem Abschnitt heißt Mia. Mia ist 29 Jahre alt und kommt zu uns wegen anhaltender Schlappheit. Sie sagt, sie komme morgens gar nicht mehr richtig aus dem Bett, und auch ihr Mann sagt, sie habe sich verändert. Er kann das zwar nicht so richtig in Worte fassen, aber ihm fehlt ihre Abenteuerlust, die sie hatte, als sie sich kennengelernt haben. Das Ganze besteht bei ihr nun schon seit bestimmt zwei bis drei Jahren. Ein bei Frauen sehr wichtiges Thema in Bezug auf die Gesundheit auch im Kontext Energiemangel ist der Zyklus. Wir gehen auf dieses Thema noch gezielt in einem separaten Kapitel ein (ab Seite 160). Mia aber berichtet über einen regelmäßigen Zyklus mit einer für sie »normalen« Menge an Blutverlust.

Auf die Nachfrage hin, ob sie weitere Symptome zeigt, sagt sie, sie habe das Gefühl, dass ihr in letzter Zeit auch vermehrt Haare ausfallen. Zumindest meint sie, dass nach dem Kämmen mehr Haare als sonst in der Bürste zurückbleiben. Gewichtsabnahme und nächtliches Schwitzen verneint sie. Sie berichtet ebenfalls über Stimmungsschwankungen, vor allem sei sie sehr oft grundlos einfach schlecht drauf und streite sich daher oft mit ihrem Mann, was sie eigentlich gar nicht will. Mia ist wirklich verzweifelt, denn irgendwie hört ihr keiner richtig zu und sie hat mehrfach schon von unterschiedlichen Ärzten den »Psychosomatik-Stempel« aufgedrückt bekommen. Das bedeutet, dass keine organische Ursache gefunden werden konnte und deshalb von einer psychischen Ursache ausgegangen wird, die dann die somatischen Symptome hervorruft. Diese »Diagnose« wird meiner Ansicht nach aus zwei Gründen leider oft viel zu schnell gestellt: Entweder es werden einfach viel zu wenige Blutwerte gemessen, oder aber es wird sich lediglich nach den Referenzwerten gerichtet. Oft gibt es auch eine dritte Option, nämlich eine Kombination aus beidem; das ist auch bei Mia der Fall. Mia hat einige Blutwerte bereits messen lassen und legt uns eine Liste vor.

Diagnostik: Wie kommst du an dein Ziel?

Das Komplizierte bei Blutuntersuchungen ist das »Rückwärtsdenken«. Normalerweise lernt man einen Blutwert, was er aussagt und welche Symptome es verursachen kann, wenn der Wert erniedrigt oder erhöht ist. Das Komplizierte ist jetzt aber, dass es unglaublich viele Ursachen und damit auch Blutwerte für so unspezifische Symptome wie Energiemangel gibt. Die Patienten kommen also mit einem Symptom und man muss sozusagen zurückdenken und abwägen. Hier spielt die Verteilung von Häufigkeiten tatsächlich eine entscheidende Rolle: Häufiges ist häufig und Seltenes ist selten. Wir beginnen also bei einer Patientin in den 20ern, die ihre Periode hat, mit dem Thema Eisenmangel.

Anämie

Mia legt uns einen Teil ihres kleinen Blutbildes vor und sagt, dass sie damit beim Hausarzt war und er alles für gut befunden hat. Er hat sich auch noch den Eisenspeicher angeschaut und fand auch hier alles in Ordnung.

Blutwert	Gemessener Wert	Referenzbereich	Gemessener Wert im Referenzbereich
Hämoglobin	14,1 g/dl	11,5–16,0	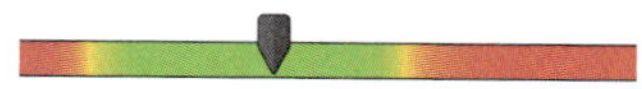
Hämatokrit	40,9 V %	34,7–46,0	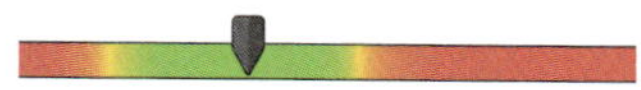
MCV	90 fl	83–101	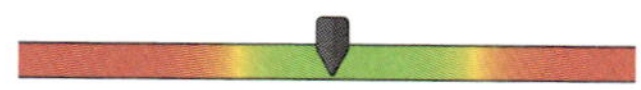
MCH	31,2 pg	26,7–32,8	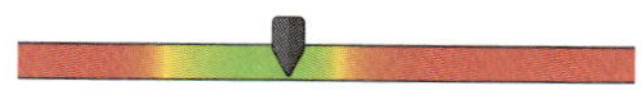
MCHC	34,5 g/dl Ery.	33,0–36,0	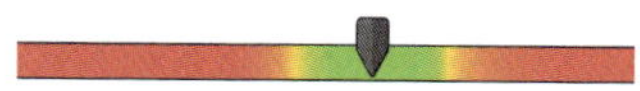
Ferritin	26,0 ng/ml	10,0–291,0	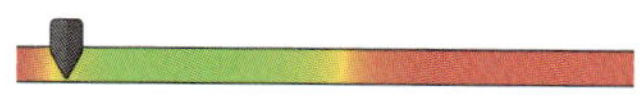

Beginnen wir von vorne: Was ist eine Anämie, also eine Blutarmut? Definitionsgemäß wird eine Anämie durch einen zu niedrigen Hämoglobingehalt oder einen zu geringen Hämatokritgehalt diagnostiziert. Ersteres ist hier der Standard. Hämoglobin transportiert den Sauerstoff in unserem Körper, daher sind die Symptome bei einem Mangel weitreichend. Von Energiemangel über Dyspnoe (subjektive Atemnot) haben wir ein breit gestreutes Feld an Symptomen. Es gibt zahlreiche Ursachen für eine Anämie, und zwar immunologische, organische bis hin zu einfachen Nährstoffmängeln. Wir benötigen diese Nährstoffe, um Blut beziehungsweise unsere roten Blutkörperchen und das in ihnen enthaltene Hämoglobin adäquat bilden zu können. Da wären vor allem Eisen, Folsäure (Vitamin B_9) und Vitamin B_{12}. Wir starten mit Eisen.

Eisenmangel

Wie im Kapitel zu allgemeiner Gesundheit bereits beschrieben, kann man anhand des kleinen Blutbildes eingeschränkte Aussagen über die Versorgung mit Eisen, Vitamin B_9 und Vitamin B_{12} treffen. Die häufigste Anämieform ist die Eisenmangelanämie. Im Blutbild würde sich dabei meistens eine mikrozytäre hypochrome Anämie zeigen (was das im Detail bedeutet, wird im Kapitel »Dein Ziel: Allgemeiner Gesundheitsüberblick – die Basis« beschrieben, ab Seite 66). Hingegen zeigt die Vitamin-B_9- und die Vitamin-B_{12}-Mangelanämie eher eine makrozytäre hyperchrome Anämie.

Schauen wir mit diesem Wissen nun noch einmal auf Mias Blutwerte, so sehen wir schnell, dass sowohl Hämoglobin, Hämatokrit als auch die Erythrozytenindizes alle im mittleren Referenzbereich sind. Eine Anämie liegt also nicht vor.

Wir geben aber noch nicht zu schnell auf, denn es gibt einen Unterschied zwischen einer Eisenmangelanämie und einem isolierten Eisenmangel. Es kann nämlich gerade so viel Eisen vorhanden sein, dass Hämoglobin noch ausreichend produziert wird, man aber dennoch die Symptome eines fulminanten Eisenmangels wie Energiemangel, Haarausfall, eingeschränkte Schilddrüsenfunktion oder sogar depressive Verstimmungen verspürt.

Schauen wir uns also einmal genauer den Eisenspeicher an, also das Ferritin. Der Referenzbereich von Ferritin hat ein großes Problem: Er ist so groß, dass quasi wirklich fast jeder mit seinen Werten in diesen Bereich fällt. Was bedeutet das jetzt genau? 10 bis 291 Nanogramm pro Milliliter (ng/ml) ist ein sehr großer Bereich und er sagt, wie wir aus den ersten Kapiteln wissen, nicht viel darüber aus, ob der Wert nun so gesund ist. Es handelt sich um statistische Werte. Wissenschaftliche Daten zeigen uns aber, dass bei Ferritinwerten unter 50 Nanogramm pro Milliliter (ng/ml) gehäuft Symptome eines Eisenmangels auftreten. Wir versuchen eher, einen Wert von 100 Nanogramm pro Milliliter (ng/ml) anzustreben.

Es gibt allerdings auch Situationen, in denen auch der Ferritinwert nicht aussagekräftig genug ist, und zwar schwere entzündliche Prozesse. In solchen Fällen werden nämlich die Akute-Phase-Proteine ausgeschüttet. Ferritin gehört ebenfalls zu dieser Gruppe und ist damit in Phasen erhöht, in denen im Körper Entzündungsprozesse ablaufen. Damit erscheint der Eisenspeicher gut, obwohl er es nicht ist; der Wert ist also falsch hoch. Auch dafür haben wir aber eine Lösung: Man sollte nämlich Ferritin am besten immer in Kombination mit dem CRP-Wert messen, welcher ebenfalls zu den Akute-Phase-Proteinen gehört. Ist das CRP nicht erhöht, so ist damit das Ferritin in den allermeisten Fällen aussagekräftig und spiegelt valide die Höhe des Eisenspeichers wider. Dies wird in der Grafik ersichtlich: Dieser Patient könnte trotz hohem Ferritin an einem Eisenmangel leiden.

Blutwert	Gemessener Wert	Referenzbereich	Gemessener Wert im Referenzbereich
wrCRP	25 mg/l	< 5,00	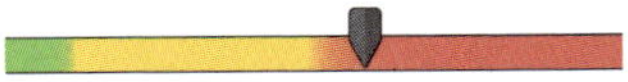
Ferritin	200 ng/ml	10,0–291,0	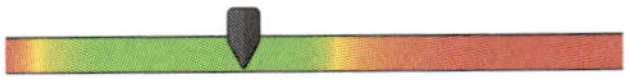

Es gibt aber auch noch zwei oder drei weitere Werte, mit denen man den Eisenstoffwechsel neben dem Ferritin messen kann. Hier sind exemplarisch noch einmal zwei, obwohl auch ich diese eher selten messe:

- Transferrin ist das Transportprotein von Eisen im Blut und ist bei einem Eisenmangel kompensatorisch erhöht.
- Die Transferrinsättigung zeigt an, welcher Anteil des Transferrins mit Eisen gesättigt ist, und ist logischerweise bei einem Eisenmangel erniedrigt (unter anderem auch deshalb, weil Transferrin erhöht ist).

Tatsächlich sind die Fälle wie oben beschrieben (Eisenmangel ohne Anämie) deutlich häufiger und vor allem in den meisten Fällen unentdeckt, da sich fast alle lediglich nach den Referenzbereichen richten.

Schauen wir uns das Thema Eisenmangel noch einmal genauer an. Wie kommt es dazu und warum hat gerade Mia einen starken Eisenmangel? Es gibt mehrere Ursachen dafür:

- Man nimmt mit der Ernährung zu wenig zu sich.
- Der Darm nimmt zu wenig auf (dazu im Therapiebeispiel mehr).
- Man verbraucht zu viel (beispielsweise Sportler mit erhöhtem Umsatz).
- Man verliert zu viel (zum Beispiel starke Periode oder kleine Magen-Darm-Blutung).

Wir können nur sehr selten eine hundertprozentige Aussage über die Ursachen treffen, es sei denn, es gibt einen akuten Auslöser, wie beispielsweise eine Operation oder Magen-Darm-Blutung und man hat dadurch einen akuten Blutverlust erlitten. In den meisten Fällen ist es eine Kombination aus mehreren Gründen. Fest steht: Der Hauptrisikofaktor ist »das Frausein«. Das klingt jetzt erst einmal merkwürdig, aber es liegt einfach daran, dass Frauen durch ihre Periode sehr viel Blut verlieren können. Betrachtet man die Altersverteilung der Durchschnittswerte des Ferritins, so fällt nämlich auch auf, dass nach der Menopause, also dem Zeitpunkt, ab dem Frauen keine monatliche Blutung mehr haben, der Ferritinspiegel ansteigt. Sie verlieren es nicht mehr, weil die Monatsblutung aussetzt.

Vitamin-B_{12}- und Vitamin-B_9-Mangel

Sehr ähnlich sieht es bei Vitamin B_{12} und Vitamin B_9 (Folsäure) aus. Wie bereits oben beschrieben, können die Symptome sehr ähnlich sein, nur eben die Laborkonstellation ist etwas anders.

Sowohl der Eisen- als auch der Vitamin-B_9- und -B_{12}-Mangel treten häufiger bei Vegetariern und Veganern auf – zumindest wahrscheinlich vorrangig bei denen, die sich mit Ernährung nicht sonderlich viel auseinandersetzen. Man kann sich nämlich zum Beispiel vegan auch sehr gesund ernähren, aber eben auch nur, wenn man sich auskennt und weiß, was man zu sich nehmen muss, um auf die nötigen Nährstoffe zu kommen. Aber auch als Veganer wäre es auf kurz oder lang durchaus sinnvoll, auf ein B_{12}-Präparat zurückzugreifen (dazu in meinem Podcast GAP System Genaueres).

Welche Werte sind relevant, um den Vitamin-B_9-Spiegel adäquat zu bestimmen? Bei Folsäure ist es tatsächlich sehr leicht, denn es wird einfach der Vitamin-B_9-Spiegel im Blut gemessen. Es gibt hier also keine Besonderheit, wie es sie beim Ferritinwert bei entzündlichen Prozessen oder Ähnlichem gibt.

Bei Vitamin B_{12}, dem Cobalamin, sieht das aber schon wieder etwas anders aus. Vitamin B_{12} kann ganz normal im Blut gemessen werden, es stellt aber eher eine Art inaktive Form dar. Die weitaus aktivere ist das Holotranscobalamin. Es gibt zwei Herangehensweisen:

- Variante 1 beinhaltet zunächst die Messung von Vitamin B_{12} im Blut. Sollte dieser Wert erniedrigt sein beziehungsweise unter 350 Pikogramm pro Milliliter (pg/ml) liegen, sollte man Holotranscobalamin als aktive Form nachbestimmen.
- Variante 2 – und diese Variante präferiere ich persönlich: Man misst direkt die aktive Form, also das Holotranscobalamin.

Generell gehen bei den Empfehlungen für die Vitamin-B_{12}-Werte die Meinungen stark auseinander. Die eine Fraktion richtet sich wiederum stark nach dem Referenzbereich und die andere Fraktion toleriert keine Vitamin-B_{12}-Werte unter 800 Pikogramm pro Milliliter (pg/ml). Richtig gute Studien, die eindeutig für die eine oder andere Meinung sprechen, gibt es hierfür tatsächlich noch nicht. Was wir allerdings seit den letzten Jahren sehen, sind deutlich häufiger erniedrigte Vitamin-B_{12}-Werte. Eventuell liegt das an dem Shift hin zu veganen und vegetarischen Ernährungsformen – das ist aber nur eine Vermutung. Wie eben gesagt, richte ich mich eher nach dem Holotranscobalamin-Wert und versuche hier Spiegel um die 100 bis 125 Pikomol pro Liter (pmol/l) zu erreichen.

Es gibt sogar bei starken Vitamin-B_{12}-Mängeln bestimmte Schemata, nach denen man mit der genauen Bestimmung verfahren soll. Hier spielen dann Blutwerte wie Homocystein oder auch Methyl-Malonsäure eine Rolle. Das sprengt an dieser Stelle aber den Rahmen.

Woher kommt denn ein Vitamin-B_{12}-Mangel? Auch hierfür gibt es wieder viele Gründe. Führend sind hier aber zwei: einmal die eben schon mehrfach aufgeführte Mangelernährung oder aber Magen-Darm-Problematiken. Vitamin B_{12} unterliegt tatsächlich einem sehr komplexen Resorptionsprozess. Für die Aufnahme wird ein weiterer Stoff, der *Intrinsic Factor* (IF), benötigt. Er wird von den sogenannten Parietalzellen im Magen produziert und ist für die Resorption von Vitamin B_{12} verantwortlich. Es kann also durchaus sein, dass man das Vitamin zwar in ausreichender Menge zuführt, es aber bei einem IF-Mangel einfach nicht resorbiert wird. Die häufigste Ursache für einen IF-Mangel ist eine Gastritis vom Typ A, das heißt eine Autoimmunerkrankung gegen die Parietalzellen. Das Ganze in Summe nennt sich dann die perniziöse Anämie.

Blutwert	Gemessener Wert	Referenzbereich	Gemessener Wert im Referenzbereich
Holotranscobalamin (Holo TC)	89 pmol/l	› 50	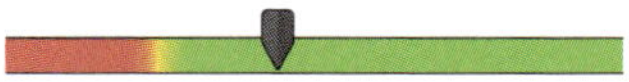
Vitamin B_9 (Folsäure)	6,3 ng/ml	› 5,38	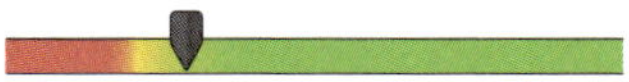

Cortisol

Eisen-, Vitamin-B_9- und Vitamin-B_{12}-Mängel sind aber nicht die einzige Ursache für einen Energiemangel. Die Ursachen sind so vielfältig, dass mehrere Bücher nur über diesen Komplex geschrieben werden könnten. Ich möchte dir aber noch einen Einblick in ein weiteres Themenfeld geben. Das Hormon Cortisol kann hier ebenfalls eine Rolle spielen. Allerdings muss man sagen:

Wir begeben uns hier auf ein Gebiet, zu dem wir noch nicht allzu viele Studien haben beziehungsweise viele Dinge aus der praktischen Arbeit mit Patienten wissen, aber eben noch nicht allzu viele Belege haben. Der Begriff »Stresshormon« ist meiner Ansicht nach sehr irreführend, da die meisten Menschen damit dann etwas Negatives verbinden. Tatsächlich könnten wir ohne Cortisol aber gar nicht leben. Wie alles andere im Leben auch sollte es einfach nur in einer gewissen Balance bleiben.

Warum ist denn der Name Stresshormon entstanden? Cortisol gehört zu den Glukokortikoiden und hat als eine der Hauptfunktionen, Energie bereitzustellen. Das tut es, indem es Glukose zur Verfügung stellt. Auf der einen Seite mobilisiert es den Glykogenspeicher, wodurch Glukose gebildet wird, und auf der anderen Seite lässt es mehr Nährstoffe und eben unter anderem auch Glukose in unser System. Das macht es, indem es den Darm durchlässiger macht und damit einfach eine erhöhte Aufnahme für kurze Zeit schafft. Das ist sehr gut und auch sehr wichtig, denn so können wir als Menschen überhaupt mit stressigen Situationen umgehen, ohne etwas Nahrung zu uns nehmen zu müssen, um neue Energie zu bekommen. Es hat auch noch weitaus mehr Funktionen, auf die ich hier aber nicht genauer eingehen möchte.

Bei jeglicher Art von Stress wird Cortisol also in der Nebennierenrinde ausgeschüttet, um uns binnen Sekunden Energie zur Verfügung zu stellen. Steigt das Cortisol aber irgendwann zu hoch – und damit meine ich Blutwerte von über 22 Mikrogramm pro Deziliter (µg/dl) –, wird es problematisch. Kurzzeitige Anstiege sind kein Problem, nur eben langfristig erhöhte Werte. Ganz besonders wichtig ist hier auch, noch einmal auf den Tageszeitpunkt zu achten – Cortisolspiegel sollten wirklich nur morgens gemessen werden.

Wenn man jetzt einmal über das Zeitfenster der Blutabnahme nachdenkt, könnte einem folgende Frage in den Sinn kommen: Wenn ich aber doch nur morgens messe, wie sind denn meine Werte über den Tag verteilt, denn ich will ja tagsüber Energie haben? Das ist eine sehr gute und berechtigte Frage. Man könnte jetzt vier- bis sechsmal am Tag Blut abnehmen, was aber natürlich in der Praxis kaum umsetzbar ist. Hier könnte dann die Speichelmessung relevant werden. Die Speichelmessung von Cortisol zeigt einem schön den Verlauf über den Tag hinweg an, da man circa sechsmal am Tag in ein Röhrchen spuckt und dieses Sputum dann untersucht wird. Daraus sollte dann im besten Fall eine Kurve entstehen, die ihren höchsten Punkt morgens zwischen 6 und 9 Uhr zeigt und dann zum Abend hin im Tagesverlauf abfällt. Einige Menschen haben aufgrund ihres schlechten Schlafs und auch aufgrund ihrer Ernährung eine verschobene Cortisol-Verlaufskurve mit Peak am Nachmittag. Gerade das kann ein häufiger Grund für Energiemangel, vor allem am Morgen, sein.

Blutwert	Gemessener Wert	Referenzbereich	Gemessener Wert im Referenzbereich
Cortisol	16,92 µg/dl	5,27–22,45	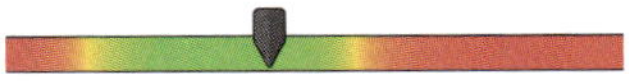

Schilddrüse

Im nächsten Kapitel (ab Seite 121) werden wir gezielt auf die Gesundheit deiner Schilddrüse eingehen, diese kann nämlich auch maßgeblich für deine Energie verantwortlich sein. In der Realität sind diese Systeme auch nicht so klar voneinander trennbar wie hier im Buch.

Ein Beispiel: Der Eisenmangel, der durch die Periode zustande gekommen ist, ist vielleicht Ursache für den Energiemangel, aber auch Ursache für eine funktionelle Schilddrüsenunterfunktion, die ebenfalls den Energiemangel begünstigt. Das wiederum führt zu einem Mangel an Magensäure, das wiederum hemmt die Spaltung von Eiweißen, wodurch es zu einem Mangel an Gesamteiweiß im Blut kommt. Auch das verschlechtert die Schilddrüsenfunktion, was wiederum den Energiemangel verschlimmert. Irgendwann bekommt man dann noch einen aufgeblähten Bauch, weil Bakterien den Dünndarm hochwandern, die dort nicht hingehören; das nennt man dann SIBO (*Small Intestinal Bacterial Overgrowth* oder Dünndarmfehlbesiedlung). In der Praxis sind diese Systeme alle nicht einfach so trennbar, denn im Körper hängt einfach alles miteinander zusammen!

Mitochondrien

Eine letzte mögliche Ursache, die ich wenigstens kurz ansprechen möchte, sind die Mitochondrien, die Kraftwerke unserer Zellen. Immer wenn ich von Energie spreche, rede ich eigentlich von Adenosintriphosphat (ATP). Das ist der Stoff, bei dessen Spaltung Energie im Körper entsteht. Genau dieser Stoff wird am Ende des Stoffwechsels aus Kohlenhydraten, Eiweißen und auch Fetten produziert. Es ist das Endprodukt und wird in den Mitochondrien produziert, genauer gesagt an der sogenannten Atmungskette, die sich aber im Mitochondrium befindet. Für die Funktionen der Mitochondrien sind unglaublich viele Nährstoffe, wie Mineralstoffe und Vitamine, relevant. Eine essenzielle dieser Substanzen möchte ich mir aber noch herausziehen, da wir dort häufig Mängel feststellen. Es handelt sich um das Coenzym Q10. Man kann Q10 primär in zwei verschiedenen Optionen im Blut messen, und zwar ganz normal und cholesterinkorrigiert. Wie der Name schon sagt, wird es hier in Relation zum Cholesterin im Körper gesetzt und ist gerade bei Menschen mit hohen oder auch niedrigen Cholesterinwerten aussagekräftiger. Wir versuchen, unsere Patienten bei mindestens > 0,25 Mikromol pro Millimol (µ mol/mmol) Chol einzustellen. Einige Experten sprechen sich hier sogar für »je mehr, desto besser« aus. Die mitochondriale Medizin ist ein sehr spannendes und aufstrebendes System im Feld der Humanmedizin.

Blutwert	Gemessener Wert	Referenzbereich	Gemessener Wert im Referenzbereich
Coenzym Q10 i. EDTA-Blut	0,58 mg/l	> 0,67	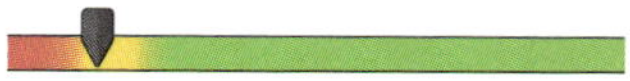
Coenzym Q10 (cholesterinkorrigiert)	0,151 µmol/mmol Chol	> 0,160	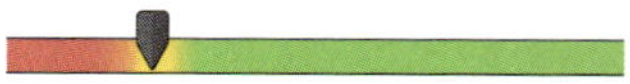

Therapiebeispiel

Unser Energiestoffwechsel ist wahrscheinlich das komplexeste System in unserem Körper. Auch wenn du denkst, ein Gefühl für die Komplexität zu haben, versichere ich dir, dass es nicht so ist! Das Abstruse ist der Fakt, dass wir durch unser Verhalten ganz oft bewusst oder auch unbewusst gegen dieses System arbeiten. Sei es das späte Zubettgehen, Alkoholkonsum, viel Stress, einfach zu wenig Sonne abzubekommen oder auch zu wenig Bewegung. Es könnte so einfach sein ... Gar nicht wahr: Es *ist* so einfach! Es ist, wie es immer ist: Die Basics sind auch für den Energiestoffwechsel das Wichtigste!

Beziehen wir uns auf die spezifischen Ursachen aus diesem Kapitel, so gibt es einige Dinge, die wir beachten können:

- ausreichende Versorgung mit Eisen
- ausreichende Versorgung mit Vitamin B_{12} oder auch weiteren B-Vitaminen
- ausgeglichenen Cortisolspiegel

Für einen guten Eisenspeicher können wir zwei Dinge direkt beeinflussen: erstens, wie viel Eisen wir zu uns nehmen, und zweitens die Dinge sein zu lassen, die die Aufnahme im Darm hemmen. Es gibt zum Beispiel einen Grund, warum der Espresso nach dem Essen oder der schwarze Tee zum Essen in solchen Fällen keine gute Idee ist. Es hat etwas mit der chemischen Struktur von Eisen zu tun. Der menschliche Körper kann Eisen sowohl in zweiwertiger (Fe^{2+}) als auch in dreiwertiger Form (Fe^{3+}) verwerten, aber nur zweiwertiges Eisen resorbieren. Es gibt nun einmal die Nahrungsmittel, die die Eisenaufnahme begünstigen, und die, die sie hemmen. Kaffee und schwarzer Tee gehören zu den Letzteren. Leidest du an Eisenmangel, dann versuche also, deinen Kaffee auf mindestens 60 Minuten nach dem Essen zu legen. Vitamin C hingegen gehört beispielsweise zur anderen Gruppe: Schon 200 Milligramm dieses Vitamins zur Mahlzeit können die Eisenaufnahme deutlich steigern.

Blutwert	Gemessener Wert	Referenzbereich	Gemessener Wert im Referenzbereich
Ferritin	140,8 ng/ml	22,0–322,0	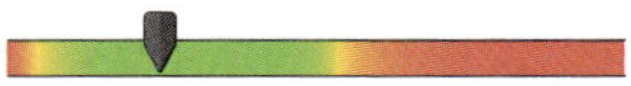

Sollte all das nicht helfen oder sind die Symptome weit fortgeschritten beziehungsweise ist der Eisenmangel sehr ausgeprägt, dann empfiehlt sich die exogene Zugabe von konzentriertem Eisen – also eine Supplementation zum Beispiel mit Nahrungsergänzungsmitteln. Wichtig ist hier aber auch wieder, welche Art von Supplement du zu dir nimmst. Die richtige Form des Eisensupplements ist entscheidend dafür, wie gut es aufgenommen wird. Wirft man auch hier wieder einen Blick in die aktuelle Datenlage, wird schnell klar, dass die momentan besten Ergebnisse Eisenbisglycinat vorweisen kann. Gute Supplemente enthalten in der Regel eine Kombination aus Eisenbisglycinat und Vitamin C. Dosierungen sind hier sehr unterschiedlich, da

Eisen oral auch starke gastrointestinale Nebenwirkungen wie starke Verstopfungen auslösen kann. Die Dosierungen können hier von circa 15 bis 60 Milligramm von Person zu Person stark variieren. Es gilt hier abzuwägen, ab wann Nebenwirkungen auftreten. Es gibt verschiedene Einnahmeschemata, hier mal exemplarisch zwei:

Einnahmeschemata von Eisenpräparaten

Variante 1: Morgens nüchtern
- Vorteil: beste Aufnahme
- Nachteile: höchste Nebenwirkungsrate

Variante 2: 3-mal täglich zum Essen
- Vorteil: wenig Nebenwirkungen
- Nachteil: geringere Aufnahme

Leider funktioniert die Aufnahme bei starken Mängeln oft nicht wie gewünscht, weshalb sich noch Infusionen als weitere gute Option anbieten. Eiseninfusionen sind zu Unrecht mit einem sehr schlechten Ruf behaftet. Es gibt einige alte Studien, die mit einem Präparat durchgeführt wurden, welches heutzutage kaum mehr jemand nutzt. Es gab in einigen wenigen Fällen allergische Reaktionen. In der Praxis verwenden wir Eiseninfusionen täglich, allerdings nach bestimmten standardisierten Schemata. Tatsächlich sind Nebenwirkungen auf Infusionen deutlich seltener als gedacht. Sagen wir mal so: Ich habe noch keine dieser allergischen Reaktionen gesehen und ich kenne auch niemanden, der sie schon gesehen hat. Sie sind beschrieben, und wie bei allen anderen Medikamenten können sie auftreten, daher gilt es immer, eine klare Indikationsstellung zu verfolgen.

Die Versorgung mit Vitamin B_{12} und auch Folsäure kann theoretisch durch den Konsum von Fleisch gut unterstützt werden. Natürlich bedeutet das aber im Umkehrschluss nicht, dass man ohne Fleisch keinen guten Vitamin-B_{12}-Spiegel haben kann. Es gibt jedoch nur wenige Supplemente, die man als Veganer auch ohne Blutanalyse zu sich nehmen sollte, aber Vitamin B_{12} gehört dazu. Natürlich kann man die Dosierung deutlich besser mit Blutwerten steuern, aber trotzdem würde ich die Einnahme dann auch empfehlen, wenn man seine Blutwerte nicht kennt. Ernährt man sich nämlich vegan, wird man irgendwann einen Vitamin-B_{12}-Mangel bekommen, auch wenn der Speicher wahrscheinlich je nach Ausgangswert mehrere Jahre ausreichen wird. Viele Veganer verweigern mittlerweile aber auch die Einnahme dieser Supplemente; Vitamin B_{12} sei ein tierisches Produkt, daher wollen sie es nicht konsumieren. Das ist tatsächlich aber nicht korrekt, denn Vitamin B_{12} wird von Bakterien produziert und gelangt so auch über die Mägen von beispielsweise Kühen in deren Fleisch. Sogar wir Menschen haben diese Bakterien und können Vitamin B_{12} im Dickdarm in kleinen Mengen produzieren. Das einzige Problem dabei ist allerdings die Aufnahme, da diese im Dünndarm stattfindet – und die Produktion erst im Dickdarm.

Auch bei dieser Supplementierung gilt es die Form des Cobalamins (Vitamin B_{12}) zu beachten. Zu empfehlen sind hier vor allem Methyl- und Hydroxycobalamin. Am besten greifst du auf einen Komplex aus unterschiedlichen Formen zurück, damit fahren die meisten Menschen am besten.

Meistens kannst du sogar auf einen Vitamin-B-Komplex zurückgreifen, dann hast du auch direkt Folsäure mit dabei. Hier gilt es allerdings zu beachten, dass du die aktive Form zu dir nehmen solltest, nämlich 5-Methyltetrahydrofolat (5MTHF). Warum sollte es diese aktive Form sein? Wir haben mittlerweile eine recht verbreitete Mutation im MTHFR-Gen, welche dazu führt, dass wir die inaktiven Formen nicht richtig in die aktiven überführen können. Daher bietet es sich an, direkt die aktiven Formen zu sich zu nehmen oder aber eine genetische Untersuchung zu veranlassen. Da die aktive Form aber nicht teurer ist und von den guten Firmen auch fast ausschließlich verwendet wird, sehe ich nicht unbedingt den Bedarf für diese Genanalyse, wenn es lediglich um den Nährstoffmangel geht.

Gehen wir einmal weg von den Nährstoffmängeln hin zum erhöhten Cortisol, das wir zuvor angesprochen haben. Der erste und langfristige Schritt ist die Beseitigung der Ursachen für einen erhöhten Cortisolspiegel. Kurzfristig können aber auch gewisse Heilpflanzen, die Adaptogene, genauer das Ashwagandha, Abhilfe schaffen. Ashwagandha kann einen erhöhten Cortisolwert senken. Bei Männern kann dies sogar indirekt zu einer Erhöhung der Testosteronwerte führen. Ich sage bewusst »kann«, denn die Studien dazu sind zwar schon sehr vielversprechend, aber leider noch nicht wirklich zu einem abschließenden Ergebnis gekommen. Bei der Einnahme gibt es unterschiedliche Meinungen, und zwar von der Dauereinnahme bis hin zu Zyklen von zwei bis drei Wochen; aber auch das ist abschließend nicht geklärt. Es gibt vereinzelte Berichte zur Einnahme dieser Produkte; Nebenwirkungen sind noch nicht wirklich nachgewiesen. Ich setze es sehr gerne bei Schilddrüsenunterfunktion, erhöhten Cortisolwerten und erniedrigten Testosteronwerten ein. Persönlich habe ich schon sehr positive Erfahrungen damit gemacht.

Blutwert	Gemessener Wert	Vorheriger Wert (vor 6 Monaten)	Referenzbereich	Gemessener Wert im Referenzbereich
Testosteron, frei	25,50 pg/ml	16,72	7,00–22,70	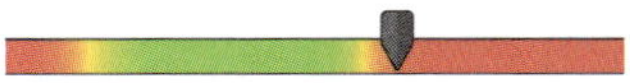

Entschlüssle den Blutwerte-Code: Mehr Energie

Blutwerte

- Ferritin
- CRP
- Vitamin B_{12}, B_9
- Cortisol
- Q10

Supplemente

- Eisen + Vitamin C
- Vitamin B_{12}
- Ashwagandha

Lifestyle

- Schlaf
- Stressbewältigung
- Bewegung
- Ernährung

DEIN ZIEL:
EINE GESUNDE
SCHILDDRÜSE

Übersicht

Die Schilddrüse ist ein kleines, unscheinbares Organ, das sich paarig auf der Vorderseite des Kehlkopfes befindet. Die Größe der Schilddrüse ist geschlechtsabhängig und wird in aller Regel in Millilitern angegeben: 12 bis 18 Milliliter bei Frauen und 18 bis 25 Milliliter bei Männern.

Obwohl die Schilddrüse so klein ist, ist sie ein äußerst wichtiges Organ für das Funktionieren unseres Körpers: Sie ist fast wie die Bürgermeisterin unseres Systems. Ohne sie geht kaum etwas. So gut wie jede menschliche Zelle hat Rezeptoren für Schilddrüsenhormone. Somit ist die Schilddrüse an unzähligen Funktionen und Prozessen beteiligt:

- Zellteilung
- Wachstum
- Verdauung durch Sekretion von Magensäure und Verdauungsenzymen
- Regulierung des Stoffwechsels
- Aufrechterhaltung der Wärmeproduktion

Du hast dich schon immer gefragt, wie genau Hormone überhaupt funktionieren? Um das hormonelle System besser verstehen zu können, lass mich dir das Ganze anhand eines einfachen Vergleichs erklären: einer Heizung. Eigentlich funktionieren fast alle Hormone im menschlichen Körper ähnlich: Sie arbeiten nach Regelkreisläufen und mit negativem Feedback – genau wie eine Heizung. Stell dir deine Wohnung oder dein Haus vor: Dort ist es vermutlich immer ungefähr gleich warm. So zwischen 20 und 22 Grad vielleicht? Wie kommt es nun, dass trotz schwankender Außentemperatur der Innenraum fast konstant die gleiche Temperatur hat? Gehst du jeden Tag zu deinen Heizkörpern und drehst an den Rädchen, damit es wärmer oder kälter wird? Wahrscheinlich eher nicht ... Die Thermostate in deiner Wohnung werden also irgendwo zentral abhängig von verschiedenen Temperaturschwankungen gesteuert. Meistens geschieht dies im Keller, wo sich beispielsweise die Schaltzentrale deiner Heizung beziehungsweise der eigentliche Motor der Heizung befindet. Diese Schaltzentrale weiß also, wie warm du es gerne in deiner Wohnung haben möchtest, weil es jemand dort eingestellt hat. Und sie weiß auch, wie

DEINE HORMONE ARBEITEN NACH DEMSELBEN PRINZIP WIE DEINE HEIZUNG.

hoch die Außentemperatur und die Innentemperatur in deiner Wohnung sind. Nun kann die Heizungszentrale versuchen, die Differenz zwischen Ist- und Solltemperatur so gering wie möglich zu halten. Dafür müssen ein paar Voraussetzungen gegeben sein. Deine Heizung muss funktionsfähig sein und es muss genügend Öl oder auch Gas vorhanden sein. Jetzt steht deiner warmen Wohnung nichts mehr im Wege, es sei denn, du machst ständig das Fenster auf und heizt zugleich. Das funktioniert zwar meistens auch, ist aber eine unglaubliche Energieverschwendung und eine echte Herausforderung für deine arme Heizung. Was passiert denn nun eigentlich, wenn es zu warm ist? Dann regelt die Heizung ihre Aktivität herunter – das nennt man negatives Feedback.

Der systematische Unterschied zwischen deiner Schilddrüse und deiner Heizung ist gar nicht mal so groß. Die Grundprinzipien des Regelkreises sind die gleichen und mit negativem Feedback arbeitet sie auch. Nur der Trigger ist ein anderer, denn es wird nicht primär die Wärme geregelt. Zwar ist Wärmeproduktion auch eine der wichtigsten Funktionen der Schilddrüse, aber das Feedback arbeitet mit dem Anteil an Schilddrüsenhormonen in deinem Blut. Hier gibt es primär das fT3, welches das negative Feedback regelt, und das fT4, das eine untergeordnete Rolle spielt.

Schilddrüse – die wichtigsten Begriffe

- **fT3** steht für freies Trijodthyronin und ist ein Hormon, das von der Schilddrüse hergestellt wird und bestimmte Stoffwechselvorgänge anregt.
- **fT4** steht für freies Thyroxin und ist ebenso wie fT3 ein Schilddrüsenhormon.
- **TSH** (Thyreoidea-stimulierendes Hormon, auch Thyreotropin oder Thyrotropin genannt) ist ein Hormon, das von der Hypophyse (Hirnanhangsdrüse) produziert wird. Über den Blutkreislauf gelangt das TSH zur Schilddrüse, wo es die Produktion der Schilddrüsenhormone steigert und deren Ausschüttung ins Blut fördert.
- **TRH** (Thyreotropin-Releasing-Hormon) ist ein Hormon, das im Hypothalamus (einem Teil des Zwischenhirns) gebildet wird und die Hypophyse zur Produktion und Ausschüttung von TSH anregt.

Haben wir zu wenig fT3, wird das System hochreguliert und vermehrt TSH ausgeschieden. Umgekehrt führt hohes fT3 zu niedrigem TSH. Zumindest ist das die Regel. Zusammenfassend kann man sagen, dass die hormonellen Systeme extrem gut aufeinander abgestimmt sind und sich meist nach einer stoßweisen Ausschüttung richten. Die Konzentration der Hormone ist nicht immer gleich oder konstant hoch. Vielmehr schüttet der Körper sie aus, wenn er sie braucht. Da die Schilddrüsenhormone unter anderem für den Stoffwechsel relevant sind, wird in stressigen Situationen viel von ihnen benötigt. Einige Hormone wie Cortisol, Melatonin oder fT3 und fT4 unterliegen zusätzlich einer zirkadianen Rhythmik. So finden wir die größten Konzentrationen gewöhnlich morgens im Blut. Dies gilt es bei einer Blutabnahme zu beachten, da man sonst falsch niedrige Messwerte erhält. Merk dir: Meistens ist die Blutabnahme zwischen 7:00 und 9:30 Uhr die beste Option!

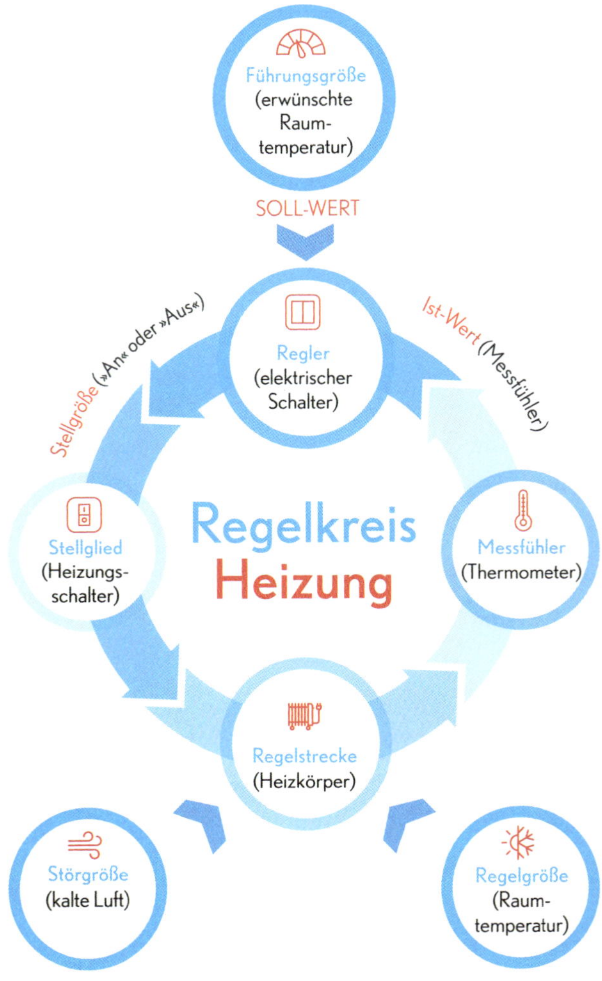

Die Schilddrüse arbeitet mit einem Regelkreis.

Aufgabe und Wirkweise der Schilddrüse

Schilddrüsenprobleme … Was genau ist das? Man kann sie prinzipiell in zwei große Gruppen einteilen: die Über- und die Unterfunktionen. Wie der Name schon erkennen lässt, gibt es bei der Überfunktion zu viel Produktion und bei der Unterfunktion zu wenig bis keine Produktion. Es geht dabei um die freien Schilddrüsenhormone fT3 und fT4, die sich primär auf den Regelkreislauf auswirken und damit den TSH-Blutspiegel maßgeblich mitbestimmen. Es gibt zwar noch deutlich mehr Hormone, die von der Schilddrüse produziert werden, aber die oben genannten sind die wichtigsten. Die Schilddrüse ist an folgenden Körperfunktionen beteiligt:

- Thermoregulation,
- Zellwachstum (zum Beispiel Wachstum und Reifung von Ungeborenen im Mutterleib und von Kindern),
- Energiestoffwechsel und damit nachrangig die Regulierung des Körpergewichts,
- Produktion von Magensäure und Verdauungsenzymen,
- Normalisierung der Herzaktivität und des Blutdrucks,
- Fett- und Eiweißstoffwechsel,
- Gehirnaktivität, Aufrechterhaltung einer normalen Psyche durch Beeinflussung von Stimmung und Verhalten,
- Muskelstoffwechsel, Muskelkraft,
- Darmtätigkeit, Verdauung
- und viele mehr.

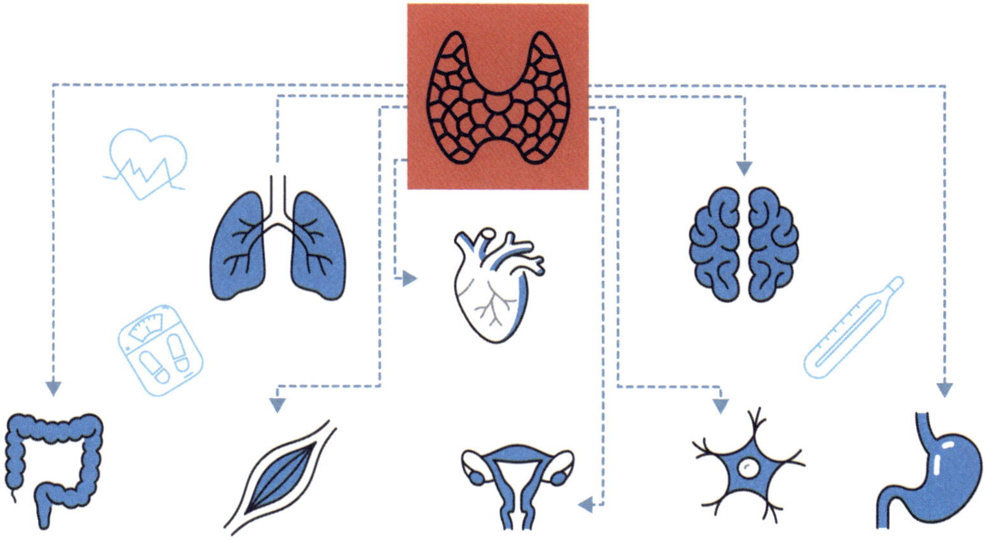

Sie hat Einfluss auf fast alle Systeme, hält sich aber doch gerne im Hintergrund des Geschehens. Die meisten Therapeuten beschränken die Schilddrüse nur auf die schulmedizinisch betrachtete Schilddrüsenachse, bestehend aus Hypothalamus, Hypophyse und Schilddrüse. Meiner Ansicht nach sollten wir diese Achse in einem größeren Zusammenhang betrachten. Ich spreche dabei von einer Achse, die Hypothalamus, Hypophyse, Nebennieren, Ovarien bei Frauen, Hoden beim Mann, Schilddrüse und Darm einschließt. Denn all diese Systeme beeinflussen sich maßgeblich gegenseitig und spielen eine entscheidende Rolle bei der Behandlung von Problemen, die in Zusammenhang mit Schilddrüsen- und auch Sexualhormonproblemen stehen. Auch wenn wir diese Hormonsysteme hier in separaten Systemen behandeln, ist es wichtig, sich beide immer in Kombination anzuschauen!

Problem: »Zu viel oder zu wenig? Beides schlecht!«

Stellen wir uns nun also eine 29-jährige schlanke Frau namens Lara vor, wie sie mit ihrem Kinderwagen zu uns in die Praxis kommt. Lara klagt seit mehreren Monaten über Energiemangel. Nach längerer Anamnese kommen weitere Symptome zum Vorschein: Ihr ist dauernd kalt, sie leidet häufig unter Verstopfungen und ihr fehlt irgendwie die Lust, ihren Alltag zu bestreiten. Sie selbst würde es vielleicht sogar Depressionen nennen, traut sich aber nicht richtig, dies auszusprechen. Was ist die wahrscheinlichste Ursache? Genau, eine Schilddrüsenunterfunktion. Betrachtet man nun noch einmal die physiologischen Funktionen der Schilddrüse, so passen alle der oben beschriebenen Symptome in genau dieses Themenfeld hinein. Bis auf eines: Weißt du, welches?

Das Körpergewicht beziehungsweise das Adjektiv »schlank« passt nicht ins Schema einer Unterfunktion. Denn es kommt bei einer verminderten Produktion der Hormone primär zu einer Verlangsamung des Stoffwechsels und damit verbunden oft zu einer Gewichtszunahme. Zudem führt die Antriebslosigkeit oft dazu, dass sich Betroffene weniger bewegen, dadurch weniger Kalorien verbrennen und zunehmen. Bei unserer Patientin trifft dies nicht zu, denn sie muss sich viel bewegen und hat keine Zeit, sich nur auszuruhen, da sie sich um ihr Neugeborenes kümmern muss. Auf die reine Theorie können wir uns eben nicht immer verlassen, wie dir dieses Beispiel schön zeigt. Es gibt einen Spruch in der Medizin: »Es gibt nichts, was es nicht gibt!« Daher ist es wichtig, dass du die einzelnen Systeme und ihre Interaktionen zu verstehen versuchst.

Unterfunktion ist auch nicht gleich Unterfunktion. Es gibt viele verschiedene Arten und Ursachen von zu niedrigen Schilddrüsenhormonen im Blut. Angefangen von Mängeln der Baustoffe dieser Hormone, angeborenen Ursachen, verschiedenen entzündlichen Prozessen bis hin zu komplexen Autoimmunerkrankungen wie Hashimoto-Thyreoiditis. Gerade in Laras Alter nach der Schwangerschaft ist es häufig, dass hormonelle Probleme zum ersten Mal auffällig werden. Natürlich gibt es viele weitere mögliche Ursachen für die Symptome, aber tatsächlich sehe ich genau dieses Patientenbeispiel sehr häufig im Praxisalltag.

Hier noch einmal zusammengefasst die typischen Symptome einer Unterfunktion: Gewichtszunahme, Verstopfung, Appetitlosigkeit, Haarausfall, trockene Haut, Frieren, Antriebslosigkeit, Weinerlichkeit, erhöhtes Schlafbedürfnis, niedriger Blutdruck und erschwerte Atmung.

Jetzt kennst du die Symptome der Unterfunktion und musst sie eigentlich nur noch ins Gegenteil umkehren, um die Symptome der Überfunktion zu kennen. Die Hauptsymptome lauten also: Gewichtsabnahme, Diarrhö, Heißhunger, fettige Haut, Schwitzen, gesteigerter Antrieb, Aggressivität, Schlaflosigkeit, erhöhter Blutdruck und Herzrasen.

So einfach kann das in der Theorie auch sein, aber in der Praxis gibt es Patienten mit allen möglichen Symptomen: Einige haben nur wenige typische Symptome und andere haben wiederum Mischformen, weshalb es auch so schwierig sein kann, eine eindeutige Diagnose zu stellen. Erschwerend kommt noch hinzu, dass die Symptome sehr unspezifisch sind, daher sollte man auch nicht einfach anhand eines der Symptome davon ausgehen, dass man erkrankt ist.

Wie kannst du dir Klarheit verschaffen? Dafür sind Blutwerte momentan die beste Option – wie immer ist aber entscheidend, welche Werte du im Detail bestimmen lässt. Entgegen der gängigen Meinung empfehle ich nicht nur TSH (Thyroidea-stimulierendes Hormon), sondern eine größere und vor allem viel aussagekräftigere Auswahl an Blutwerten für die Schilddrüse zu bestimmen. Diese Werte sind TSH, fT3, fT4, Ferritin, Selen, Gesamteiweiß, Aminosäuren und Jod als Basis und rT3 und Antikörper als optionale Upgrade-Variante. Betrachten wir das nun einmal etwas genauer.

Diagnostik: Wie kommst du an dein Ziel?

TSH ist das Thyroidea-stimulierende Hormon, das bedeutet: das Hormon, das die Schilddrüse stimuliert und antreibt. Wie anfänglich besprochen, unterliegt die Schilddrüse einem sich gegenseitig beeinflussenden und rückkoppelnden System. Es arbeitet mit einem negativen Feedback. Das heißt, wenn unten genug rauskommt, also genügend fT3 und fT4 im Blut vorhanden sind, dann triggert ihre Konzentration die Verlangsamung der TRH- und der TSH-Ausschüttung. TSH hat damit also keine eigene Funktion, sondern dient als Taktgeber. In den meisten Fällen wird leider nur der TSH-Wert im Blut bestimmt. Ich sage es hier aber noch einmal ganz klar und deutlich: TSH reicht als einziger Blutwert nicht aus, um eine klare Aussage über die Schilddrüse treffen zu können. Es fehlt dann nämlich der genaue Blick auf die freien Hormone. Im Fall eines erhöhten TSH wissen wir nicht, ob eines oder beide freien Hormone (fT3 und fT4) erniedrigt sind und in welchem Mengenverhältnis sie zueinander stehen.

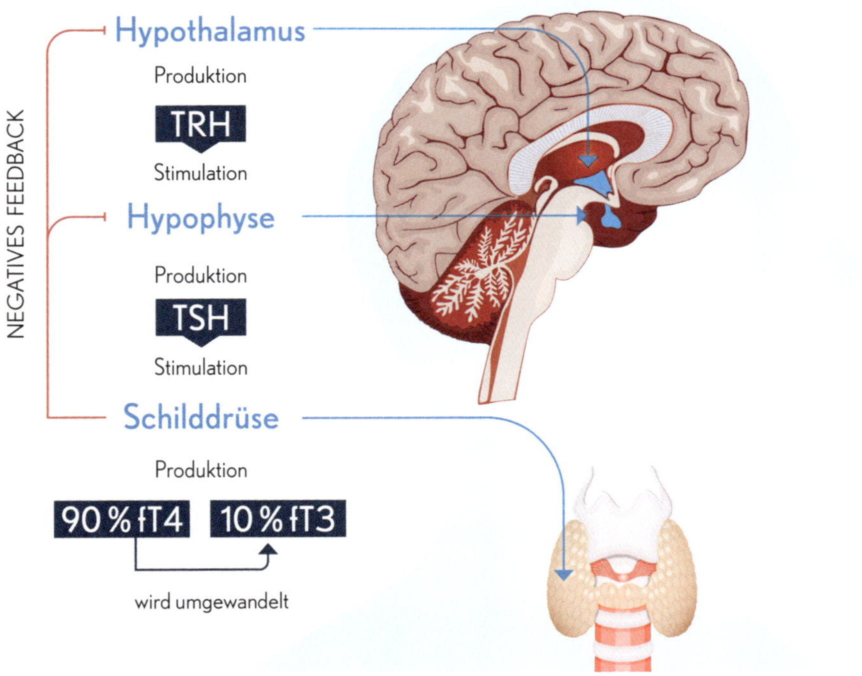

An der Produktion der Schilddrüsenhormone, die nach einem Regelkreis abläuft, sind neben der Schilddrüse auch der Hypothalamus und die Hypophyse beteiligt.

Was aber ist denn überhaupt ein gutes TSH? Hier ist der Verlauf des Referenzwertes stark auffällig. Der Referenzwert wird nämlich immer breiter, das heißt, dass auch Werte von 4,4 International Milliunits pro Liter (mIU/l) heute noch als »normal« gelten. Wie in den ersten Kapiteln bereits beschrieben, entwickeln sich diese Referenzbereiche weiter, wenn sich die Durchschnittswerte der Menschen entwickeln. Meiner Erfahrung nach sollten jedoch Werte unter 2, besser noch unter 1,5 International Milliunits pro Liter (mIU/l) angestrebt werden. Viel wichtiger als die Einzelwerte ist aber das Zusammenspiel der verschiedenen Werte.

Blutwert	Gemessener Wert	Referenzbereich	Gemessener Wert im Referenzbereich
TSH, Basalwert	1,73 mIU/l	0,22–4,46	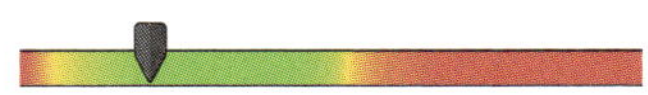
Freies T3 (Trijodthyronin)	3,49 pg/ml	2,3–3,8	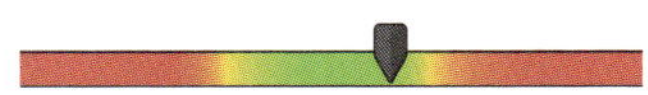
Freies T4 (Thyroxin)	1,16 ng/dl	0,9–1,6	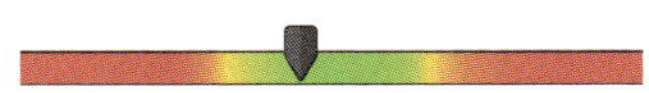

Die primäre Schilddrüsenunterfunktion

Gehen wir mal ein paar spezifische Situationen durch und starten mit der einfachsten, nämlich der klassischen primären Unterfunktion mit einem erhöhten TSH. In diesem Fall von 5 International Milliunits pro Liter (mIU/l). Bei einem so hohen TSH ist es wahrscheinlich, dass eine primäre Schilddrüsenunterfunktion vorliegt. Primär bedeutet in diesem Fall, dass die Schilddrüse selbst das Problem ist. Gründe hierfür können Erkrankungen wie Hashimoto oder auch der Mangel einer der Grundsubstanzen Eisen, Tyrosin, Selen oder Jod sein. Aber auch in diesem Fall wäre es sinnvoll, zusätzlich die freien Werte fT3 und fT4 zu bestimmen, um ein präziseres Bild zu bekommen. Damit kann man im Laufe der Zeit deutlich besser sehen, was sich durch die Therapie verändert hat.

Gesagt, getan: Laras fT3 ist bei circa 2 Pikogramm pro Milliliter (pg/ml) und fT4 bei 0,5 Nanogramm pro Deziliter (ng/dl). Beide Werte sind deutlich unter der Referenz und damit stark im Mangel. Die vier Grundstoffe sind ausreichend vorhanden (dazu gleich im nächsten Fall mehr) und auch rT3 ist normal.

Was jetzt? Jetzt kommt der Punkt, an dem die weitere Diagnostik ins Spiel kommt: Antikörperdiagnostik im Blut und der Ultraschall. Die typischen Antikörper sind Thyreoperoxidase-AK (MAK/TPO), Thyreoglobulin-AK (TAK) und TSH-Rezeptor-AK (TRAK). Die Antikörper richten sich dabei gegen Strukturen, genauer gesagt Enzyme, Proteine oder auch Rezeptoren der Schilddrüse und aktivieren oder zerstören diese teilweise oder bei langem Vorhandensein auch gänzlich. Auch hier können wir den Blutspiegel der einzelnen Antikörper messen. Ein erhöhter Wert kann charakteristisch für bestimmte Erkrankungen sein. Da wäre zum Beispiel der TRAK bei Morbus Basedow und TPO bei Hashimoto-Thyreoiditis. Es gibt aber leider oft Überschneidungen, daher gibt es keine hundertprozentige Einteilung, welcher dieser Antikörper bei welcher Erkrankung erhöht ist und bei welcher Erkrankung nicht. Selten findet man sogar leicht erhöhte Werte bei Nicht-Erkrankten. Ich kann es nicht oft genug sagen: Der Zusammenhang der einzelnen Werte spielt die entscheidende Rolle. Auf die verschiedenen Ultraschallbilder möchte ich nicht gezielt eingehen, aber durchaus dafür sensibilisieren, wie wichtig und hilfreich sie sein können. Dadurch kann nicht nur die Größe der Schilddrüse genau bestimmt werden, sondern man kann die einzelnen Gewebestrukturen erkennen und Rückschlüsse auf die Erkrankungen ziehen. Ein Schilddrüsenultraschall gehört meiner Ansicht nach zu jeder guten Erstuntersuchung dazu – insbesondere bei Menschen, die Auffälligkeiten im Symptomkreis der Schilddrüse zeigen.

Zusammengefasst haben wir bei einer primären Schilddrüsenunterfunktion ein hohes TSH sowie niedrige fT3- und fT4-Spiegel. Die Antikörper geben uns Hinweise auf eine autoimmune Genese. In diesem Fall sind, wie im Bild ersichtlich, die TPO und TAK erhöht und auch das Ultraschallbild zeigte eine Hashimoto-Thyreoiditis.

Blutwert	Gemessener Wert	Referenzbereich	Gemessener Wert im Referenzbereich
Thyreoperoxidase-AK (MAK/TPO)	10757,8 kU/l	< 60,0	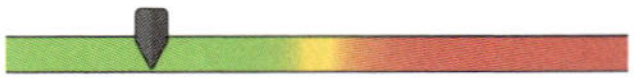
Thyreoglobulin-AK (TAK)	987,0 IU/ml	< 4,5	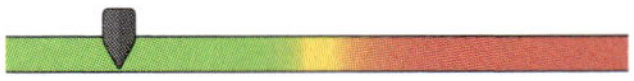
TSH-Rezeptor-AK (TRAK)	< 1,0 IU/l	< 1,0	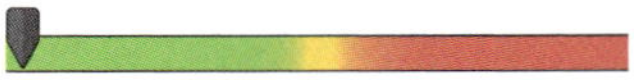

Primäre beziehungsweise funktionelle Schilddrüsenunterfunktion

Die, wie ich sie nenne, funktionelle Unterfunktion ist eine primäre Unterfunktion mit der gleichen Laborkonstellation wie oben beschrieben. Also TSH hoch, fT3 und fT4 niedrig. Den Unterschied machen aber erniedrigte Werte der Grundsubstanzen Jod, Gesamteiweiß (oder besser noch Tyrosin) oder Eisen. Jeder starke Mangel dieser Substanzen kann im extremsten Fall die gleiche Symptomatik wie eine beispielsweise autoimmun bedingte Unterfunktion haben. Natürlich wäre aber dann die Antikörperdiagnostik und auch der Ultraschall negativ. Meiner Ansicht nach sollten daher immer erst die Grundstoffe adäquat aufgefüllt werden, bevor man beginnt, die Unterfunktion medikamentös zu bestimmen. Dazu jetzt mehr im Detail.

Schilddrüsenunterfunktion (Konversionsstörung)

Nehmen wir nun eine nur leicht veränderte Situation an: TSH ist bei 3,5 International Milliunits pro Liter (mIU/l). Was sagt uns das? Laut Referenz ist der Wert noch nicht erhöht und damit liegt sehr wahrscheinlich keine Schilddrüsenunterfunktion vor. Betrachtet man nun aber fT3 und fT4, so fällt vielleicht auf, dass diese Werte im unteren Referenzbereich liegen und die Patientin sogar Symptome einer Unterfunktion zeigt. Sagen wir, fT3 liegt bei 2,5 Pikogramm pro Milliliter (pg/ml) und fT4 bei 1,4 Nanogramm pro Deziliter (ng/dl). Ist das jetzt gut oder nicht? Beides ist zumindest in der Referenz. fT4 liegt genau dort, wo ich es auch haben möchte. Das fT3 liegt zwar auch noch in der Referenz, aber eben am unteren Rand und ist wahrscheinlich auch der Grund für das etwas erhöhte TSH. In den meisten Fällen würde die Reaktion des Arztes hier vielleicht so oder ähnlich lauten: »Sie bilden sich Ihre Symptome ein« oder: »Schlafen Sie mal mehr!« Ein klassischer tragischer Fall von: Es werden die Laborwerte behandelt und nicht der Patient. Blutwerte sind individuell und es gibt immer wieder Patienten, die in eine Richtung tendieren, aber noch nicht das Vollbild zeigen. Dennoch benötigen sie Hilfe und sollten ernst genommen werden. Gerade bei der Schilddrüsengesundheit richten sich die meisten Ärzte zu strikt nach den Referenzwerten. Meistens kennen wir ja die Werte von vor fünf Jahren gar nicht und können daher auch nicht direkt sagen, ob dies individuell für diesen Menschen gute oder schlechte Werte sind. Was wäre denn nun der richtige Schritt? Hormone wie Thyroxin geben? Nein, so schnell sollten wir mit Hormonen auch nicht sein.

Der nächste Schritt wäre, all das zu bestimmen, was in ausreichender Menge vorhanden sein muss, damit die Hormone auch produziert werden können. Denn wir wissen zum jetzigen Zeitpunkt nicht, warum das fT3 zu niedrig und das TSH zu hoch ist. Die wichtigsten Grundstoffe für die Schilddrüse sind Jod, die Aminosäure Tyrosin, Selen und Eisen. Jod im Blut zu messen, ergibt keinen Sinn, daher klammern wir es hier einmal aus. Es sollte aber dennoch im Urin gemessen werden! Als Nächstes wären die Aminosäuren beziehungsweise ganz spezifisch das Tyrosin an der Reihe. Hier gibt es zwei Optionen – eine billige, die weniger Genaues aussagt, und eine teure, die Genaueres aussagt. Die billige ist das Gesamteiweiß. Für circa 2 Euro kann man hier sehen, ob man genug Eiweiß im Körper hat. Dieser Wert zeigt aber eben nicht die einzelnen Aminosäuren. Die teure Option, ein Aminogramm oder auch von einigen Laboren der Aminosäure-Status genannt, zeigt genau das. Der Aminosäure-Status ist die deutlich schönere Option, da man auch hier viele andere Dinge wie beispielsweise Substrate für Neurotransmitter erkennen kann.

Blutwert	Gemessener Wert	Referenzbereich	Gemessener Wert im Referenzbereich
ESSENZIELLE AMINOSÄUREN			
Leucin	142 nmol/ml	85–200	
Isoleucin	35 nmol/ml	40–110	
Threonin	85 nmol/ml	80–195	
Valin	150 nmol/ml	140–360	
Lysin	160 nmol/ml	125–300	
Methionin	30 nmol/ml	10–40	
Phenylalanin	72 nmol/ml	45–90	
Tryptophan	40 nmol/ml	35–70	
Histidin	62 nmol/ml	50–110	

Blutwert	Gemessener Wert	Referenzbereich	Gemessener Wert im Referenzbereich
NICHT ESSENZIELLE AMINOSÄUREN			
Glycin	85 nmol/ml	165–475	
Alanin	270 nmol/ml	260–615	
Serin	135 nmol/ml	65–180	
Arginin	105 nmol/ml	40–140	
Cystein	45 nmol/ml	30–95	
Tyrosin	90 nmol/ml	25–325	
Prolin	52 nmol/ml	85–325	
Glutaminsäure	62 nmol/ml	10–105	
Glutamin	404 nmol/ml	355–800	
Asparaginsäure	22 nmol/ml	< 25	
Asparagin	52 nmol/ml	40–105	
NICHT PROTEINOGENE AMINOSÄUREN			
Citrullin	25 nmol/ml	20–50	
Taurin	96 nmol/ml	40–270	
Ornithin	115 nmol/ml	45–155	

Entscheidet man sich aber für die günstigere Alternative, so sollte der Gesamteiweißwert mindestens über 7 Gramm pro Deziliter (g/dl) liegen. Doch selbst das bestätigt nicht hundertprozentig eine ausreichende Menge an Tyrosin, aber es ist zumindest eher unwahrscheinlich, dass ein Mangel vorliegt. In unserem Beispiel liegt es bei 7,8 Gramm pro Deziliter (g/dl). Bleiben uns noch Eisen und auch Selen. Wie du aus dem Kapitel zum Thema Energie (siehe ab Seite 105) sicher noch weißt, bestimmt man für den Eisenspeicher nicht das Eisen, sondern vielmehr das Ferritin. Ein niedriges Ferritin beziehungsweise ein Eisenmangel kann tatsächlich einer der Gründe für ein erhöhtes TSH sein. In der Praxis sehe ich oft nach Auffüllen vom Eisenspeicher ein deutliches Abfallen des TSH-Wertes. Ob diese Reaktion dann einzig und allein auf das Eisen zurückzuführen ist, können wir nicht mit Sicherheit sagen.

Blutwert	Gemessener Wert	Referenzbereich	Gemessener Wert im Referenzbereich
TSH, Basalwert	1,75 mIU/l	0,22–4,46	
Freies T3 (Trijodthyronin)	3,71 pg/ml	2,3–3,8	
Freies T4 (Thyroxin)	1,31 ng/dl	0,9–1,6	
Ferritin	54,0 ng/ml	10,0–291,0	

Was heißt »zu niedrig« in Bezug auf den Ferritinwert? Bei Frauen sollte meiner Ansicht ein Wert von circa 100 bis 120 Nanogramm pro Milliliter (ng/ml) und bei Männern ein Wert von circa 120 bis 150 Nanogramm pro Milliliter (ng/ml) angestrebt werden. Die genaue Höhe können wir wie so oft nicht verallgemeinern, wir sehen aber in den wissenschaftlichen Daten eine Korrelation zwischen Symptomen wie Schilddrüsenunterfunktion, Energiemangel, Haarverlust und vielen mehr bei Werten unterhalb von 50 Nanogramm pro Milliliter (ng/ml). In diesem spezifischen Fall war der Ferritinwert aber bei 90 Nanogramm pro Milliliter (ng/ml), also sehr nah am Idealwert und daher auch eher nicht die Ursache für das hohe TSH.

Der letzte Grundstoff in der Liste ist das Selen. Selen ist der Einzige der vier, der nicht für die Produktion von fT4 verantwortlich ist, sondern der essenziell für die Umwandlung von fT4 zu fT3 ist. Das fT3 oder auch Trijodthyronin ist das aktive der beiden freien Hormone und primär für dein Wohlbefinden verantwortlich. Grundsätzlich spielt hier fT4 natürlich auch eine Rolle, aber fT3 ist eben das deutlich aktivere. Hier rufen wir uns noch einmal die Mikronährstoff-Vollblutanalyse ins Gedächtnis, denn Selen war einer dieser Nährstoffe, die auf alle Fälle im Vollblut und nicht im Serum gemessen werden sollten. Selen kann tatsächlich auch genau in dieser Laborkonstellation die Ursache für das niedrige fT3 sein. Das hätte man dann auch bei dieser Patientin gesehen. Wir leben in einem Gebiet mit tendenziellem Selenmangel. Schaut man sich andere Länder an, findet man dort häufig deutlich höhere Selenspiegel in den Böden und damit folglich auch im Blut der Menschen. Unser Referenzbereich ist also auch hier vielleicht nicht das, was man im Detail anstreben sollte, zumindest nicht die gesamte Range. Gute Werte beginnen hier wahrscheinlich ab 150 Mikrogramm pro Liter (µg/l). Bis wohin? Das können wir leider nicht genau sagen. Ich versuche hier einen Bereich von 150 bis 170 Mikrogramm pro Liter (µg/l) anzustreben.

DER TSH-WERT ALLEIN IST NIEMALS AUSREICHEND.

Zusammenfassend kann man also sagen, dass der TSH in unserem Beispiel erhöht war, aber noch in der Referenz. Das Problem war nicht die Schilddrüse selbst, sondern der fehlende Nährstoff Selen. Das Ganze nennt man Konversionsstörung. Auch hier siehst du: Nur das TSH hätte hier nicht zum Ziel geführt. Man muss näher hinschauen und die Gesamtkonstellation der Werte interpretieren!

Schilddrüsenunterfunktion (Low Thyroid Syndrome)

Gehen wir im nächsten Fall von der gleichen Patientin mit Symptomen einer Unterfunktion aus. Sie hat genau die gleichen Werte, aber das Selen ist hier auch gut. Zur Wiederholung:

- TSH: 3,5 mIU/l
- fT3: 2,5 pg/ml
- fT4: 1,4 ng/dl
- Ferritin: gut
- Tyrosin bzw. Gesamteiweiß: gut
- Jod im Urin: gut
- Selen: gut

Was nun? Entweder entwickelt unsere Patientin gerade eine Unterfunktion oder aber wir brauchen mehr Werte. Ich spreche hier vom rT3, dem reversen T3. Das rT3 kannst du dir vorstellen wie das fT3, nur spiegelverkehrt, sie sind also nicht identisch gleich! Sie unterschieden sich aber auch nur in der Position ihrer Jodatome, daher ist die Grundstruktur identisch. Stell dir vor, du hast ein Case für Kopfhörer, wo es einen Platz für den rechten und einen für den linken Hörer gibt. Der linke passt aber nicht in die Vorrichtung für den rechten und umgekehrt. Genauso ist das mit dem rT3 auch. Es dockt an die Rezeptoren für fT3 an, passt aber eben nicht ganz und daher wirkt es auch nicht. Es blockiert damit also den Rezeptor. Das bringt zwei Probleme mit sich.

1. fT4 wird in rT3 umgewandelt und kann dann nicht in benötigter Menge in fT3 umgewandelt werden.
2. Noch viel problematischer: Die Rezeptoren sind mit einem nicht passenden Stoff besetzt. Das bedeutet, das zirkulierende fT3 kann nicht potent binden und damit auch keinen Effekt bewirken.

Wieso genau gibt es dieses rT3 denn und wie kann man dafür sorgen, dass es nicht zu hoch ist? Stell dir folgende Situation vor: Der Körper produziert die Hormone der Schilddrüse stoßweise mit einer Dominanz am Morgen und dann, wenn er sie situativ benötigt. Es gibt aber natürlich auch Situationen, in denen der Körper die Effekte der Schilddrüse nicht mehr benötigt und keine Hormone produziert, beziehungsweise sogar Situationen, in denen der Körper die Auswirkungen der freien Hormone nicht gebrauchen kann. Das Problem ist dann aber, dass im Blutkreislauf noch freie Hormone zirkulieren, die ihre Funktion erfüllen, obwohl der Körper es gerade nicht mehr will. Für solche Situationen gibt es rT3, denn es ist quasi der Ausschalter der Schilddrüse. Es wird ebenfalls aus fT4 produziert und blockiert die Rezeptoren, damit frei zirkulierendes fT3 nicht binden kann. Deswegen würde auch in diesem Fall ein Hormon als Medikament keinen Sinn ergeben!

Was genau fördert aber nun die Umwandlung in rT3? Viel Stress, und das in jeglicher Form. Von großen Verletzungen oder Operationen hin zu anderen individuellen Stressoren, die sich auf den Cortisolspiegel auswirken. Cortisol führt nämlich unter anderem zu dieser Umwandlung Richtung rT3. Wie hoch ist denn nun zu hoch? Hier gehen die Meinungen leider sehr weit auseinander und wir brauchen viel mehr Forschung auf diesem Gebiet. Es gibt einen Referenzbereich, nach dem ich mich persönlich nicht richte. Für mich gilt eher der Faktor 100, das bedeutet, rT3 darf nicht höher als das Hundertfache von fT3 sein. In unserem Beispiel liegt fT3 bei 2,5 Pikogramm pro Milliliter (pg/ml), damit ist ein rT3 von 330 Pikogramm pro Milliliter (pg/ml) zu hoch und täuscht so eine Schilddrüsenunterfunktion vor, die in Wirklichkeit durch Stressreduktion behandelt werden könnte. Das Ganze nennt sich dann auch das Low Thyroid Syndrome. Auch hier siehst du: Nur der TSH-Wert hätte dich in die Irre geführt …

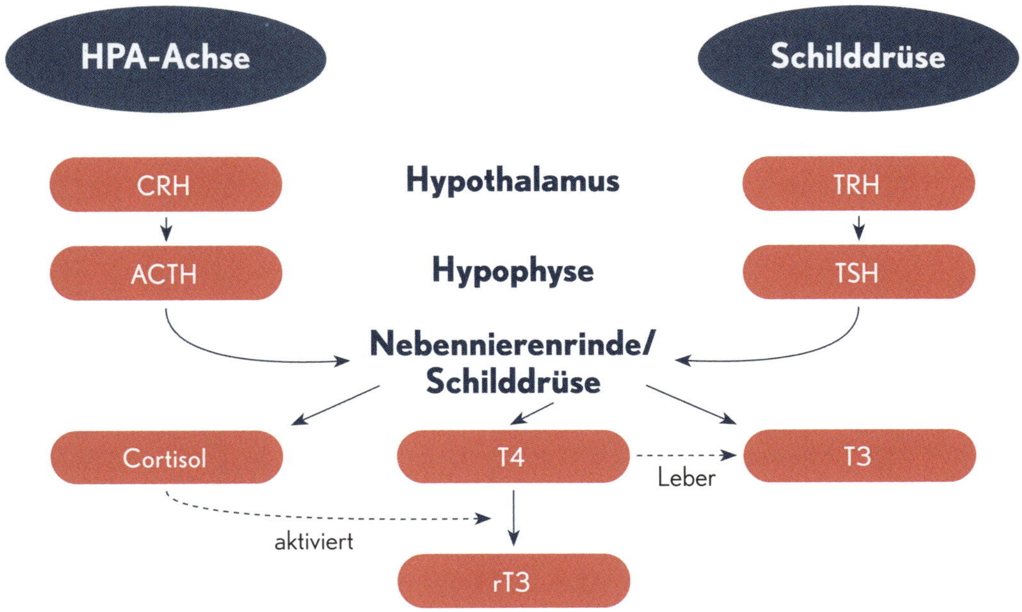

Sekundäre Schilddrüsenunterfunktion

Jetzt kommt wieder absolutes Profiwissen! Gehen wir nun einmal von einer ganz anderen Patientin aus, Lisa. Unsere Patientin kommt zu uns und bringt bereits einen TSH-Wert von 1,19 International Milliunits pro Liter (mIU/l) mit. Sie kommt vom Hausarzt mit Amenorrhoe (Ausbleiben der Regelblutung) nach Absetzen der Pille vor vier Jahren, Energiemangel, aufgeblähtem Bauch und Schlafstörungen. Bei ihr wurden einige Werte gemessen, aber eine Schilddrüsenunterfunktion schnell mittels TSH ausgeschlossen. Sie hat allerdings keine Periode und daher hatte ihre Gynäkologin vor zwei Monaten auch einmalig Blutwerte bestimmt. Progesteron und Estradiol seien beide stark erniedrigt gewesen, mehr wusste die Patientin aber leider nicht mehr (auf den Zyklus gehen wir ab Seite 160 genauer ein).

Ist durch dieses TSH nun eine Schilddrüsenunterfunktion wirklich ausgeschlossen? NEIN! Denn hier liegt eine ganz spezielle Situation vor, die heutzutage leider immer häufiger wird und die die meisten Therapeuten übersehen. Einer der Gründe kann das Absetzen der oralen Kontrazeption (der Pille) sein. Schauen wir uns hier einmal die freien Hormone genauer an.

Blutwert	Gemessener Wert	Referenzbereich	Gemessener Wert im Referenzbereich
TSH, Basalwert	1,19 mIU/l	0,22–4,46	
Freies T3 (Trijodthyronin)	2,42 pg/ml	2,3–3,8	
Freies T4 (Thyroxin)	0,85 ng/dl	0,9–1,6	
Estradiol	24,1 pg/ml	55,8–214,2 (Lutealphase)	
Progesteron	0,34 ng/ml	0,72–17,80 (Lutealphase)	

Komisch, oder? Die freien Werte zeigen eine klare Unterfunktion an, das TSH sieht aber völlig normal aus. Woran kann das liegen? Normalerweise müsste das TSH bei solchen freien Werten deutlich höher sein, das ist es aber nicht. Daher nennt man diese Form auch die sekundäre Schilddrüsenunterfunktion, denn die Hypophyse triggert die Schilddrüse nicht ausreichend und daher werden nicht genügend Hormone gebildet. Eine Unterfunktion ist es definitionsgemäß immer dann, wenn einfach zu wenig freie Hormone gebildet werden. Das kann dann aber entweder an der Schilddrüse selbst liegen oder zum Beispiel an der Hypophyse.

Was läuft denn in der Hypophyse falsch? In diesem Fall liegt es an der Verschaltung der Achsen, die beide nicht richtig funktionieren: die Schilddrüsen- und Sexualhormon-Achse. Beide haben einen übergeordneten Taktgeber, die Hypophyse, und hier kommt es zu einer fehlerhaften Verschaltung. Deshalb wird zu wenig TSH produziert, um die Schilddrüsenhormone in ausreichender Menge zu bilden. In diesem Fall sollten immer die Sexualhormone mitbestimmt werden. Was wäre das Vorgehen? Neben Lifestyle-Optimierungen ist die Gabe von Schilddrüsenhormonen wie Thyroxin die einfachste Option. Wir wissen nicht, was Henne und was Ei ist. Daher sollte angestrebt werden, den Zyklus zurückzubekommen und die Schilddrüsen-Hormon-Achse erneut zu checken, denn oft können die Hormone dann wieder abgesetzt werden. Auch hier war die reine TSH-Messung nicht hilfreich!

Es gibt noch einen Fall der sekundären Unterfunktion, der nicht parallel zu Sexualhormonstörungen vorliegt. Hier ist der TSH-Wert deutlich zu niedrig. Dieses Signal bleibt aus und es werden kaum freie Hormone produziert. Dies kann bei Erkrankungen der Hypophyse vorliegen.

Schilddrüsenüberfunktion

Bei der Schilddrüsenüberfunktion verhält es sich genau gegenteilig zur Unterfunktion. Es gibt allerdings nicht so viele verschiedene Unterarten. Die Überfunktion bezieht sich wie sonst auch auf die freien Werte (fT3 und fT4), die hier erhöht oder stark erhöht sind. Das TSH ist in aller Regel kompensatorisch erniedrigt. Wobei auch das variieren kann, je nachdem, wo das Problem liegt. Liegt es in der Schilddrüse selbst, weil wir beispielsweise eine Autonomie haben und die Schilddrüse wahllos Hormone nachproduziert, so ist das TSH erniedrigt. Eine Schilddrüsenautonomie ist eine Erkrankung der Schilddrüse, bei der die Schilddrüsenzellen unabhängig von der Kontrolle durch das körpereigene Hormonsystem arbeiten und ohne Signal aus der Hypophyse oder dem Hypothalamus Schilddrüsenhormone produzieren.

Ein Schilddrüsenultraschall, eine Szintigrafie oder unter Umständen auch eine Punktion können hier Klarheit verschaffen. Bevor aber zur invasiven Diagnostik gegriffen wird, sollte zunächst der Antikörper TRAK bestimmt werden. TRAK steht für TSH-Rezeptor-Autoantikörper und kommt vorwiegend bei Morbus Basedow vor. Diese TRAKs imitieren TSH, binden am TSH-Rezeptor an der Schilddrüse und führen zu einer Dauerstimulation. Auch in diesem Fall ist TSH erniedrigt.

Blutwert	Gemessener Wert	Referenzbereich	Gemessener Wert im Referenzbereich
TSH, Basalwert	0,01 mIU/l	0,22–4,46	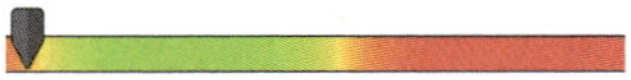
Freies T3 (Trijodthyronin)	8,30 pg/ml	2,3–3,8	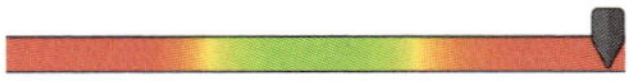
Freies T4 (Thyroxin)	2,30 ng/dl	0,9–1,6	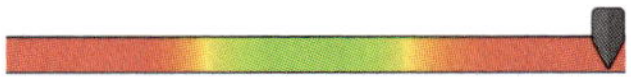

In den seltenen Fällen, in denen alle drei Werte erhöht sind, also TSH, fT3 und fT4, könnte auch ein Tumor an der Hypophyse vorliegen, der zu einer Dauerproduktion von TSH führt, aber nicht mehr auf das negative Feedback reagiert. Die Diagnostik der Überfunktion ist damit deutlich einfacher. Auch die Therapie besteht je nach Ursache aus verschiedenen Ansätzen von allgemeiner entzündungshemmender, medikamentöser Therapie mit Thyreostatika bis hin zu Strahlentherapie wie der Radiojodtherapie oder sogar der Entfernung der Schilddrüse.

Überfunktion	Unterfunktion
Durchfall	Verstopfung
Gewichtsabnahme	Gewichtszunahme
Fettige Haut	Trockene Haut
Schwitzen	Frieren
Hyperaktivität	Antriebslosigkeit
Aggressivität	Weinerlichkeit
Schlaflosigkeit	Erhöhtes Schlafbedürfnis
Hoher Blutdruck	Niedriger Blutdruck
Hyperventilieren	Erschwerte Atmung
Heißhunger	Appetitlosigkeit

Zusammenfassung

Es gibt neben den oben beschriebenen Situationen noch durchaus weitere optionale Konstellationen und natürlich noch weit mehr Erkrankungen, als ich hier aufgezählt habe. Einen Überblick soll dir aber noch diese Tabelle geben. Wir können also festhalten: Das TSH allein reicht in keiner der erwähnten Situationen aus, um sicher eine Unter- oder Überfunktion auszuschließen. Es geht meiner Ansicht nach vielmehr um die Interpretation der Zusammenhänge der verschiedenen Laborwerte als um die Aussagekraft von Einzelwerten.

Schilddrüse	TSH	fT3	fT4	rT3
Ausgeglichene Schilddrüse	normal	normal	normal	normal
Primäre Unterfunktion und funktionelle Unterfunktion	↑	↓	↓	
Sekundäre Unterfunktion (Hypophyse)	↓	↓	↓	
Low Thyroid Syndrome	↑	↓	↓	↑
Überfunktion	↓	↑	↑	

↓ *erniedrigt* ↑ *erhöht*

Therapiebeispiel

Einen kleinen Einblick in die verschiedenen Therapien habe ich dir bereits bei den verschiedenen Lektionen der Laborkonstellationen gegeben. Die Grundstoffe Jod, Eisen, Tyrosin und Selen spielen hier die entscheidende Rolle. Gerade der Mineralstoff Selen ist sehr häufig im Mangel, da wir hier in Deutschland in einem potenziellen Mangelgebiet leben. Braucht man dafür jetzt immer Supplemente? Nein, nicht zwingend. Eine Paranuss am Tag deckt den Bedarf an Selen ziemlich gut ab. Die Supplementation kann im Einzelfall aber natürlich ebenfalls sehr viel Sinn ergeben, vor allem bei starken Mängeln. Gerade auch die Kombinationsgabe von Selen und Jod bietet sich oft an. Auch hier gibt es tatsächlich viele Mythen wie zum Beispiel Jod und Hashimoto. Jod kann, darf und sollte im individuellen Fall auch bei Hashimoto gegeben werden. Allgemeingültige Aussagen kann man hier nicht treffen, denn es hängt stark von den einzelnen Werten ab. So kann man aber eben auch nicht generell von der Jodsupplementierung in diesem Fall abraten.

Eine weitere gute Möglichkeit, die bei einer Unterfunktion oder auch bei den Symptomen einer Unterfunktion helfen kann, ist Kälte. Kältetherapie kann das fT3 erhöhen, denn es steigert unter anderem die Konversionsrate. Auch das ist schon in mehreren Studien bewiesen worden. Hier gilt es, langsam anzufangen und sukzessive zu steigern. Zwei Minuten unter der eiskalten Dusche ist ein guter Orientierungswert, den man versuchen kann zu erreichen.

Neben den oben genannten Supplementen kann auch Ashwagandha helfen, die freien Hormone fT3 und fT4 zu steigern. Auch das zeigen uns wissenschaftliche Daten. Hier ist die Ursache allerdings noch nicht geklärt und die Forschung steht eher noch am Anfang. Ob und wenn ja, wie hoch die Werte ansteigen, ist noch nicht final geklärt, daher würde ich nach einer Einnahme von sechs Wochen auf jeden Fall eine Nachkontrolle in Erwägung ziehen. Auch hier gelten momentan Dosierungen von 600 Milligramm als nötige Dosis. Ashwagandha senkt auch den TSH-Wert. Hier ist allerdings nicht klar, was Henne und was Ei ist. Denn es wirkt sich ebenfalls auf das Stresssystem über Anpassung von erhöhtem Cortisol aus, und auch das könnte eine denkbare Veränderung der Schilddrüsenfunktion bewirken. Wie gesagt, der Wirkungsmechanismus ist nicht final geklärt. Ich verwende es dennoch sehr gerne bei Schilddrüsenunterfunktionen, kontrolliere aber regelmäßig die Werte.

Kommen wir noch einmal auf die Ernährung zu sprechen. Haben wir eine autoimmune Genese wie beispielsweise bei Hashimoto vorliegen, so sollten wir uns um das generelle Entzündungsgeschehen kümmern. Das heißt im Klartext: Alles, was Entzündungen verursachen kann, sollte reduziert werden. Ein Stoff, der in diesem Zusammenhang genannt werden kann, ist Gluten. Ich will hier keineswegs Gluten verteufeln oder sagen, dass ab jetzt jeder Gluten meiden sollte, denn dafür gibt es keine stichhaltigen Beweise. Aber meiner Erfahrung nach sollte man mit Gluten bei Autoimmunerkrankungen vorsichtig umgehen. Was nicht bedeutet, dass man es gänzlich vom Speiseplan entfernen muss, aber es sollte eine bewusste Auseinandersetzung damit stattfinden. Einige Experten berichten auch über eine mögliche Korrelation zwischen dem Glutenverzicht und dem Abfallen der TPO-Antikörper. Ich habe sehr gute Erfahrungen damit gemacht, Gluten bei Autoimmunerkrankungen erst einmal zu streichen – was du daraus machst, musst du für dich selbst entscheiden. Die Dosis macht hier wie bei allem das Gift.

Entschlüssle den Blutwerte-Code: Gesunde Schilddrüse

Blutwerte

- TSH
- fT3
- fT4
- Ferritin
- Selen
- Gesamteiweiß
- Aminosäuren
- Jod (im Urin messen)
- rT3

Supplemente

- Ashwagandha
- Eisen
- Selen
- Jod
- Aminosäuren

Lifestyle

- Stressreduktion
- antientzündliche Ernährung
- Kälte

DEIN ZIEL: HERZGESUNDHEIT

Überblick

Vielleicht hast du die Überschrift »Herzgesundheit« gelesen und dachtest dir instinktiv: »Mit dem Herzen habe ich keine Probleme, also ist dieses Kapitel eigentlich auch nichts für mich. Es ist eher etwas für alte Menschen, die mit Bluthochdruck und solchen Problemen zu kämpfen haben.«

Ein ganz klares NEIN an dieser Stelle von mir dazu!

Dieses Kapitel ist das wohl wichtigste des ganzen Buches – egal, ob du 25, 30, 40 oder 50 Jahre alt bist. Gerade für die jüngeren Generationen spielt es eine unglaublich wichtige und lebensverändernde Rolle. Besonders, weil wir frühzeitig den meisten Einfluss darauf haben können. Leider wird es aber meistens von dieser Altersgruppe noch viel zu stark vernachlässigt.

Herz-Kreislauf-Erkrankungen sind die Todesursache Nummer 1, und das mit einem beachtlichen Vorsprung auf Platz 2! Wenn wir in Sachen Gesundheit wirklich nachhaltig etwas verändern wollen, dann sollten wir genau bei diesem Thema ansetzen.

Was genau meine ich damit jetzt? Lass mich dir das Ganze einmal bildlich erklären. Einer meiner Mentoren, Peter Attia, nutzte einmal eine sehr anschauliche Art und Weise, dies zu erklären: Stell dir das Leben wie eine Fahrt in deinem Lieblingssportwagen von Punkt A zu Punkt B vor. Punkt A ist deine Geburt und bei Punkt B ist der Moment gekommen, an dem du mit dem Auto von einer Klippe stürzt – also dein Tod. Die Zeit, die du benötigst, um von Punkt A zu Punkt B zu gelangen, ist deine Lebenszeit, und es geht eigentlich darum, diese Zeit so lange wie möglich zu gestalten. Aber die Zeit im Auto soll eben auch so schön wie möglich sein. In deinem Sportwagen gibt es nur eine einzige Regel: Das Auto darf niemals zum Stoppen kommen, schließlich können wir das Altern zum jetzigen Zeitpunkt auch nicht stoppen. Du kannst aber beeinflussen, wie schnell es fährt. Du hast also die Option, die Bremse oder aber das Gaspedal zu nutzen. Du bist also die einzige Person, die dafür verantwortlich ist, wie lange deine Fahrt bis zu Punkt B dauert. Den meisten Menschen ist dieser Fakt, dass sie ihre Gesundheit wirklich zum allergrößten Teil selbst in der Hand haben, gar nicht bewusst oder vielleicht verdrängen sie ihn auch.

Also, was genau ist unser Ziel? Es geht nicht unbedingt nur darum, möglichst wenig Gas zu geben und so viel auf die Bremse zu treten wie möglich, sondern wie immer um die richtige Balance. Natürlich ganz abhängig davon, wo du dich nun individuell auf deiner Strecke zu Punkt B befindest. Bist du noch 500 Kilometer von deinem Ziel entfernt, musst du nicht ganz so stark auf die Bremse treten wie jemand, der nur noch 2000 Meter von der Klippe entfernt ist. Der Punkt auf der Strecke ist also dein individuelles Lebensalter.

Warum ist es jetzt aber so wichtig, schon in frühen Jahren auf das Thema Herzgesundheit zu achten und sich über verschiedene Strategien Gedanken zu machen? Ein Auto, das einmal wirklich an Fahrt aufgenommen hat, hat einen deutlich längeren Bremsweg. Je mehr Speed man also aufgenommen hat, desto schwerer wird es, langsamer zu werden, und vor allem desto härter muss man auch wirklich bremsen! Du kannst also dafür sorgen, dass dein Auto niemals in den Bereich der Höchstgeschwindigkeit kommt und du damit auch niemals die Kontrolle verlierst. Welche Dinge sind denn nun – wie man es umgangssprachlich nennt – der Bleifuß fürs Gaspedal? Die wahrscheinlich größten Treiber von Herz-Kreislauf-Erkrankungen sind Rauchen, Bluthochdruck und ApoB als direkter Blutwert. Natürlich spielen noch ganz viele weitere Dinge wie chronische Entzündungen, Ernährung, Bewegung und Schlaf eine entscheidende Rolle, aber diese drei sind meiner und der Meinung vieler Experten nach mit die Haupttaktgeber. Was haben alle drei gemeinsam? Sie können von jedem direkt beeinflusst werden.

AUCH JUNGE MENSCHEN SOLLTEN SICH UM IHRE HERZGESUNDHEIT KÜMMERN – DIE LEBENSQUALITÄT IM ALTER HÄNGT DAVON AB.

Mit dem Rauchen kann man aufhören. Den Bluthochdruck kann man senken, sei es durch Lifestyle-Anpassungen wie Sport, Ernährung und Körpergewichtsreduktion. ApoB kann man im Blut messen und ebenfalls durch Lifestyle-Anpassungen und eventuell auch Medikamente beeinflussen. Die Anpassungen sind dann also wiederum das Treten auf die Bremse.

Das Tückische an kardiovaskulären Erkrankungen ist das Stadium, bevor sie zum wirklichen Problem werden. Kennst du jemanden, der dir erzählt hat, dass er seinen Bluthochdruck gespürt hat, bevor er da war? Wie eine Erkältung, die man eventuell schon am Vorabend spürt? Die Antwort wird sehr wahrscheinlich NEIN lauten, denn meistens bemerkt man sie erst dann, wenn es zu spät ist. Es ist aber niemals zu spät, um auf die Bremse zu treten. Nur kann es eben sein, dass man umso radikalere Veränderungen braucht, je weiter fortgeschritten die Probleme sind. Die Entstehung von Herz-Kreislauf-Erkrankungen kann enorm lange dauern und genau deshalb ist es so wichtig, schon frühzeitig zu verstehen, was genau es braucht, um das Risiko dafür zu senken.

Die Entstehung solcher Erkrankungen, beispielsweise eines Herzinfarktes, ist in aller Regel sehr ähnlich. Die Ursachen sind multivalent, aber zumeist haben wir eine Kombination aus chronischen Entzündungen und einer erhöhten Anzahl an Cholesterin-Taxis, den sogenannten Lipoproteinen. Diese erhöhten Cholesterin-Taxis, insbesondere die vom Typ ApoB, führen zu Arteriosklerose. Was das ist? Dir fallen dazu sicher die Stichworte Plaque-Ansammlungen oder verkalkte Gefäße ein. Zudem bewirken Cholesterin-Taxis in einer Art und Weise, die uns noch nicht hundertprozentig bekannt ist, eine Veränderung der inneren Schicht der Gefäße, des Endothels. Dieser Schaden der inneren Gefäßwand macht es dann den Taxis, in denen Cholesterin transportiert wird, wiederum einfacher, dass sie sich an die Wand der Koronararterien binden können. Danach entsteht in einem komplexen Mechanismus des Immunsystems mit Makrophagen, Schaumzellen und eben dem Cholesterin die Arteriosklerose. Diese wird dann immer größer. Wenn sie zu groß geworden ist, wird der Teil des Organs (in dem Fall das Herz) dahinter nicht mehr richtig durchblutet und es kommt zum akuten Sauerstoffmangel.

Diese Situation gilt es unbedingt zu verhindern und deswegen versuche ich, dir gleich das notwendige Toolkit von Blutwerten an die Hand zu geben.

Es gibt natürlich noch weitere viel spezifischere Blutwerte, die sich auf die Akutdiagnostik des Herzinfarktes oder die Herzinsuffizienz beziehen. Hier wären Werte wie NT-proBNP, Troponin T und viele weitere relevant, aber auf diese werden wir hier nicht eingehen. Mein Ziel ist es, dir hier ein Protokoll aus Werten an die Hand zu geben, damit es gar nicht erst so weit kommt und wir es irgendwann endlich nach vielen Jahren schaffen, kardiovaskuläre Erkrankungen von Platz 1 der Todesursachen zu verdrängen. Betrachten wir das mal anhand eines Beispiels.

Problem: »Ich kann nicht mehr mit meinem Enkel mithalten.«

Wir haben heute Leon vor uns. Leon ist 43 Jahre jung und möchte seinen Gesundheitszustand checken lassen. Er hat eigentlich keine richtigen gesundheitlichen Probleme. Nur so Dinge, die irgendwie fast jeder hat und die damit ja auch irgendwie normal sind. Oder?! Er hatte schon mal mehr Energie, schläft aber eigentlich ganz gut, auch wenn er sich jetzt morgens nicht unbedingt danach fühlt, Bäume ausreißen zu können. Er hat viele Freunde und jeder von ihnen hat irgendeine andere Gesundheitseinstellung. Der eine ist Veganer, weil es wohl sehr gesund sein soll, der andere macht etwas, das sich intermittierendes Fasten nennt, und Leon ist sich einfach sehr unsicher, was genau davon jetzt für ihn das Richtige ist. Er hat eine Tochter, die jetzt gerade jung Mutter geworden ist, und er liebt es, mit seinem kleinen Enkel Zeit zu verbringen. Er merkt aber auch, dass er mit dem Kleinen nicht mehr so wirklich mithalten kann und auch einfach schnell aus der Puste ist. Er erinnert sich noch, dass sein Vater irgendwann auch mal was mit dem Herzen hatte, aber er weiß nicht so genau, was. Leon selbst hatte aber nie Herzprobleme.

Als wir uns Leon etwas genauer anschauen, fällt schnell auf, dass er für seine Körpergröße etwas zu viel wiegt. 100 Kilogramm auf 1,80 Meter bedeutet ein BMI von 31. Das ist laut der aktuellen Einteilung etwas zu hoch. Ist das jetzt schlimm? Der BMI ist ein Wert, der medizinisch versucht, große Gruppen von Menschen zu klassifizieren. Für Einzelpersonen ist er eher ungeeignet. Vor allem macht der BMI keinen Unterschied zwischen den einzelnen Geweben, also Muskulatur oder Körperfett. Im Vergleich dazu hat ein 1,83 Meter großer und 90 Kilogramm schwerer muskulöser Mann auch einen erhöhten BMI von 26,9 und hat damit laut Einteilung der BMI-Skala ein leichtes Übergewicht. Man sieht also an diesem Beispiel, dass der BMI eine grobe Richtung vorgibt, aber keine präzise Aussage über ein Individuum trifft. Bei Übergewicht ist es ähnlich. Es ist einer der größten Risikofaktoren für Herz-Kreislauf-Erkrankungen wie zum Beispiel Bluthochdruck, aber man muss dies noch ein wenig weiter differenzieren. Wir wissen heutzutage, dass nicht das Gewicht per se das Problem ist. Treibt man als über- oder schöner formuliert mehrgewichtige Person regelmäßig (und damit meine ich mindestens viermal pro Woche) Sport, so hat man damit wahrscheinlich einen besseren Gesundheitszustand als jemand, der normalgewichtig ist, aber keinen Sport treibt. Adipositas, wie es im medizinischen Fachjargon heißt, ist nicht nur in Hinblick auf das Übergewicht oder Körperfett zu betrachten, sondern meiner Ansicht nach viel eher als komplexes Krankheitsbild bestehend aus Insulinresistenz, erhöhtem Körperfett, erhöhten Entzündungen im Körper und vielem mehr.

Das Körpergewicht direkt zu beeinflussen, ist eigentlich nicht möglich, deshalb sollte man sich auch nicht zu sehr darauf versteifen. Es gibt aber Variablen, die man beeinflussen kann, die sich dann wiederum sekundär auf das Körpergewicht auswirken. Es gibt verschiedene Strategien wie regelmäßig Sport treiben und die Regeneration zu stärken. Man sollte sich also auf das fokussieren, was man auch wirklich verändern kann. Wir wissen bis heute ehrlich gesagt nicht, ob das Übergewicht eine Folge oder Ursache beispielsweise einer begleitenden Insulinresistenz ist. Im komplexen Feld der Medizin funktioniert es eben nicht immer, einfach nur die Kalorien zu reduzieren. Auch wenn das in der Theorie natürlich immer denkbar ist, sieht die Praxis oft ganz anders aus, was aber nicht bedeutet, dass eine Kalorienreduktion bei vielen Menschen nicht auch wunderbar funktioniert.

ÜBERGEWICHT IST NICHT GLEICH ÜBERGEWICHT! ES KOMMT AUF WEITERE FAKTOREN AN.

Leon raucht seit seinem 18. Lebensjahr nicht mehr. Auf unsere Nachfrage nach seinen sportlichen Aktivitäten entgegnet er so etwas wie: »Ich trainiere wirklich regelmäßig, so zweimal die Woche. Wenn ich ehrlich bin, aber eigentlich nur Fahrrad fahren oder ein bisschen Gerätetraining im Fitnessstudio.« Da macht er aber seit vier Jahren dann eigentlich immer das Gleiche. Vorerkrankungen hat er auch keine, die ihm bekannt sind, und an die letzte Blutabnahme kann er sich schon nicht mehr erinnern.

Diagnostik: Wie kommst du an dein Ziel?

Leon ist wirklich ein typischer Patient. Mit Mitte 40 fängt er an zu verstehen, wie wichtig ihm seine Gesundheit ist, und möchte jetzt genau wissen, was er machen kann, um seine Gesundheit zu verbessern oder wie in seinem speziellen Fall: mit seinem Enkel mithalten zu können, und das am besten auch so lange wie möglich. Natürlich fängt man am besten so früh wie möglich an, sich um dieses Thema zu kümmern, aber auch hier gilt: Es ist niemals zu spät!

Wie anfänglich beschrieben, ist das Tückische an Herz-Kreislauf-Erkrankungen, dass sie eine unglaubliche lange Progressionszeit haben und damit anfänglich keinerlei Symptome auftreten. Gerade deshalb ist das frühe Erkennen auch so wichtig, denn wir haben starke und auch potente Waffen dagegen. Je später erkannt, desto größer und aggressiver müssen die Geschütze aber auch sein. Die genauen Tools und Strategien werden wir im Therapiebeispiel (ab Seite 156) exemplarisch durchgehen.

Jetzt kommen wir erst einmal zu den Blutwerten. Wichtig ist hier, dass Leon sagt, er habe schon lange keine Analyse mehr gehabt. Deshalb sollten nicht nur die Werte aus diesem Kapitel bestimmt werden, sondern auch der allgemeine Gesundheitscheck und die männlichen Hormone. Im Folgenden legen wir unseren Fokus auf das Thema Cholesterin beziehungsweise Herzgesundheit.

Blutwert	Gemessener Wert	Referenzbereich	Gemessener Wert im Referenzbereich
LDL-Cholesterin	114 mg/dl	< 130	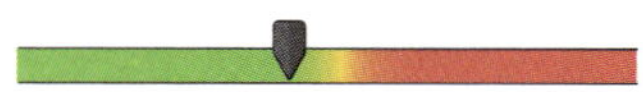
HDL-Cholesterin	56 mg/dl	> 40	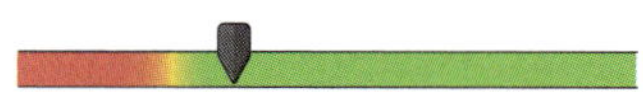
LDL/HDL-atherogener Index	2,1 Index	< 3,0	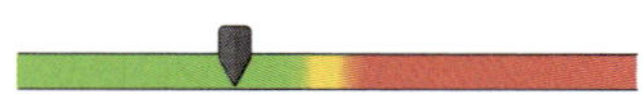
Triglyceride	58 mg/dl	< 150	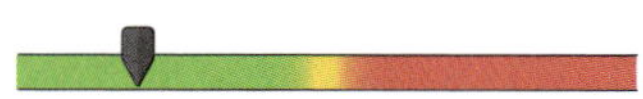
Apolipoprotein B	85 mg/dl	56–162	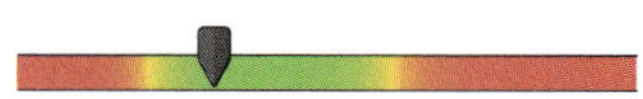
Lipoprotein (a) nephelometrisch	< 0,02 g/l	< 0,3	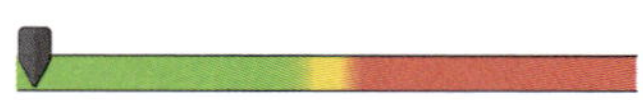

Cholesterin

Zunächst einmal müssen wir ein paar Worte über Cholesterin verlieren. Auch wenn die meisten Menschen mit Cholesterin nur etwas Schlechtes verbinden, ist es ein lebensnotwendiger Rohstoff für uns. Du kennst sicher die großen Sprüche über das gefährliche und böse Cholesterin, das man unbedingt senken muss. Stimmt das? Man kann die Frage leider weder mit einem klaren Ja noch Nein beantworten. Es kommt drauf an ... Der Teufel steckt wie so oft einfach im Detail. Das gesamte Cholesterin selbst ist gar nicht das wirkliche Problem.

Ich spreche bewusst vom gesamten Cholesterin, denn genauso heißt auch der Blutwert, das Gesamtcholesterin. Immer wieder sehe und höre ich in der Praxis: »Das Gesamtcholesterin muss gesenkt werden.« Manchmal bin ich mir nicht sicher, ob das Richtige damit gemeint ist oder es nicht besser gewusst wird. Das Gesamtcholesterin spielt nur eine untergeordnete Rolle, denn es repräsentiert lediglich die Summe der Cholesterine, die in kleinen Taxis, den Lipoproteinen, durchs Blut transportiert wird. Auf die Lipoproteine gehen wir gleich genauer ein, denn sie spielen die entscheidende Rolle! Nur dieser Wert allein ist also nicht wirklich aussagekräftig und es braucht mehr Werte, um eine wirkliche Risikoabschätzung treffen zu können.

Herzgesundheit – die wichtigsten Begriffe

- **Cholesterin:** lebensnotwendiger Rohstoff im Körper und indirekter Risikofaktor für Herz-Kreislauf-Erkrankungen
- **Cholesterin-Taxis:** Lipoproteine, die das Cholesterin im Blut transportieren
- **ApoB (Apolipoprotein B):** Alle Lipoproteine, die das Oberflächenprotein Apolipoprotein B tragen, werden potenziell mit dem Entstehen von Arteriosklerose in Verbindung gebracht – dazu gehören beispielsweise: LDL, VLDL, IDL und Lp(a).
- **Triglyceride:** wichtige Energiespeicher im Körper
- **HDL (High Density Lipoprotein):** Lipoprotein (eine Verbindung aus Eiweißen und Fetten), das für den Abtransport von überschüssigem Cholesterin zuständig ist und oft als »gutes« Cholesterin bezeichnet wird
- **LDL (Low Density Lipoprotein):** transportiert Cholesterin aus der Leber in den Körper und erhöht das Risiko für Herz-Kreislauf-Erkrankungen
- **Lp(a):** Lipoprotein, das als Biomarker das genetische Risiko für Herz-Kreislauf-Erkrankungen darstellen kann

Triglyceride

Die Triglyceride gehören zu fast jedem Fettstoffwechsel-Panel, denn sie geben Auskunft über den Gehalt an Triglyceriden im Blut. Triglyceride sind eine Form von Fett, die in den Zellen des Körpers gespeichert und als Energiereserve verwendet wird. Stell es dir also wie eine Art Speicherfett vor. Ein erhöhter Triglycerid-Wert im Blut kann unter Umständen ein Risikofaktor für Herz-Kreislauf-Erkrankungen sein, insbesondere wenn er in Verbindung mit anderen Risikofaktoren wie Übergewicht, hohem Blutdruck und erhöhten Blutfettwerten auftritt. Es kann unter anderen Bedingungen (zum Beispiel bei niedrigen ApoB-Werten) aber auch völlig undramatisch sein. Dazu im nächsten Kapitel mehr. Man betrachtet diesen Wert also wie fast alle Blutwerte in Kombination mit den dazugehörigen Lifestyle-Faktoren, Symptomen und vor allem den Blutwerten der Lipoproteine.

Die Triglyceridwerte haben aber vor allen Dingen einen indirekten Vorteil. Es gibt nämlich einen hilfreichen Quotienten, den wir mit ihrer Hilfe berechnen können und der uns indirekt etwas über die Insulinsensitivität beziehungsweise eventuelle -resistenz aussagt. Der besagte Quotient wird aus Triglyceriden und HDL gezogen und sollte so niedrig sein, wie es nur geht.

Indirekte Insulinsensitivität = Triglyceride ÷ HDL

Wir wollen hier im besten Fall Werte von weniger als 1 haben. Was bedeutet das einfach gesprochen? Das HDL steht unter dem Bruchstrich und sollte damit im besten Falle größer sein als die Triglyceride. Ist das Verhältnis kleiner als 1, können wir in aller Regel von einer guten Insulinsensitivität ausgehen.

Erhöhte Triglyceride haben aber nicht unbedingt nur etwas mit Herz-Kreislauf-Erkrankungen zu tun, sondern auch mit der Leber. So zeigt ein erhöhter Wert ebenfalls ein erhöhtes Risiko für Fettleber-Erkrankungen, wie die nicht-alkoholische Fettleber-Erkrankung (NAFLD). Hier wäre es wichtig, sich vor allem die Leberwerte GOT und GPT genauer anzuschauen. Zusammenfassend kann man sagen: Die Triglyceride sind nicht die wichtigsten Werte für die Aussage eines kardiovaskulären Risikos, denn das sind die Lipoproteine.

Lipo- und Apolipoproteine: LDL, HDL und ApoB

Fast jede Zelle unseres Körpers kann eigenständig Cholesterin herstellen, weshalb wir also wenig Cholesterin zirkulierend im Blut benötigen. Einfach so im Blut herumschwimmen kann es eh nicht, denn das würde dann so aussehen, als würde man Öl in Wasser schütten und darauf hoffen, dass es sich vermischt. Das tut es aber nicht, denn Öl wie auch Cholesterin ist lipophil und mischt sich daher nicht mit Wasser. Wir brauchen also etwas, das sich in einem wässrigen Milieu wie unserem Blut gut mischen kann, im Inneren aber Cholesterin für den Transport binden kann. Hier kommen die Lipoproteine ins Spiel. Ich möchte hier nicht auf den komplexen Mechanismus der Entstehung und Wirkweise jedes einzelnen Lipoproteins eingehen, sondern mich darauf konzentrieren, welche nun gut und welche eher schlecht sind beziehungsweise was genau wir davon wie im Blut messen können.

HDL und LDL

Wir haben also verschiedene Lipoproteine wie HDL, LDL, VLDL und weitere, die Cholesterin durch unser Blut transportieren. Einige davon sind eher gut für uns und andere setzen sich an der Gefäßwand ab und erhöhen damit das Risiko für Arteriosklerose und kardiovaskuläre Erkrankungen. Früher haben wir uns primär HDL und LDL angeschaut. Leider macht das der allergrößte Teil auch heute noch so. Man kann sich einfach anhand von zwei Merksätzen merken, welches davon gut und welches eher schlecht ist. HDL hat dich lieb und LDL lässt dich leiden. Klar so weit? Die Grundannahme war bisher also: Wir wollen das HDL schön hoch und das LDL schön niedrig haben. Dem ist aber nur bedingt so, denn in den letzten Jahren hat man herausgefunden, dass für das HDL folgende Bedingung gilt. Niedrig ist schlecht, aber zu hoch ist auch nicht gut. Beim LDL ist es einfach: Hoch ist schlecht und niedrig ist gut. Okay, aber was ist mit VLDL und den weiteren eben angesprochenen Lipoproteinen? Guter Punkt, in den meisten Fällen werden sie außer Acht gelassen, was nicht klug ist, denn sie haben ebenfalls einen großen Einfluss. Viele davon sind allerdings Zwischenstufen und zum Teil auch sehr kurzlebig. Betrachten wir das Thema noch einmal von einer anderen Seite.

Apolipoproteine

Es gibt eine grobe Einteilung innerhalb der Lipoproteine. Und zwar abhängig davon, welches Apolipoprotein sie tragen. Vorsicht, hier musst du auf die Begrifflichkeiten achten. Lipoproteine ist der Oberbegriff für alle Cholesterin-Taxis und Apolipoproteine sind bestimmte Proteine, die sich auf den Lipoproteinen befinden. Diese Apolipoproteine unterscheiden sich. Es gibt nämlich das Apolipoprotein A, kurz ApoA, und Apolipoprotein B, kurz ApoB. Jedes davon hat viele verschiedene Untergruppen, auf die wir hier erst einmal nicht genauer eingehen wollen.

Anhand von ApoA und ApoB können wir nun eine vereinfachte Einteilung der Lipoproteine vornehmen. In die Klasse der ApoA tragenden Lipoproteine gehört primär HDL, welches wir eben als gutes Lipoprotein definiert haben. Alle anderen, also die »schlechten« beziehungsweise Risiko erhöhenden Lipoproteine (vor allem LDL, VLDL, IDL und auch Lp[a]), tragen ApoB. Zusammenfassend kann man also sagen: HDL direkt als fast einziges Lipoprotein im ApoA-Kosmos zu messen, kann Sinn ergeben. Das mache ich auch in der Praxis genauso, allerdings richte ich mich mittlerweile kaum mehr nach diesem Wert. Denn auch ein gutes HDL von beispielsweise 60 bis 70 Milligramm pro Deziliter (mg/dl) wirkt nur sehr bedingt einem schlechten, also hohen LDL oder ApoB entgegen.

Zugegebenermaßen besteht die ApoB-Fraktion zum größten Teil aus LDL, aber eben auch aus anderen Lipoproteinen, weshalb es mehr Sinn ergibt, direkt ApoB zu messen. Auch das zeigen neueste Studiendaten aus den USA.

Die Bestimmung der typischen Parameter LDL ist aber deshalb nicht obsolet geworden, denn sie korreliert eben stark mit ApoB und ein Großteil der Labore hat leider noch nicht die Gegebenheiten, um diesen Wert zu bestimmen.

Wie niedrig sollte ApoB denn nun sein? Hier sind sich die führenden Experten einig, auch wenn es noch wenig Daten dafür gibt. So niedrig wie möglich! Dementsprechend ist der Referenzbereich von 56 bis 162 Milligramm pro Deziliter (mg/dl) nicht nur sehr breit, sondern eigentlich auch zu schwach in den unteren Bereichen. Hier ist eher die Rede von Werten um die 30 Milligramm pro Deziliter (mg/dl).

Auch wenn die untere Grenze noch nicht klar abgrenzbar ist, so steht eines zu 100 Prozent fest: Es gibt kein Szenario, bei dem hohe LDL- oder ApoB-Werte mit einem niedrigeren Risiko einhergehen! Um noch einmal klar und deutlich darauf aufmerksam zu machen: Je nach Anstieg von ApoB sprechen wir von einer Zunahme des Infarktrisikos von bis zu 38 Prozent. Jeder, und damit meine ich wirklich jeder, sollte diese Werte von sich kennen und, wenn er das Ziel hat, lange mit hoher Lebensqualität zu leben, versuchen, sie im guten unteren Bereich zu halten.

Das Schöne an ApoB ist auch, dass wir den Wert völlig losgelöst von anderen betrachten können und ihn dennoch vollkommen interpretieren und einordnen können. Auch wenn das jetzt banal klingt, so ist es tatsächlich sehr selten, dass wir mit nur einem Wert etwas aussagen können. Du kennst es schon von den Schilddrüsenhormonen, hier reicht nie ein einziger Wert aus.

Lipoprotein a

Bleiben wir bei den Lipoproteinen und betrachten einen weiteren Vertreter etwas genauer, das Lp(a). Es wird »Lipoprotein klein a« ausgesprochen. Schaut man sich die Verteilung im Detail an, so fällt auf, dass ein Großteil der Bevölkerung einen niedrigen Lp(a)-Spiegel mit Werten von < 30Milligramm pro Deziliter (mg/dl) aufweist. Das wären Werte, die gut niedrig wären. Um dir einen Vergleich zu geben: Mein persönlicher Wert liegt bei < 2 Milligramm pro Deziliter (mg/dl). Jedoch wurde bei jedem Dritten eine erhöhte Serumkonzentration festgestellt. Wie viele Menschen liegen aber im wirklich risikoreichen Bereich? Rund 20 Prozent der Bevölkerung haben Lp(a)-Werte von > 50Milligramm pro Deziliter (mg/dl) und damit ein deutlich erhöhtes Risiko, eine kardiovaskuläre Erkrankung zu erleiden.

Es ist ein primär genetisch bedingter Parameter. Was genau bedeutet das im Detail? Lp(a) gehört wie eben bereits geschrieben ebenfalls in die Gruppe der Lipoproteine, die das ApoB tragen. Der große Unterschied ist aber, dass es zum größten Teil genetisch determiniert ist und wir es damit nicht beeinflussen können. Ich sage bewusst »zum größten Teil«, denn es gibt immer wieder Berichte über Veränderungen des Lp(a) und sogar die Vermutung, dass es bei verschiedenen Nierenerkrankungen falsch hoch sein kann. Was wir wissen, ist die führende genetische Komponente des Lp(a). Sprich: Es ist von Geburt an vorgegeben, wie dieser Wert in deinem Blut ausfällt. Dahingehend ergibt es normalerweise auch nur Sinn, diesen Biomarker einmalig im Leben zu bestimmen. Einige neue vielversprechende Daten zeigen aber wiederum die Möglichkeit, den Wert eventuell medikamentös zu senken. Das heißt aber leider auch, dass Veränderungen des Lifestyles wie Ernährung, Bewegung, Schlaf und Co. keine bis kaum Auswirkungen auf diesen Wert haben. Was bedeutet es denn jetzt, wenn man einen erhöhten Wert hat? Man hat epidemiologisch gesehen ein erhöhtes Risiko, an kardiovaskulären Erkrankungen wie zum Beispiel Herzinfarkt oder Schlaganfall zu erkranken. Ein erhöhter Lp(a)-Wert geht ebenfalls mit einem erhöhten Risiko für Aortenklappenstenosen einher. Dabei handelt es sich um einen Herzklappenfehler zwischen der linken Herzkammer und der Aorta.

Das Risiko bei deutlich erhöhten Werten wird mit dem der familiären Hypercholesterinämie verglichen. Wir können mit diesem Wert also nicht per se sagen, ob jemand erkranken wird oder nicht, sondern nur, dass das Risiko erhöht ist. Konkret bedeutet das: Bei Menschen mit erhöhten Lp(a)-Werten spielen die Lifestyle-Faktoren eine umso größere Rolle. Rauchen sollte stets vermieden werden, der Blutdruck sollte um die 120/80 liegen und ApoB sollte so niedrig wie möglich sein. Das sollte es bei anderen Menschen ebenfalls, aber hier müssen wir ein wirklich erhöhtes Risiko senken und brauchen dafür auch härtere Mittel. Man sollte sich aber auch nichts vormachen, denn auch bei erniedrigtem ApoB wird man mit erhöhtem Lp(a) immer ein erhöhtes Risiko im Vergleich zu Menschen mit niedrigem ApoB und niedrigem Lp(a) haben.

Bei einem erhöhten Lp(a) ist es so, als hätte dein Auto 200 PS mehr als das eines anderen Menschen mit niedrigen Lp(a)-Werten, und du musst daher stets stärker auf die Bremse treten. Deine Grundgeschwindigkeit ist einfach höher, und wenn du aufs Gas trittst, dann bist du wahrscheinlich auch deutlich schneller am Ziel.

Meiner Ansicht nach ist es ein Segen, diese Werte so früh wie möglich zu kennen. Denn dann können wir mehr ausrichten. Wie sehr sollte man sich denn sorgen, wenn man erhöhte Werte hat und dies ja nicht ändern kann? Wenn man alles in seiner Macht Stehende tut, um das Risiko zu senken, dann wahrscheinlich gar nicht. Denn auch dadurch wird das Risiko nicht niedriger, sollte es aber irgendwann eine Option geben, Lp(a) zu senken, sollte im individuellen Fall auf jeden Fall darüber nachgedacht werden!

Therapiebeispiel

Unser Ziel sollte es sein, bei erhöhten ApoB- und Lp(a)-Werten alles zu tun, um das Risiko zu senken oder, anders gesagt, so stark auf die Bremse zu treten wie möglich. Wie stark, hängt primär von zwei Variablen ab: dem Lebensalter und wie hoch das Risiko bereits ist.

Wie im Übersichtskapitel bereits beschrieben, geht es bei der Therapie primär um zwei Säulen: erstens die Dinge zu lassen, die schädlich sind, wie das Rauchen. Die zweite ist, das zu tun, was uns dabei hilft, Bluthochdruck zu vermeiden beziehungsweise zu verbessern und gleichzeitig die Blutwerte zu verbessern. Oft ist es auch das, was heute mehr oder weniger getan wird. Was meiner Ansicht nach aber stark vernachlässigt wird, ist der Zeitpunkt, ab dem dies getan wird, und der mangelnde Fokus auf den Lifestyle. Warum der Zeitpunkt so wichtig ist, kann ich einfach erklären, es sollte aber eigentlich im gesamten Kapitel klar geworden sein. Wir haben nicht nur die Möglichkeiten, frühzeitig durch Lifestyle-Faktoren an uns und unserem Körper zu arbeiten, sondern wir können mithilfe von Lp(a) sogar das individuelle Risiko bestimmen. Damit können wir sogar bestimmen, wer früher und mehr auf seine Gesundheit und seinen Lifestyle achten sollte. Schaut man sich im Detail Lp(a) an, so wird dieser Biomarker einfach noch viel zu selten bestimmt. Frag dich jetzt selber: Kennst du deinen Lp(a)-Spiegel? In unserer Praxis [Bo]dygraph in München gehört es zum ersten Check immer mit dazu. Und ja, die Krankenkasse übernimmt einen Großteil der Gesundheitsparameter aus diesem Buch nicht, aber du bist der Einzige, der für deine Gesundheit verantwortlich ist!

AUCH HIER GILT: DIE BASICS SIND AM WICHTIGSTEN.

Welche Lifestyle-Faktoren sind für kardiovaskuläre Gesundheit wichtig? So unsexy es auch klingen mag, aber es sind immer die Basics, die man als Erstes beachten sollte. Denn sie bringen einfach schlicht und ergreifend am meisten.

Die Ernährung ist ganz vorne mit dabei – hier ein Beispiel. Wir haben eben kurz über das Thema Insulin gesprochen. Insulinsensitivität und -resistenz spielen eine entscheidende Rolle. Nicht nur für die Gesundheit, sondern auch für chronische Erkrankungen. Wir wissen alle, dass ein erhöhter Konsum von Zucker in der Regel schädlich ist und langfristig zu Entzündungen und Hyperinsulinämie führen kann. Bei dauerhaft erhöhtem Konsum kann es sogar in einer Insulinresistenz oder Diabetes mellitus münden. Über verschiedene Umwege und Gen-Expressionen wie beispielsweise ApoC3 führt auch dies zu erhöhten ApoB-Werten und damit zu einem erhöhten Risiko für Herz-Kreislauf-Erkrankungen. Ehrlich gesagt kann Ernährung so einfach sein, wenn man sich auf das beruft, was eigentlich auch fast jeder weiß. Die Details kommen danach und machen den kleinsten Teil aus. Wir brauchen uns nicht hinsetzen und über einen vermeintlich schädlichen Einfluss von Süßstoffen diskutieren, der auch gar nicht nachgewiesen ist, wenn nicht einmal mindestens 500 Gramm Gemüse pro Tag gegessen werden. Die meisten Menschen wollen den einen ganz besonderen Hack, vergessen dabei aber immer wieder das, was sie schon wissen. Versuch mal, ab morgen in einer Woche 20 verschiedene Gemüsesorten zu essen. Da wirst du schon merken, dass die Diversität in deiner Ernährung wahrscheinlich bisher durchaus zu kurz gekommen ist. Aber auch das ist ein wichtiger Faktor für ein gesundes Mikrobiom.

Bewegung ist ebenfalls ein Ding der Möglichkeit. Egal, ob es am Anfang 10 000 Schritte pro Tag oder der Weg ins Fitnessstudio sind – bewege dich regelmäßig und steigere dich dann. Das Streben nach der perfekten Lösung hält einfach viel zu viele Menschen davon ab, überhaupt anzufangen. Es braucht nicht erst den perfekten Plan und die perfekten Routinen, damit man seine Gesundheit verbessern kann. Das Leben ist eben auch nicht perfekt und ein unperfektes Training ist eben immer hundertmal effektiver als gar kein Training. Mal ganz am Rande: Es braucht auch gar keine 10 000 Schritte am Tag. Die Studien dazu wurden mit 7000 bis 8000 Schritten durchgeführt, aber 10 000 hört sich einfach besser an und ist auch die erste fünfstellige Zahl. Will man für sein Herz das Beste herausholen, so zeigen die Daten eine durchschnittliche Trainingsdauer pro Woche von circa 180 Minuten im Low-Intensity- und HIT-Bereich. Low Intensity ist der Bereich, in dem du ein Kardiotraining deiner Wahl in dem Herzfrequenzbereich absolvierst, in dem du dich noch locker unterhalten kannst. Aber nicht nur Kardiotraining ist wichtig für das gesamte System. Auch Krafttraining spielt eine wichtige Rolle, und beides sollte in einer guten Balance stehen. Die Gewichtung ist natürlich wieder vom Ziel abhängig.

Genauso wichtig wie die Bewegung ist aber auch das Thema Regeneration und dabei besonders die Stressresilienz. Das ist die Fähigkeit, mit Stress gut klarzukommen. Ich finde es immer wieder spannend zu sehen, dass in so vielen Bereichen das Wort »psychosomatisch« verwendet wird, wenn man keine Alternative findet. Beim Thema Herzgesundheit wird es selten psychosomatisch genannt, sondern hier ist es anerkannt, dass Stress einer der Faktoren für einen Herzinfarkt oder andere Erkrankungen aus diesem Bereich sein kann. Stress ist wahrscheinlich der eine Auslöser unserer Generation, der einen Großteil der Erkrankungen in unserer westlichen Welt zu verschulden hat! Ich bin kein Psychologe oder Psychotherapeut, sondern spreche hier vielmehr aus meiner eigenen Erfahrung. Woher kommt dieser Stress? Ich muss zugeben, dass ich sehr radikal bei diesem Thema bin, denn ich bin der Meinung, dass der größte Teil des Stresses im Leben selbst gemacht ist. Ich spreche natürlich nicht von Kriegen oder traumatischen Erfahrungen, sondern von den Dingen, die dich wirklich jeden Tag beeinflussen. Ob es deine toxische Beziehung ist, deine Arbeit, die dich nicht glücklich macht, oder die Gespräche mit deinen Freunden, die dir eigentlich nicht viel geben. Oder ganz banal der Stau, in dem du morgens stehst, weil du wieder 15 Minuten zu spät losgefahren bist und jetzt spät dran bist. Oder aber einfach deine Träume, die du nicht erfüllst, weil es dir wichtiger ist, was andere Menschen über dich denken.

STRESS ENTSTEHT ZUM GROSSEN TEIL IN DEINEM KOPF!

All das liegt in deiner Macht! Wenn du das einmal verstanden hast, dann wird es so viel einfacher. Glaub mir, ich spreche aus eigener Erfahrung. All das sind bewusste Entscheidungen. Du bist derjenige, der in der Beziehung bleibt, du entscheidest dich, die Arbeit weiterzumachen ... Entscheidungen, die du gegen dich triffst. Sei mal egoistisch. Auch wenn es mittlerweile einen negativen Touch hat, gibt es kaum etwas Gesünderes, als an sich selbst zu denken. Du kannst für niemand anderen da sein, wenn du dir selbst keine Aufmerksamkeit schenkst, denn dann fehlt dir auch die Kraft für andere. Mir persönlich hat es sehr geholfen, jeden Tag ein Journal zu schreiben und mich dadurch selbst zu reflektieren. Eine weitere Sache zu diesem Thema möchte ich noch mit dir teilen. Etwas, was mein Vater mir mitgegeben hat, mir aber erst so richtig klar wurde, nachdem ich nicht mehr mit ihm darüber sprechen konnte. Er hat immer gesagt: »Mach dir keine Gedanken über Dinge, die du nicht ändern kannst, und reg dich über solche Dinge auch nicht auf!« Ich stelle mir seitdem in Situationen, die mein Blut zur Wallung bringen, immer zwei Fragen: Habe ich die Macht, den Ausgang der Situation positiv zu verändern, wenn ich jetzt Energie hineinstecke? Wenn nicht, dann rege ich mich auch nicht auf, denn emotionslos und logisch betrachtet ändert es ja nichts. Zum Beispiel der Stau am Morgen – ich werde eh zu spät kommen, aber ich kann entscheiden, ob gut oder schlecht gelaunt. Und die zweite Frage lautet: Was ist das Worst-Case-Szenario, das passieren könnte? Auch wenn es unwahrscheinlich ist, dass dies eintritt, frage ich mich, wie schlimm es wäre und ob ich eine

Lösung dafür hätte. Natürlich ist es mühsam, an sich selbst zu arbeiten, was sicher auch einer der Gründe ist, warum viele es nicht machen.

Wichtig ist letzten Endes, dass nur du dafür verantwortlich bist, deinen Stress zu senken, und du auch Entscheidungen für dich treffen darfst. Denn das bedeutet im Umkehrschluss nicht, dass du Entscheidungen gegen andere triffst!

Ein wichtiges Thema, wenn es um Herzgesundheit geht, ist auch das Körpergewicht. Damit bin auch ich früher, wie viele andere Ärzte, falsch umgegangen. Es klang auf den ersten Blick immer so einfach: Weniger essen ist die Lösung. Dabei ist das leider ganz oft nicht die einzige Lösung. Viele Übergewichtige versuchen dies schon lange Zeit, aber es klappt einfach nicht, denn Übergewicht ist eine komplexe Erkrankung. Sie kann sich auf Hormone wie beispielsweise Insulin auswirken und hat damit auch viel mit chronischen Entzündungen zu tun.

Ich habe damals auch vieles auf das reine Körpergewicht geschoben, weil ich es einfach nicht besser wusste. Es ist und bleibt ein Risikofaktor, aber heute weiß ich es besser und kann damit nicht nur für mich, sondern auch für die Patienten besser umgehen. Schaut man in die aktuellen Studien, so sieht man, dass sportliche mehrgewichtige Menschen gute Blutwerte und damit auch ein niedrigeres Risiko haben können. Zum Teil sogar besser als jemand, der einen niedrigen BMI hat, aber keinen Sport treibt. Dennoch bleibt es ein Risikofaktor, den es individuell abzuklären gilt. Übergewicht beseitigt man nicht einfach, sondern man kümmert sich um die Faktoren, die wir beeinflussen können, wie schon so oft in diesem Buch geschrieben.

MEHRGEWICHTIGE MENSCHEN SIND NICHT AUTOMATISCH UNGESUND. MIT DIESEM VORURTEIL SOLLTEN WIR AUFRÄUMEN.

Jetzt gerade brandaktuell (2023) befindet sich ein neues Medikament im letzten Studienabschnitt vor der Zulassung. Das Medikament heißt Olpasiran und senkt nachweislich das Lp(a). Die Ergebnisse sind bis jetzt sehr vielversprechend. Noch einmal zur Wiederholung, Lp(a) kann eigentlich nicht gesenkt werden, da der Großteil genetisch determiniert ist. Es wird gerade noch geprüft, ob dadurch auch Ereignisse wie Herzinfarkt und Co. abnehmen. Wenn dem so wäre, wäre es ein Durchbruch im Kampf gegen das erhöhte Herz-Kreislauf-Risiko.

DEIN ZIEL: REGELMÄSSIGER ZYKLUS

Überblick

Hormone und der weibliche Zyklus sind zwei Themen, die mich schon immer enorm fasziniert haben. Tatsächlich gibt es hier Hunderte verschiedene Szenarien, die wir im Detail durchsprechen könnten. Gerade das Thema Hormone ist extrem individuell und es kommt auf viele Feinheiten an. Bestimmt man nicht genügend Blutwerte, so können wir eigentlich kaum eine Aussage treffen, warum sich jemand gut oder schlecht fühlt. Der Zyklus der Frau wird allerdings auch häufig durch die Pille beeinflusst. Viel zu oft werden orale Kontrazeptiva verschrieben , als wären es Gummibärchen. Die meisten wissen es wahrscheinlich nicht besser, aber meiner Ansicht nach müsste viel mehr auf die Nebenwirkungen eingegangen werden. Es ist abstrus, dass in unserer Gesellschaft ständig über die Gefahren von Vitamin D aufgeklärt wird, die Pille aber nach wie vor der Standard in der Gynäkologie ist. Wir sehen in den letzten Jahren zum Glück einen Abwärtstrend, was die Einnahme der Pille angeht. Das hat auf der einen Seite wahrscheinlich mit zunehmender Aufklärung zu tun, auf der anderen Seite auch mit dem vermehrten Auftreten von Problemen bei der Einnahme. Das beobachte ich zumindest sehr stark in der Praxis. Immer mehr Frauen kommen zu uns und haben entweder Zyklusstörungen, gar keinen Zyklus mehr oder wollen die Pille nicht mehr nehmen. Alle diese Themen können wir natürlich nicht behandeln, aber wir gehen zunächst einmal auf die richtige Diagnostik ein, und wenn du dir mehr zu diesen Themen wünschst, schreib mir gerne einfach auf Social Media.

Problem: »Mein Zyklus spielt verrückt.«

Unsere neue Patientin Jasmin kommt mit einem unregelmäßigen Zyklus zu uns, zumindest nennt sie es so. Sie hat momentan extrem viel Stress wegen einer großen Prüfung, die sie in circa sechs Monaten ablegen muss, und kommt einfach nicht hinterher. Zudem hat sie viel familiären Stress und auch ihre Beziehung macht ihr gerade sehr zu schaffen. Es ist ihr einfach gerade alles zu viel, sie sagt aber auch, dass sie diesen Stress leider auch nicht wirklich abbauen kann. Sie berichtet über häufige Zwischenblutungen und eine stark variierende Zykluslänge. Mal ist der Zyklus nur 20 Tage lang, mal aber auch 34, es gibt keine Regelmäßigkeit mehr. Vorher war er so gut wie immer fast auf den Tag genau bei einer Länge von 28 Tagen. Sie fühlt sich extrem unwohl in ihrer Haut. Zudem hat sie starke Symptome wie Energiemangel, Abgeschlagenheit und

Kopfschmerzen rund um ihre Blutung. Die Symptome fangen meistens drei bis vier Tage vorher an und hören dann während oder nach der Blutung recht schnell wieder auf. In der Medizin bezeichnen wir das als prämenstruelles Syndrom oder kurz PMS. Auch die Tage der Blutung seien seit drei bis fünf Monaten anders. Sie hat starke Schmerzen, gepaart mit viel mehr Blutverlust als vorher. Sie braucht mindestens die doppelte bis dreifache Menge an Einlagen oder Tampons. Ihre Periodenlänge variiert ebenfalls, liegt aber bei circa drei bis vier Tagen. Zudem hat sie durch dieses Unwohlsein noch mehr Stress bekommen, da sie sich an diesen Tagen gar nicht wirklich konzentrieren kann. Jasmin war schon mehrfach bei der Gynäkologin, die ihr auch Blut abgenommen hat.

Auf Nachfrage sagte sie nur, dass die Werte wohl erniedrigt waren und die Gynäkologin ihr wieder die Pille verschreiben wollte und ihr empfehle, Stress zu reduzieren. Die Pille will sie aber unter keinen Umständen wieder nehmen, denn die hat sie erst vor drei Jahren abgesetzt und hatte die ersten zwei Jahre gar keinen Zyklus mehr. Erst seit knapp einem Jahr ist er wieder regelmäßig. Die Blutabnahme war kurz nach der Periode, irgendwann mittags, fügt sie noch hinzu. Wie die Werte genau waren, konnte sie nicht sagen. Ihre Frauenärztin wollte aber auch auf ihren Wunsch hin keine Vitamine und Nährstoffe messen, da dies damit nichts zu tun hat. Sie hat TSH, Estradiol und Progesteron gemessen. Jasmin sagt, dass es so nicht mehr weitergehen kann, denn sie hat so wenig Energie in ihrem Alltag, dass sie gar nicht mehr weiß, wie sie überhaupt mit allem klarkommen soll.

Diagnostik: Wie kommst du an dein Ziel?

Tatsächlich ist das ein ganz typischer Fall, den ich ungelogen fast jede Woche in der Praxis sehe. Ich möchte keinem Gynäkologen zu nahe treten, denn auch diese Fachärzte tun wahrscheinlich alles, was in ihrer Macht steht, beziehungsweise alles, was sie für richtig halten. Aber leider sind auch hier meiner Ansicht nach einige Fehler zusammengekommen.

Der erste und wahrscheinlich gravierendste Fehler ist der Tag der Blutabnahme. Ja, man kann theoretisch jeden Tag Hormone abnehmen und hochrechnen. Es gibt sogar Referenzbereiche für jede der vier Zyklusphasen. Aber es wird sich nicht nur wie immer nach der statistischen

Norm gerichtet, sondern vor allem von einem normalen Zyklus ausgegangen. Es gibt verschiedene Optionen, aber meiner Ansicht nach für diesen Fall nur zwei wirklich sinnvolle. Welche davon gewählt werden sollte, hängt von den zu bestimmenden Werten ab.

Auch hier gibt es wie bei der Schilddrüse einen Regelkreislauf (siehe Seite 122), der wie auch schon beschrieben stark mit der Schilddrüse und dem Darm zusammenhängt.

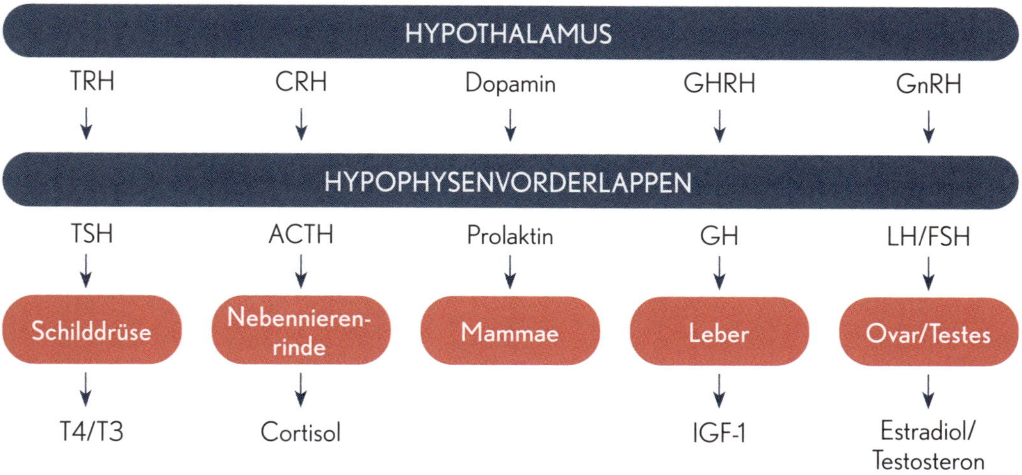

Wir starten bei den freien Werten, die in unserem Beispiel auch schon bestimmt wurden, allerdings am falschen Tag! Die freien Werte Estradiol und Progesteron sollten immer zwischen dem 19. und 21. Zyklustag gemessen werden. Diese Empfehlung orientiert sich an einer Zykluslänge von 28 Tagen. Auch das kann im Einzelfall variieren, in den allermeisten Fällen passt es aber! Es gibt eigentlich nur eine einzige Ausnahme, bei der es egal ist, wann man misst: bei einer Amenorrhoe, das heißt, wenn du keinen Zyklus beziehungsweise keine Periode hast.

Kommen wir zurück zu den Werten. Es ist wirklich entscheidend, den richtigen Tag zu wählen, denn sonst fischen wir einfach im Trüben. Also wir bestellen unsere Patientin Jasmin noch einmal ein und sagen ihr, dass die Blutabnahme morgens bis circa 9 Uhr am 19. bis 21. Zyklustag stattfinden soll. Rein auf die Sexualhormonachse bezogen, wollen wir uns in jedem Fall Progesteron und Estradiol (E2) anschauen. Es würde aber deutlich mehr Sinn ergeben, sich noch mehr Werte anzuschauen, die uns dann eventuell auch mehr über den Grund der Unregelmäßigkeiten und vor allem auch noch mehr therapeutische Angriffspunkte verraten würden. Ich würde dem mindestens noch freies Testosteron, SHBG, DHEA-S und auch Cortisol hinzufügen. Schau dir dazu auch einmal das Schaubild an. Hier wird dir schnell klar, dass wir die einzelnen Achsen zur Genüge abbilden sollten, um wirklich herauszufinden, welche Achse und welche Zwischenschritte suffizient ablaufen und welche eben nicht.

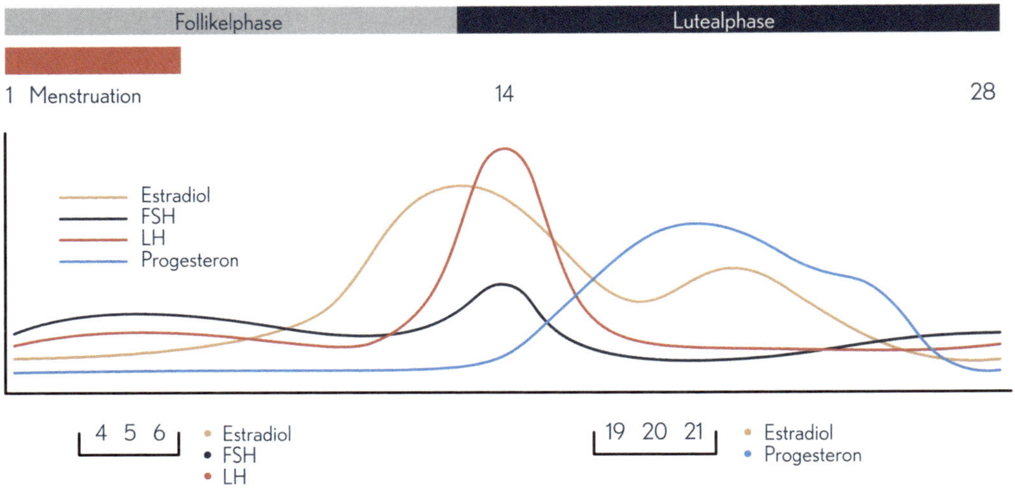

Spezialfall Pille

Wichtig ist an dieser Stelle noch einmal zu erwähnen: Wenn du die Pille nimmst, hast du keinen Zyklus und es ist nicht sinnvoll, während der Einnahme deine Hormone zu messen. Es sei denn, man möchte einen Überblick dafür bekommen, wie schlecht die Werte aussehen. Versteh das nicht falsch, es gibt natürlich auch wenige Situationen wie die Endometriose, wo es unter Umständen auch eine gute Idee sein kann, die Pille zu nehmen. In der Regel ist es eine einfache Nutzen-Risiko-Abschätzung, und wenn man der Meinung ist, dass der Nutzen das Risiko überwiegt, dann kann man das für sich natürlich so entscheiden. Nur dann sollte man diese Werte auch nicht messen, denn man hat wie gesagt keinen Zyklus. Die Blutungen, die man bekommt, sind Hormonentzugsblutungen.

Blutwert	Gemessener Wert	Referenzbereich
Estradiol	163,6 pg/ml	55,8–214,2 (Lutealphase)
Progesteron	7,32 ng/ml	0,72–17,80 (Lutealphase)

Schauen wir uns jetzt einmal Jasmins Werte an. Ehrlicherweise ist bei Progesteron der angegebene Referenzbereich von 0,72 bis 17,80 Nanogramm pro Milliliter (ng/ml) viel zu breit, vor allem wenn man betrachtet, wann die Blutabnahme stattfindet. Wir befinden uns in der Lutealphase und in dieser Phase steigt das Progesteron an, fällt aber eben auch wieder ab. Genau deshalb ist es ebenso wichtig, dass wir standardisiert immer gleich messen, um auch vergleichbare Werte zu haben. Stell es dir wie einen Blitzer vor. Du sitzt im Auto und wirst in der 70er-Zone geblitzt. Der Blitzer hat dich mit ganzen 85 km/h erwischt. Er weiß aber nicht, ob du gerade von 120 km/h auf 85 km/h abgebremst hast oder aber gerade dabei warst, von 50 auf 120 km/h zu beschleunigen. Blutwerte sind immer nur ein Momentanwert, daher müssen wir den Zeitpunkt so exakt wie möglich wählen.

Es geht natürlich auch um die Absolutwerte von Estradiol und Progesteron, aber vor allem um das Verhältnis. Du erkennst vielleicht, dass Progesteron und Estradiol in zwei verschiedenen Einheiten angegeben sind, die du einfach umrechnen kannst. Estradiol ist bereits in Pikogramm pro Milliliter (pg/ml) angegeben, und um Progesteron ebenfalls in diese Einheit zu überführen, musst du das Komma einfach nur um drei Stellen verschieben. Damit würde der Progesteronwert in diesem Beispiel bei 7320 Pikogramm pro Milliliter (pg/ml) liegen. Um jetzt auf das Verhältnis zu kommen, teilst du jetzt nur noch den Wert des Progesterons (7320 pg/ml) durch Estradiol (176,4 pg/ml), und schon hast du das Verhältnis. Das Verhältnis sollte meiner Ansicht nach im besten Fall mindestens 75 sein. In diesem spezifischen Fall liegt es bei circa 45 – also deutlich zu niedrig.

***VERHÄLTNIS:
PROGESTERON ÷ ESTRADIOL = > 75***

Bei Verhältnissen ist es immer so, dass es an beiden Vertretern liegen kann. Entweder die Zahl über dem Bruchstrich ist zu klein, wie in unserem Fall, oder die Zahl unter dem Bruchstrich ist zu groß oder sogar eine Kombination aus beiden. Was wäre jetzt ein guter Progesteronwert?

Für optimale Bedingungen bei gleichzeitig konstantem Estradiol müsste der Progesteronwert irgendwo zwischen circa 12,5 und 15 Nanogramm pro Milliliter (ng/ml) liegen. Du kannst dir als Richtwert so etwas wie 160 Pikogramm pro Milliliter (pg/ml) für das Estradiol und 14 Nanogramm pro Milliliter (ng/ml) für das Progesteron merken. Wirklich wichtig ist aber vor allem das Verhältnis. Man hätte tatsächlich auch schon anhand der Symptome den Verdacht haben können, dass hier sehr wahrscheinlich ein Progesteronmangel vorliegt. Progesteron hat unglaublich viele Funktionen, aber eine davon ist zum Beispiel, die Schleimhaut zu stabilisieren. Auch die beschriebenen PMS-Symptome liegen in vielen Fällen an einem zu niedrigen Progesteron, wie wir es auch hier vorliegen haben.

Zyklus – die wichtigsten Begriffe

- **Progesteron:** Geschlechtshormon, das zur Gruppe der Gestagene (Gelbkörperhormone) gehört, vermehrt nach dem Eisprung in den Eierstöcken einer Frau gebildet wird und eine wichtige Rolle bei der Vorbereitung und Erhaltung einer Schwangerschaft spielt
- **Estradiol:** körpereigenes Hormon, das bei Frauen in den Eierstöcken gebildet wird; unter dem Begriff Östrogen werden die Hormone Estradiol, Estron und Estriol zusammengefasst.
- **Testosteron:** Sexualhormon, das ebenfalls für Frauen essenziell ist und sogar auch bei Frauen in höheren Mengen im Blut vorkommt als Estradiol
- **SHBG** (Sexualhormon bindendes Globulin): Protein, das alle Sexualhormone bindet
- **DHEA-S** (Dehydroepiandrosteron-Sulfat): Zwischenprodukt auf dem Weg der Sexualhormonproduktion
- **LH** (luteinisierendes Hormon): Hormon, das sehr wichtig für die Steuerung der Sexualfunktionen ist und in der Hirnanhangsdrüse (Hypophyse) hergestellt wird
- **FSH** (follikelstimulierendes Hormon): in der Hypophyse gebildetes Hormon, das eine wichtige Rolle bei der Regulation des weiblichen Zyklus und der Bildung und Reifung der Spermien im männlichen Körper spielt

Blutwert	Gemessener Wert	Referenzbereich	Gemessener Wert im Referenzbereich
Testosteron, frei	1,49 pg/ml	0,84–3,40	
SHBG	93,34 nmol/l	17,69–138,26	
DHEA-S	118,7 µg/dl	25,9–460,2	
Cortisol	17,22 µg/dl	5,27–22,45	

Betrachten wir nun die weiteren Hormone, so sehen wir zunächst einmal, dass sich eigentlich fast alles in der Referenz befindet. Schauen wir genauer hin. Das freie Testosteron ist erst einmal in Ordnung. Spannender ist hier das SHBG, das Sexualhormon bindende Globulin. Es handelt sich dabei um ein Protein, welches alle Sexualhormone bindet. Je höher es ist, desto höhere Sexualhormonwerte können toleriert werden, aber desto weniger liegen die Hormone in ihrer freien aktiven Form vor. Das SHBG sollte stets unter 100 Nanomol pro Liter (nmol/l) sein und das ist es hier gerade noch. Es gibt Situationen, in denen ich Vorwerte vorgelegt bekomme, und Progesteron sieht gut aus, aber die Frau fühlt sich dennoch schlecht. Beim Nachmessen von SHBG fällt dann auf, dass der Wert bei 150 Nanomol pro Liter (nmol/l) liegt, was die Problematik erklärt. Es wird beim Thema Hormone einfach viel zu restriktiv gemessen.

Betrachten wir das DHEA-S, welches bei Frauen optimalerweise meiner Meinung nach zwischen 150 und 200 Mikrogramm pro Deziliter (µg/dl) liegen sollte, so sehen wir auch hier, dass wir uns nicht ganz dort befinden, wo wir hinwollen. Wir notieren uns dies und kontrollieren im Verlauf wieder nach, um zu schauen, wie die Werte sich entwickeln.

Cortisol zwischen 17 und 19 Mikrogramm pro Deziliter (µg/dl) ist der Bereich, den auch ich erreichen möchte, und dort befinden wir uns. Was wäre denn aber nun, wenn der Cortisolwert erhöht wäre? Dazu kommen wir im nächsten Kapitel (ab Seite 174), wenn es um die männlichen Hormone geht.

Wir haben nun erst einmal die wichtigsten freien Werte bestimmt und auch schon interpretiert. Warum genau hatte die Frauenärztin denn aber das TSH gemessen? Zur Erinnerung: Mit TSH haben wir uns beim Thema Schilddrüse schon ausführlich beschäftigt (siehe Seite 123). Wenn wir nur in Systemen denken, kommen wir nicht wirklich weiter. Deshalb spreche ich ja auch immer von der Achse Hypothalamus – Hypophyse – Nebenniere – Ovarien bei Frauen – Hoden beim Mann – Schilddrüse – Darm. Und genau das ist hier auch der Fall. Die Gynäkologin hat sich die Achse der Schilddrüse anschauen wollen und daher das TSH gemessen, denn eine Schilddrüsenunterfunktion ist ein sehr häufiger Grund für Zyklusstörungen. Das Problem daran ist nur die Tatsache, dass wir bei bestehenden Zyklusproblemen wirklich niemals nur das TSH messen sollten. Erinnere dich noch einmal zurück an die Schilddrüsenunterfunktionsdiagnostik. Die sekundäre Schilddrüsenunterfunktion war dadurch charakterisiert, dass sie einen erniedrigten TSH-Wert und erniedrigte fT3- und fT4-Werte hat. Schaut man sich nur das TSH an und sieht einen Wert von beispielsweise 1,4 International Milliunits pro Liter (mIU/l), so sieht alles gut aus. Ist es aber vielleicht gar nicht.

Du siehst, auch hier geht es wirklich um das Verständnis der einzelnen Systeme, aber vor allem um die Auswirkungen aufeinander. Genauso relevant wäre hier auch der Ferritinwert. Jasmin berichtet von überstarken Blutungen und es ist dann eigentlich nur eine Frage der Zeit, bis der Wert deutlich erniedrigt ist. Schau dir dazu unbedingt das Schilddrüsenkapitel an, denn hier wären alle dort genannten Untersuchungen von Blut über Urin bis hin zum Ultraschall indiziert.

Hier siehst du zum Vergleich einen Auszug von Werten, die wir präventiv gemessen haben und bei denen keinerlei Probleme bestanden.

Blutwert	Gemessener Wert	Referenzbereich	Gemessener Wert im Referenzbereich
Estradiol	167,4 pg/ml	55,8–214,2 (Lutealphase)	
Progesteron	14,35 ng/ml	0,72–17,80 (Lutealphase)	
Testosteron, frei	1,01 pg/ml	0,84–3,40	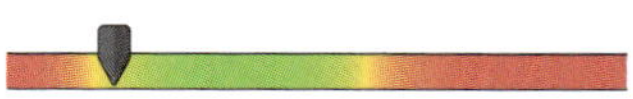
DHEA-S	150,3 µg/dl	25,9–460,2	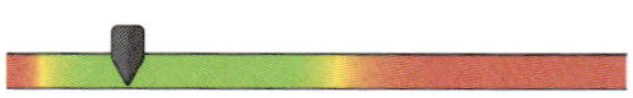
Cortisol	14,02 µg/dl	5,27–22,45	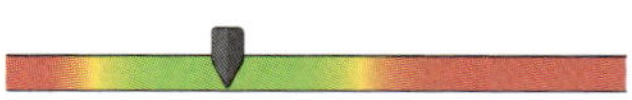

Es gibt aber auch noch zwei weitere Werte, nämlich das LH und das FSH. Diese erwähne ich hier gesondert, da sie an einem anderen Tag bestimmt werden sollten, nämlich am besten vom 4. bis zum 6. Zyklustag. Diese beiden Werte dienen dazu, die Hypophyse als eigentliches Problem auszuschließen. Gerade auch bei der Diagnostik der Amenorrhoe spielen die beiden Werte eine wichtige Rolle zur Abgrenzung. Um dir ein Beispiel zu nennen: Bei extrem niedrigem Körpergewicht oder exzessivem Sport kann es zum Ausbleiben der Periode kommen. In diesem expliziten Beispiel findet man oft einen supprimierten LH-Wert, wodurch es zum Progesteronmangel kommt. Auch das haben wir bei Jasmin gemacht, die Werte waren aber unauffällig.

Blutwert	Gemessener Wert	Referenzbereich
LH, Basalwert	7,52 mIU/ml	1,9–12,5 (Follikelphase)
FSH, Basalwert	5,65 mU/ml	2,5–10,2 (Follikelphase)

Bei ihr war Stress das Hauptproblem, der sich auf die verschiedenen Systeme ausgewirkt hat. Wie genau sehen nun aber die nächsten Schritte aus, wenn wir die richtige Diagnose kennen?

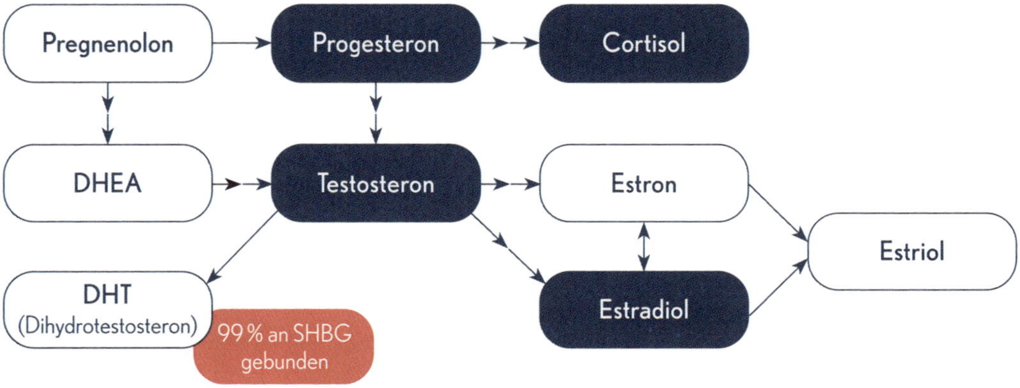

Die Grafik zeigt ein stark vereinfachtes Schema der Hormonproduktion. Mehrere Pfeile zwischen zwei Begriffen bedeuten, dass hier biochemische Zwischenschritte ausgelassen wurden.

Therapiebeispiel

In Jasmins Fall könnte man sicher erst mal entspannter einsteigen, also nicht direkt mit Hormonen oder Ähnlichem. Bei unregelmäßigem Zyklus kann Mönchspfeffer sehr gut helfen. Es sollte allerdings auf eine ausreichend hohe Dosierung geachtet werden. In diversen Studien hat sich eine Dosierung von 20 bis 30 Milligramm als hilfreich gezeigt. Natürlich sollte das Behandlungskonzept nicht nur auf Mönchspfeffer beruhen, es sollte vielmehr auf die gesamte Blutanalyse abgestimmt sein. Ebenfalls sinnvoll können in diesem Kontext auch die Supplementierung mit Acetyl-L-Carnitin oder Myo-Inositol sein.

Wichtig wäre ebenfalls, Vitamin B_{12}, Folsäure und Mikronährstoffe im Blut zu checken, denn oft finden sich hier weitere Mängel, die den Stress noch verstärken oder ihn sogar zum Teil auslösen. Die Antibabypille führt zu einem extremen Nährstoffverlust, da das enthaltene Ethinylestradiol eine sehr lange Halbwertszeit besitzt und deshalb über lange Zeit abgebaut werden muss. Diese körperliche Belastung und der chronische Stress sowie der Anstieg notwendiger Abbau-Enzyme verbrauchen vermehrt Nährstoffe. Da Jasmin damals die Pille längere Zeit genommen hat, wäre es sinnvoll, hier einmal genauer hinzuschauen.

Vor allem der Mikronährstoff Magnesium ist gerade bei Stress ein häufiges Problem, da es vermehrt ausgeschieden wird – hier sollte also ein vernünftiger Magnesiumkomplex Teil ihrer Therapie sein. Auch bei einer völlig ausbleibenden Periode spielt dies eine entscheidende Rolle, denn oftmals bleibt die Periode nur aus, weil dem Körper die für den Steroidhormonstoffwechsel notwendigen Nährstoffe fehlen.

Was genau kann aber Jasmin jetzt tun und was sollten wir ihr empfehlen? Wie immer ist entscheidend, wie sich Jasmin ab jetzt verhält. Sie sollte lernen, mit Stress umzugehen und ihn zu reduzieren. Hier mal ein paar Vorschläge.

Starten wir mit der Atmung. Sie ist ein so powervolles Tool, wenn es um Stressreduktion geht. Wir können bewusst über die Atmung vegetative Funktionen wie beispielsweise den Herzschlag indirekt steuern. Akuter Stress benötigt aber eine etwas andere Herangehensweise als der chronische Stress, der hier eher bei Jasmin vorliegt. Für den akuten Stress wäre die Box-Atmung klasse, auf die wir bereits auf Seite 39 eingegangen sind. Bei chronischem Stress wäre eher die 2-zu-1-Atmung etwas, das langfristig helfen könnte. Dabei atmet man einmal tief durch die Nase ein, stoppt, atmet noch einmal kurz durch die Nase ein und im Anschluss lange durch den Mund aus. Das Ganze wiederholt man mehrere Male hintereinander und das wiederum mehrfach am Tag.

Eine andere Möglichkeit, sich besser an Stress zu gewöhnen, wäre Kältetraining. Ob kalte Dusche oder Eisbad vor der Haustür, ist weniger relevant. Kälte löst zwar zunächst mehr Stress aus, führt aber langfristig zu einer Gewöhnung. Natürlich kommt es ebenfalls zu einer psychologischen Anpassung, denn es ist einfach wirklich kalt und daher eine Überwindung, die man dann aber gemeistert hat. Es geht vor allen Dingen um Regelmäßigkeit bei diesen Tools und tatsächlich ist die kalte Dusche etwas, was jeder ab sofort umsetzen kann, kostengünstig noch dazu.

FINDE DEINE PERSÖNLICHE STRATEGIE, UM MIT STRESS BESSER UMZUGEHEN!

Tägliche Meditation wäre ebenfalls eine Option des Stress-Release. Auch hier konzentriert man sich auf die eigene Atmung und nutzt Biofeedback, um sich bewusst runterzufahren. Beruhend auf wissenschaftlichen Daten und von führenden Experten wie Dr. Joe Dispenza wissen wir über den positiven Nutzen bei Stress oder sogar die Steigerung der Neuroplastizität. Ein wirklich powervolles Tool. Du musst nur für dich herausfinden, wann, wie lange und welche Art und Weise die richtige für dich persönlich ist. Aber auch hier gilt: Verlier dich nicht in den Details. Erst anfangen und dann optimieren!

Sport ist ein weiteres wichtiges Thema. Grundlegend ist Bewegung hier wie auch in fast jeder anderen Situation absolut indiziert. Vor allem kurze harte HIT-Einheiten können Wunder bewirken. Allerdings muss man auch aufpassen, dass es nicht zu viel wird, denn Sport löst auch Stress aus. Das Stressmodell kann man sich wie einen Eimer vorstellen, der sich langsam mit Wasser füllt und kleine Löcher an der Seite hat, wo auch wieder Wasser hinausläuft. Das symbolisiert die Erholung. Läuft der Eimer eine Zeit lang regelmäßig über, führt das zu Burn-out oder eben Zyklusproblemen. Jeder Stressor füllt also Wasser in den Eimer, aber jeder eben unterschiedlich viel. Es gilt herauszufinden, wobei am meisten Wasser in den Eimer gelangt, und dann kannst du dort als Erstes ansetzen. So kann eben beispielsweise Sport gesund sein und nur wenige Milliliter Wasser in den Eimer kippen, aber ihn dennoch zum Überlaufen bringen. Und das sollten wir vermeiden!

Für Jasmin gilt es jetzt herauszufinden, welche dieser Tools für sie angenehm sind und welche sie davon umsetzen möchte. In unserem Fall hat sie einen Großteil dieser Techniken angewandt, aber es hat nicht sonderlich viel geholfen.

Was nun? Der nächste Schritt wäre die Therapie mit bioidentischen Hormonen, auf die ich hier nicht allzu detailliert eingehen möchte, denn das würde den Rahmen deutlich sprengen. Hier aber ein kurzer Einstieg in das Thema (ich habe im GAP System Podcast mehrere große Podcastfolgen zu diesem Thema gemacht – höre gerne mal rein, falls es dich näher interessiert). Was sind denn bioidentische Hormone überhaupt? Und wo ist der Unterschied zur Pille? Bioidentische Hormone sind, wie der Name schon sagt, bioidentisch, also genau gleich wie die Hormone, die wir in unserem Körper auch produzieren. Die Leber kommt mit bioidentischen Hormonen besser zurecht als mit synthetisch hergestellten Hormonen wie der Pille, da beim Abbau weniger Giftstoffe entstehen.

Das Thema ist leider in der klassischen Medizin noch nicht weit verbreitet und wird daher noch von zu wenig Kollegen eingesetzt. Es gab vor mehreren Jahren mal eine groß angelegte Studie dazu und danach waren bioidentische Hormone stark in der Diskussion. Die Studie zeigt allerdings im Nachhinein einige große inhaltliche und methodische Mängel und wurde zum Teil sogar widerrufen. Zugegeben: Ein Problem an bioidentischen Hormonen ist die Bezahlung. Weil sie bioidentisch sind, können sie nicht patentiert werden und werden daher auch nicht von den Kassen übernommen. Das ist unglaublich schade, denn die Arbeit damit ist nicht nur für den Therapeuten sehr einfach, sondern auch für die Patientinnen sehr angenehm und gut steuerbar.

In Jasmins Fall haben wir mit 100 Milligramm Progestan gearbeitet. Wir haben am Tag der Ovulation damit begonnen und mit Beginn der Periode abgesetzt. Die Symptome und auch der Zyklus sind schlagartig besser geworden, was auch nicht wirklich anders zu erwarten war. Es ist natürlich nicht die Lösung, das einfach unkontrolliert jahrelang weiterzumachen, sondern sie zu unterstützen, solange sie es braucht, und sobald ihre Prüfungen vorbei sind, alles wieder abzusetzen. Die Therapie mit bioidentischen Hormonen eignet sich aber nicht nur bei Patientinnen wie Jasmin, sondern auch bei Frauen ohne einen Zyklus und vor allem auch bei Frauen in oder nach den Wechseljahren.

Entschlüssle den Blutwerte-Code: Regelmäßiger Zyklus

Blutwerte

- Progesteron
- Estradiol
- Gesamttestosteron
- Freies Testosteron
- DHEA-S
- SHBG
- Cortisol
- LH
- FSH
- TSH, fT3, fT4

Supplemente

- Mönchspfeffer
- Acetyl-L-Carnitin
- Myo-Inositol
- Magnesium

Lifestyle

- Stressreduktion: Atmung, Kälte, Meditation
- Pille absetzen
- bioidentische Hormone

DEIN ZIEL: TESTOSTERON UND MUSKELAUFBAU

Überblick

Das Thema der Hormonoptimierung beim Mann ist seit einigen Jahren auch stark im Vormarsch. Bei Männern ist es für gewöhnlich so, dass sie deutlich später als Frauen über ihre Sexualität beziehungsweise generell über ihre Gesundheit sprechen. Vielleicht hat es irgendwas mit der evolutionären Männlichkeit zu tun, wer weiß ... Auch dieses Thema ist so komplex, dass wir ein eigenes Buch über den Werkzeugkasten der Hormonoptimierung beim Mann machen könnten. Themen wie TRT (Testosteron-Ersatz-Therapie), Hormonoptimierung durch Supplemente und vieles mehr würden dann darin vorkommen (viele dieser Themen findest du auch im GAP System Podcast). Einen Ausblick gebe ich dir am Ende dieses Kapitels. Beginnen wir mit unserem heutigen Patienten Andre.

Problem: »Ich will das Beste aus mir herausholen«

Andre ist 35 Jahre jung und kommt zu uns für einen allgemeinen Gesundheitscheck. Er sagt direkt zu Beginn, dass er viel trainiert und sich vor allem für seinen Testosteronwert interessiert. Krafttraining ist seine Leidenschaft, er möchte aber nicht in den Profisport oder Ähnliches. Er hat viel über Hormone gelesen in den letzten Jahren, aber noch nie Testosteron genommen und möchte das auch nicht. Richtige Symptome hat er eigentlich nicht. Er trackt viel mit einem Fitnesstracker, dem Whoop, der ihm immer wieder zeigt, dass er eigentlich einen guten Schlaf und auch eine gute Regeneration hat. Er achtet sehr darauf, denn er will das Beste aus sich herausholen. Er geht um 22 Uhr ins Bett, hat eine geregelte Zeit, zu der er aufsteht, zwischen 6 und 6:30 Uhr. Er trinkt so gut wie nie Alkohol und supplementiert wirklich viele Sachen. Zumindest die, bei denen er gehört hat, dass sie für Kraftsportler sinnvoll sind. Er arbeitet aber auch sehr viel als selbstständiger Coach und möchte als gutes Beispiel vorausgehen. Stress hat er dadurch schon eine Menge, aber er liebt seine Arbeit und daher ist es kein negativer Stress. Er kennt aber auch das Gefühl, komplett am Ende zu sein, weil er deutlich über seine Kapazitäten gearbeitet hat und zu wenig Zeit für sich hatte. Er war schon oft an diesem Punkt, ist dann meist krank geworden und hatte dadurch mehrere Wochen Zwangspause. Er will die beste Version von sich selbst schaffen und daher wirklich wissen, wo er gerade steht – wie er es seinen Klienten auch empfiehlt. Im Laufe des 45-minütigen Anamnesegesprächs berichtet er langsam, dass er schon einen Unterschied merkt, seitdem er so oft krank war. Er hat nicht mehr so viel Energie wie früher und würde gerne wieder dahin zurück. Spezifische Symptome wie erektile Dysfunktion oder Ähnliches berichtet er nicht.

Diagnostik: Wie kommst du an dein Ziel?

Es ist spannend zu sehen, dass Männer einen ganz anderen Umgang mit Gesundheit und auch mit ihren Symptomen haben. Sie sagen eher so etwas wie: »Ich will das Beste aus mir herausholen!«, wie auch Andre hier. Männer brauchen üblicherweise auch sehr lange, um sich zu öffnen. So berichtet auch Andre erst ganz zum Schluss, dass er weniger Energie hat als sonst. Das ist tatsächlich ziemlich typisch. Frauen hingegen sind da in der Regel ganz anders, wie du auch am Beispiel von Jasmin gesehen hast.

Andre fragt in seinem Gespräch direkt nach dem Testosteronwert. Wenn du nur eine Sache aus diesem Kapitel mitnimmst, dann bitte den Fakt, dass du niemals nur den Testosteronwert messen solltest. Denn isoliert kann man damit rein gar nichts anfangen. Ein hohes normales Testosteron kann gut oder auch schlecht sein – ganz davon abhängig, wie die anderen Werte ausfallen. Die Kontrolle der männlichen Hormone ist vom logistischen Aufwand her auch deutlich einfacher, denn der Abnahmetag ist im Vergleich zu den Hormonen der Frau nicht entscheidend. Aber die Uhrzeit wie bei allen anderen Werten natürlich schon! Wie im Kapitel zum regelmäßigen Zyklus nimmst du dir am besten auch hier das Schaubild der Hormone zur Hand (Seite 169), um genau zu verstehen, über welchen Signalweg ich gerade spreche. Also welche Werte sind entscheidend?

Einfach gesprochen haben wir zwei Wege, die beide beim gleichen Ausgangsstoff starten, nämlich Pregnenolon beziehungsweise Progesteron. Die eine Achse endet in Cortisol. Das ist das, was wir so oft als Stressachse betiteln, und die andere endet in E2 Estradiol. Testosteron ist also nur einer der Zwischenschritte auf dem Weg, der in Estradiol endet. Wichtig bei der Bestimmung ist also, dass wir verschiedene Pfeiler der einzelnen Wege bestimmen. Starten wir mit dem Cortisolweg, denn er ist simpel. Hier wird einfach nur Cortisol als Endprodukt bestimmt.

Blutwert	Gemessener Wert	Referenzbereich	Gemessener Wert im Referenzbereich
Estradiol	38,5 pg/ml	< 39,8	
Progesteron	0,51 ng/ml	0,27–0,90	
Testosteron	5,76 ng/ml	1,97–6,70	
Testosteron, frei	21,77 pg/ml	7,00–22,70	
Dihydrotestosteron (DHT)	706,0 ng/l	219–1080	
SHBG	47,16 nmol/l	11,54–54,49	
DHEA-S	427,7 µg/dl	34,5–568,9	
Cortisol	16,92 µg/dl	5,27–22,45	

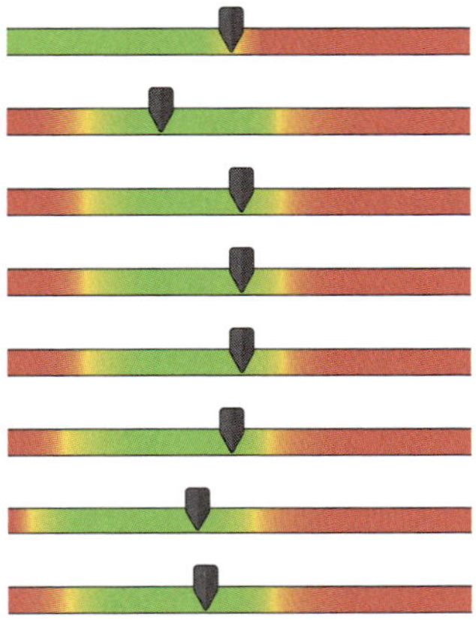

Ein kurzer Ausflug in die Diagnostik des Cortisols: Akuter Stress erhöht Cortisol kurzfristig. Bleibt der Stress dauerhaft da, wird also chronisch, so kommt es irgendwann zu einem deutlichen Abfall von Cortisol. Wann dies geschieht, ist individuell unterschiedlich. Cortisol sollte bei Männern im besten Fall meiner Ansicht nach um die 17 bis 18 Mikrogramm pro Deziliter (µ g/dl) und bei Frauen um 16 bis 18 Mikrogramm pro Deziliter (µ g/dl) liegen. Deutlich erhöhte Werte können gerade bei Männern eine Ursache für erniedrigte Testosteronwerte sein. Dazu gleich mehr.

Der zweite Weg auf dem Schaubild nach unten ist der der Sexualhormone. Dieser ist etwas komplizierter und braucht daher auch mehr Zwischenwerte. Als Ausgangsstoff hatten wir bereits Progesteron identifiziert. Dieser sollte immer mit dabei sein. Pregnenolon messe ich persönlich nur in Ausnahmesituationen.

DHEA-S messe ich ebenfalls eigentlich immer, es ist nämlich das erste Zwischenprodukt. Du kennst es vielleicht sogar als das »Jungbrunnenhormon«, da es im Anti-Aging-Sektor eine große Rolle spielt. Dann kommt auch schon das Testosteron beziehungsweise das Gesamttestosteron als Biomarker. Das Problem bei diesem Wert ist, was er genau aussagt. Nämlich ehrlich gesagt nicht sonderlich viel. Gesamttestosteron besteht aus der Summe aller Testosteronmengen, die durch den spezifischen Hormontest erfasst werden können. Einfach gesagt: Wir messen hier sowohl aktives als auch vollkommen inaktives Hormon. Im Gegensatz dazu können wir auch das freie Testosteron messen, und dies liegt ungebunden vor. Das Protein, an das es gebunden vorliegen kann, kennst du bereits, nämlich SHBG, das Sexualhormon bindende Globulin. Je höher das SHBG, desto niedriger in der Regel das freie Testosteron. Wichtig zu sehen ist die Konvertierungsrate vom Gesamt- zum freien Testosteron. Diese sollte eigentlich gerade bei jungen Männern bei circa 2 bis 3 Prozent liegen.

Es gibt also Männer, die bei den Werten, wie wir sie hier vorliegen haben, keinerlei Probleme haben, da die Werte sehr gut sind.

Es wäre aber auch eine komplett andere Situation denkbar, in der wir einen Mann mit deutlichen Symptomen hätten, der das gleiche Gesamttestosteron hat. Auf den ersten Blick alles in Ordnung. Auf den zweiten Blick mit Fokus aufs freie Testosteron und SHBG aber eine ganz andere Konstellation mit deutlich höherem SHBG und dadurch bedingt ein deutlich niedrigeres freies Testosteron. Dadurch wären alle Symptome erklärbar, aber es müssen dafür auch wirklich alle Werte gemessen werden. Wir brauchen deutlich mehr Aufklärung in diesem Bereich!

Auch wenn wir das Alter als Variable verändern, so verändert sich die Konstellation der zu messenden Blutwerte eigentlich nicht wirklich. Das Gesamttestosteron geht runter wie in diesem Beispiel eines sehr sportlichen circa 50-jährigen Mannes namens Thomas.

Blutwert	Gemessener Wert	Referenzbereich	Gemessener Wert im Referenzbereich
Estradiol	13,7 pg/ml	< 39,8	
Progesteron	0,41 ng/ml	0,27–0,90	
Testosteron	4,48 ng/ml	1,88–6,84	
Testosteron, frei	7,03 pg/ml	6,30–17,80	
SHBG	59,54 nmol/l	17,33–71,50	
DHEA-S	70,5 µg/dl	34,5–568,9	
Cortisol	23,55 µg/dl	5,27–22,45	

Bei Thomas fällt schnell auf, dass die Konstellation eine ganz andere ist. Nämlich unter anderem auch die, die ich eben angesprochen hatte. Gutes Gesamttestosteron, aber schlechtes freies Testosteron und erhöhtes SHBG. Es fällt aber auch auf, dass die gesamte Achse inklusive aller Zwischenstufen erniedrigt ist. Sogar Estradiol als letzte Instanz ist niedrig, was aber in dieser Konstellation völlig normal ist.

Was fällt hier aber noch auf? Der Cortisolwert ist erhöht. Hierbei handelt es sich also um den anderen Schenkel der beiden direkt miteinander verbundenen Hormonachsen. Durch das Heraufregulieren dieser Achse kommt es ebenfalls, zusätzlich zum Alter, zu einem indirekten Mangel an Testosteron, weil einfach weniger Progesteron umgewandelt werden kann, da der Körper seine Priorität in Cortisol sieht. Warum dem so ist, können wir allerdings nicht sagen. Dafür ist die Anamnese entscheidend. Wie du also siehst, ist es nicht nur der Testosteronwert, der entscheidend ist, um eine wirklich handfeste Aussage treffen zu können.

Therapiebeispiel

Bei Andre sprechen wir hier über Meckern auf wirklich hohem Niveau. Vorausgesetzt, wir haben uns natürlich mehr Blutwerte angeschaut als nur die in diesem Kapitel, so würde ich mir aufgrund seines etwas hohen Estradiolwertes erst mal den Zinkwert im Vollblut genauer anschauen. Zink wirkt sich zum Teil auf ein Enzym namens Aromatase aus und kann damit unter anderem zu einem erhöhten Testosteronwert beitragen, da es die Umwandlung zu Estradiol hemmt. Zudem kann es auch zu einer Verbesserung der Spermienqualität beitragen.

Blutwert	Gemessener Wert	Referenzbereich	Gemessener Wert im Referenzbereich
Zink im Vollblut	5,97 mg/l	5,36–7,29	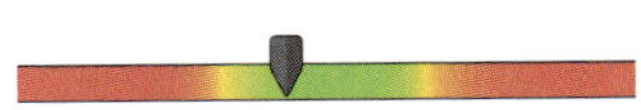

Andres Zinkwert ist nicht sonderlich erniedrigt, aber auch nicht in dem Bereich, in dem ich ihn gerne hätte, nämlich bei circa 6,5 bis 7 Milligramm pro Liter (mg/l). Daher bekommt er 25 bis 50 Milligramm Zink. Vorsicht: Zink hat eine die Magenschleimhaut reizende Wirkung. Auf nüchternen Magen verursacht es daher häufig Übelkeit und Unwohlsein. Also solltest du es immer zum Essen einnehmen. Bei solchen Anpassungen sollte man immer nach einer bestimmten Zeit (wie zum Beispiel nach acht Wochen) nachmessen und schauen, was sich verändert hat.

Das ist jetzt aber wirklich schon sehr spezifisch und betrifft auch nur die allerletzten Prozente, da Andre schon sehr viel richtig macht. Wichtig ist ein grundlegend gesunder Lebensstil, bei dem ich drei Dinge bewusst hervorheben möchte.

Das Erste ist der Konsum von genügend Eiweiß. Wenn das Ziel wie bei Andre optimaler Muskelaufbau ist, dann sollte man sich an circa 2 Gramm pro Kilogramm Körpergewicht orientieren. Damit sage ich aber nicht, dass der Proteinkonsum nur für das Ziel des Muskelaufbaus wichtig ist. Ganz im Gegenteil. Gerade für die allgemeine Gesundheit ist eine ausreichende Eiweißversorgung essenziell. Auch bei diesem Ziel sprechen wir von circa 1,2 bis 1,5 Gramm pro Kilogramm Körpergewicht. Das schaffen allerdings die wenigsten ...

Das Zweite ist das Thema Krafttraining. Es ist absolut essenziell, wenn es um Muskelaufbau und gute Testosteronwerte geht. Aber eben auch beim Thema Gesundheit, nur in einem anderen Maße. Krafttraining für maximalen Muskelaufbau ist eigentlich ganz einfach, aber man sollte es klug angehen und sich nicht jeden Tag komplett zerstören. Du musst aber schon mehr an dein Limit gehen als die meisten Menschen, die im Fitnessstudio trainieren. Und ganz ehrlich: Dazu gehört auch das Training deiner Beine. Hast du schon mal einen Baum mit starken Ästen, aber schmalem Stamm gesehen?

Das Dritte und wahrscheinlich der von den meisten unterschätzte Faktor ist der Schlaf. Muskeln wachsen nicht nur in der Ruhephase und Wachstumshormone werden primär nachts ausgeschüttet. Es gibt meiner Ansicht nach kaum zu viel Training, sondern nur zu wenig Erholung und Schlaf. Es geht eben nicht nur um die 90 Minuten im Gym, sondern viel mehr darum, wie du dies in deinen gesamten Lifestyle integrierst.

Einen letzten Punkt möchte ich noch mit dir teilen. Kommen wir noch einmal zu Thomas' Blutbild zurück. Hier haben wir einen erhöhten Cortisolwert gesehen und gleichzeitig erniedrigte Testosteronwerte. Bei genau dieser Konstellation kann Ashwagandha helfen. Ashawagandha kommt aus der ayurvedischen Medizin und hat viele nützliche Wirkungen, darunter bei

Männern die indirekte Steigerung der Testosteronwerte bei erhöhtem Cortisol durch dessen Senkung. Geht das Cortisol runter, so kann wieder mehr Testosteron produziert werden. Die Datenlage ist zum jetzigen Zeitpunkt noch nicht hundertprozentig klar, aber meiner Ansicht nach sehr vielversprechend. Ich habe das Ganze bei mir getestet und es hat funktioniert. Mein freies Testosteron ist deutlich hochgegangen.

Entschlüssle den Blutwerte-Code: Mehr Testosteron und optimaler Muskelaufbau

Blutwerte

- Progesteron
- Estradiol
- Cortisol
- DHEA-S
- Gesamttestosteron
- freies Testosteron
- SHBG
- Zink

Supplemente

- Zink
- Ashwagandha

Lifestyle

- intensives Krafttraining
- Schlaf
- eiweißreiche Ernährung

DEIN ZIEL:
BESSERER SCHLAF

Problem: »Schlaflos durch die Nacht!«

Der 50-jährige Klaus kommt jährlich zu uns, denn er ist ein großer Freund von proaktiver Gesundheitsvorsorge statt der typischen Nachsorge. Klaus hat keine besonderen Vorerkrankungen und auch keine gravierenden Mängel, denn er arbeitet schon sehr lange mit uns und supplementiert regelmäßig die Dinge, die ihm laut Blutanalyse fehlen. Klaus berichtet heute darüber, dass er mittlerweile irgendwie schlechter schläft, aber eigentlich nicht sonderlich viel in seinem Leben verändert hat. Er isst wie vorher, supplementiert wie geplant und macht auch weiterhin regelmäßig das vorgegebene Sportprogramm fünfmal die Woche. Er fühle sich sonst auch wirklich super. Er würde jetzt gerne bei der regelmäßigen Blutuntersuchung schauen, warum sein Schlaf momentan nicht so richtig gut ist.

Diagnostik: Wie kommst du an dein Ziel?

Schlafprobleme sind tatsächlich ein Thema, mit dem viele Menschen zu kämpfen haben. Schlaf ist wahrscheinlich für die meisten Menschen einfach etwas, das man eben so macht, was aber keine sonderlich große Bedeutung hat. Erst wenn es nicht mehr gut funktioniert, schenken wir dem Schlaf mehr Aufmerksamkeit. Tatsächlich gibt es keine spezifischen Blutwerte für den Schlaf. Zumindest nicht direkt.

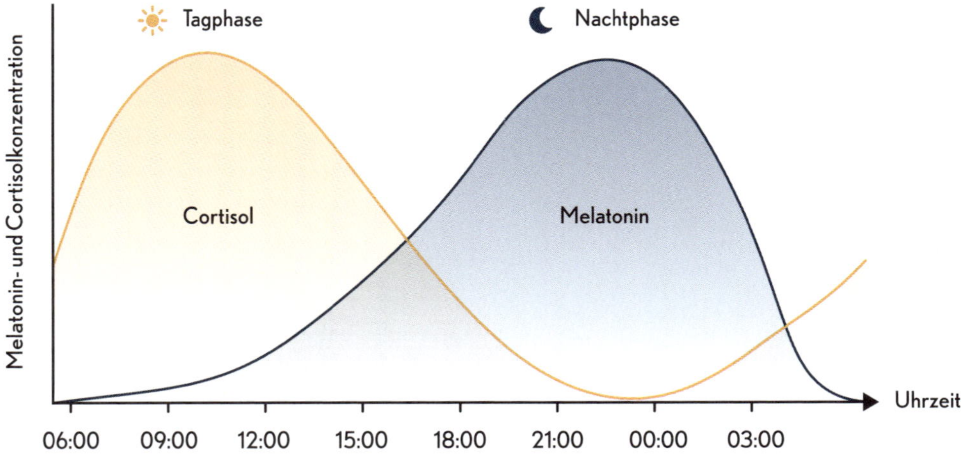

Wir haben ein Hormon, welches uns dabei hilft, schneller einzuschlafen: Melatonin. Melatonin im Blut zu messen, ergibt nicht sonderlich viel Sinn, denn es unterliegt wie die meisten Hormone einer zirkadianen Rhythmik. Die Kurve ist abends am höchsten, wie du im Schaubild sehen kannst. Eine denkbare Option wäre es, die Vorläufer von Melatonin zu messen. Das wäre dann unter anderem die proteinogene Aminosäure Tryptophan. Diese wird wiederum in mehreren Zwischenschritten zu Serotonin umgebaut, welches dann seine Funktion als Neurotransmitter einnimmt. Wir könnten also theoretisch Serotonin und Melatonin im Urin messen. Das habe ich aber ehrlich gesagt noch nie gemacht, denn diese Werte sind für die wenigsten Menschen relevant und für Klaus auch schon fünf Schritte zu weit. Erinnere dich an den Spruch »Häufiges ist häufig und Seltenes ist selten«. Für die Produktion von Melatonin benötigen die beteiligten Enzyme Co-Faktoren. Co-Faktoren, wie du sie im Schaubild erkennen kannst, sind zum Beispiel die Vitamine B_3, B_6, B_9, B_{12} und Magnesium. All das sind Dinge, die deutlich einfacher bestimmt werden könnten. Die Frage ist aber: Braucht es das?

Ein paar einfache Fragen an Klaus würden bei der Antwort bereits helfen. Wann geht er ins Bett? Wann steht er auf? Wie fühlt er sich nach dem Aufstehen? Wenn du diese Fragen gestellt hast, kannst du weiter eingrenzen, ob bei ihm eine wirkliche Problematik vorliegt oder aber nur ein kurzzeitiges Hindernis, das bedingt ist durch eine Veränderung in seinem Leben. In den meisten Fällen nehmen sich die Betroffenen meiner Ansicht nach abends vor dem Schlafengehen nicht genug Zeit, um runterzukommen.

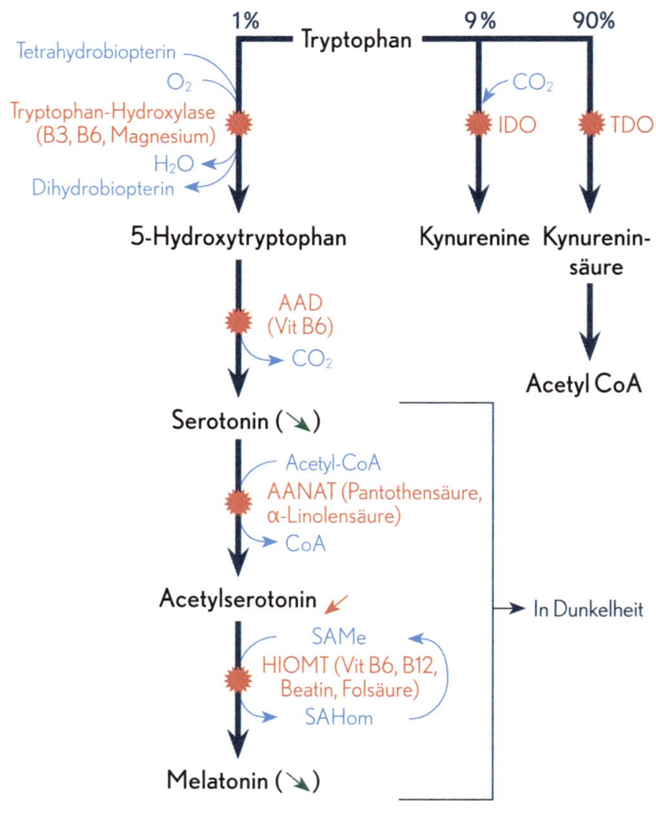

Klaus berichtet, dass er eine neue Freundin hat und daher mittlerweile später ins Bett geht, als er es gewohnt ist, da sie einen ganz anderen Rhythmus hat als er. Das Problem ist, dass er dann aber morgens dennoch so früh aus dem Bett muss und daher nur sechs Stunden Schlaf bekommt. Die ersten Wochen war das kein Problem, aber jetzt, nach ein bis zwei Monaten, spürt er eine gewisse Unruhe in sich. Auch wenn es für dich jetzt banal klingen mag: Oft passieren in unserem Leben Dinge, die wunderschön sind, uns aber aus unseren Routinen herausreißen und dazu führen, dass wir uns anders verhalten als sonst. Ich will damit nicht sagen, dass man sich dem sozialen Leben verschließen soll, denn es ist vollkommen okay, auch mal auf Schlaf zu verzichten, wenn es etwas gibt, weswegen sich der Verzicht auch lohnt. Aber viele Menschen schauen abends TV auf dem Sofa als Belohnung für den anstrengenden Tag, vergessen aber dabei, dass sie den Körper damit eher stressen und ihm nicht die Möglichkeit geben, sich auch auf den Schlaf vorzubereiten.

Weitere wichtige Fragen lauten: Ist das Einschlafen ein Problem für Klaus? Kann er durchschlafen oder wacht er nachts ständig wieder auf? Fühlt er sich morgens erledigt, obwohl er geschlafen hat?

Bei Einschlafproblemen könnte wieder das Melatonin der Verdächtige sein. Beispielsweise wenn man lange TV geschaut hat, denn Melatonin wird nicht ausreichend produziert, wenn blaues Licht auf unsere Netzhaut fällt. Grübeln und Gedankenkreisen wäre aber auch eine Option, die jemanden stundenlang am Einschlafen hindern kann. Hier könnte beispielsweise Meditation am Abend sehr hilfreich sein. Eine Schilddrüsenunterfunktion oder auch Progesteronmangel wären auch denkbare Szenarien, die dazu führen, dass man schlecht einschläft – schau dir dazu die Kapitel »Eine gesunde Schilddrüse« (ab Seite 121) und »Regelmäßiger Zyklus« (ab Seite 160) an.

Beim Durchschlafen könnte auch die Organuhr der TCM, der traditionellen chinesischen Medizin, helfen. Wacht er regelmäßig zwischen 1 und 3 Uhr auf, wäre hier die Leber etwas, was man sich genauer anschauen könnte. Aber wie gesagt, in den meisten Fällen ist das nicht notwendig oder aber man bestimmt die Leberwerte beim Gesundheitscheck so oder so mit. Ich will dir hier einfach so viele Tools mit an die Hand geben wie nur möglich. Aber auch ich würde mir nicht als Erstes die Leberwerte anschauen, wenn jemand mit Schlafstörungen kommt, aber denkbar wäre es dennoch.

Sich morgens abgeschlagen zu fühlen, obwohl man lange genug geschlafen hat, bringt uns wieder zum Anfang zurück, nämlich zu Melatonin und Cortisol. Normalerweise sollte Melatonin abends seinen Peak haben und Cortisol morgens. Cortisol ist eines der Hormone, welches uns morgens mit anderen Neurotransmittern genug Energie gibt und bestenfalls sogar wie eine Art eingebauter Wecker funktioniert. Es gibt aber tatsächlich viele Optionen, warum sich diese Kurve wie bei Klaus verschieben könnte. Da wäre erst einmal das späte Zubettgehen, womit sich seine Kurve etwas nach hinten verschiebt, er aber dennoch früh aufsteht und dadurch noch nicht den notwendigen Cortisol-Peak hat. Das Thema Schichtarbeit trifft bei Klaus nicht zu, aber wäre eine häufige Ursache für einen verschobenen Rhythmus. Auch Ernährung kann indirekt ebenfalls Einfluss haben. Wir können aber morgens den Cortisolspiegel im Blut messen, um einen Überblick darüber zu bekommen, wie gut die Werte sind. Jetzt stellt sich dir vielleicht gerade die Frage, was passiert, wenn die Kurve nicht genauso verläuft wie bestenfalls angenommen. Die Kurve könnte ja theoretisch auch mehrmals über den Tag verteilt rauf und runter gehen. Ja, auch das können wir messen. Mehrfach am Tag Blut abzunehmen wäre möglich, aber äußerst unkomfortabel. Hier bietet sich ein Speicheltagesprofil von Cortisol an. Es geht mir hier auch gar nicht um die absoluten Werte, sondern um den Verlauf. Wenn die Kurve nicht wie gewollt verläuft, gilt es auch hier wieder, den Lifestyle anzupassen.

Blutwert	Gemessener Wert	Referenzbereich	Gemessener Wert im Referenzbereich
Cortisol	16,92 µg/dl	5,27–22,45	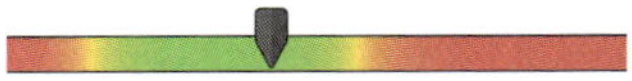

Therapiebeispiel

Wie ich dir oben bereits gesagt habe, gibt es keine spezifischen Blutwerte für den Schlaf, sondern es geht vielmehr darum, auf die Dinge zu achten, die sich schlecht auf den Schlaf auswirken, und diese einzuschränken. Wie zum Beispiel blaues Licht. Jetzt denkst du dir vielleicht: »Perfekt, ich habe eh keine blauen Lampen bei mir zu Hause.« Ich sage jetzt aber mal ganz dreist: DOCH. Es geht nicht um das Licht, das du als blau wahrnimmst, sondern um die Wellenlänge von blauem Licht. Jede LED-Lampe, jeder TV, jedes Smartphone und auch jeder Laptop arbeitet mit dieser Wellenlänge. Du kennst sicher die Night-Modi auf Geräten wie deinem PC oder Smartphone. Das Bild wird dann plötzlich gelb, wenn du diesen Modus einschaltest, denn das blaue Licht wird dabei abgeschaltet. Noch besser wäre es, circa 60 bis 120 Minuten vor dem Zubettgehen alle Bildschirme zu meiden und einfach nur noch Kerzen anzuhaben. Die Frage ist, wie realistisch das ist. Auch ich sitze gerade spätabends hier und schreibe dieses Buch für dich. Ich behelfe mir dabei mit einer Blaulichtblocker-Brille, die zusätzlich noch einmal blaues Licht herausfiltert.

Eine weitere Option wäre, mit Nahrungsergänzungsmitteln für kurze Zeit nachzuhelfen. Hier gibt es zwei Dinge, die wir klar hervorheben können. Das Erste hast du so vielleicht gar nicht auf dem Schirm, nämlich Magnesium. Eines der wohl besten Supplemente für den Schlaf. Wie immer ist hier die Form entscheidend. Magnesiumthreonat und Magnesiumbisglycinat haben hier die besten Ergebnisse bei der Schlafoptimierung. 300 Milligramm elementar wäre hier eine gute Option, am besten über den Tag verteilt und den größten Teil circa 30 Minuten vor dem Schlafen. Das zweite Supplement bezieht sich auf vieles, was wir eben besprochen haben. Ich spreche hier von Melatonin. 1 bis 3 Milligramm am Abend können wahre Wunder bewirken, lösen aber natürlich das Problem nicht. Gerade in bestimmen Phasen wie bei langen Flügen, Jetlag oder einfach viel Stress kann die Einnahme von Melatonin Sinn ergeben.

Bevor du mit alledem startest, würde ich aber natürlich eine geregelte Schlafroutine einführen. Zwischen 22 bis 23 Uhr zu Bett gehen und im besten Fall sieben bis acht Stunden Schlaf sollten angestrebt werden.

Entschlüssle den Blutwerte-Code: Besserer Schlaf

Blutwerte

- Cortisol
- Vitamin B_3, B_6, B_9, B_{12}
- Magnesium
- TSH, fT3, fT4

Supplemente

- Magnesium
- Melatonin

Lifestyle

- regelmäßige Schlafroutine
- Blaulichtfilter nutzen
- Bildschirme am Abend meiden
- kaltes Schlafzimmer

DEIN ZIEL: FETTABBAU UND MUSKELAUFBAU

Problem: »Ich nehme einfach nicht ab.«

Vor uns sitzt Klara mit ihren 35 Jahren und beklagt, dass sie nicht abnehmen kann. Sie hat wirklich schon alles versucht – von Detox-Tee und Smoothie-Kuren über Low-Carb- und Keto-Diäten bis hin dazu, dass sie wie jetzt fast nichts mehr isst. Sie treibt auch circa viermal in der Woche Sport, aber es tut sich einfach nichts. Klara ist mittlerweile wirklich verzweifelt und weiß einfach nicht mehr weiter. Sie ist jetzt bei uns, weil sie der festen Überzeugung ist, dass es an den Hormonen liegt. Oder so was wie einen langsamen Stoffwechsel könnte sie sich auch gut vorstellen. Sie möchte jetzt von uns wissen, warum sie nicht abnimmt.

Diagnostik: Wie kommst du an dein Ziel?

Das Allererste, was ich dir jetzt sage, mag etwas ernüchternd klingen, aber es gibt keine direkten Blutwerte, die uns zeigen, warum jemand nicht abnimmt. Es geht hier wieder um das große Ganze. Bevor ich also mit Blutwerten starte, frage ich sie zuallererst einmal, wie sie sich denn genau ernährt. Der wahrscheinlich häufigste Grund für eine fehlende Gewichtsabnahme ist doch tatsächlich die Kalorienbilanz. Kalorien sind nicht das Einzige, was zählt, aber sie spielen eben doch eine entscheidende Rolle. Die meisten Menschen sagen, sie ernähren sich »gesund«. Darunter kann ich mir ehrlich gesagt nichts Konkretes vorstellen. »Gesund« bedeutet schließlich für jeden etwas anderes. Klara hat bereits gesagt, dass sie mittlerweile fast nichts mehr isst, aber dadurch weiß ich weder die Menge noch die Bestandteile. Sie zählt ein paar Lebensmittel auf, ich unterbreche sie aber schnell und bitte sie, mir mal einen Beispieltag ihrer Ernährung zu erläutern. Sie weiß nicht recht, was sie antworten soll, woraufhin ich einfach sage, sie solle mir sagen, was sie gestern alles gegessen hat, und das am besten so genau wie möglich. In mindestens 80 Prozent der Fälle passiert jetzt Folgendes. Ihre Antwort lautet: »Ja, gestern war nicht so optimal ... « Tatsächlich ist das die mit Abstand häufigste Antwort, die ich bis jetzt auf diese Frage bekommen habe. Daher bin ich dazu übergegangen, mir von fast jedem Patienten ein 5-Tage-Ernährungsprotokoll anfertigen zu lassen.

Warum erzähle ich dir das? Es soll wirklich keineswegs abwertend oder herablassend wirken. Auch wenn Kalorienüberschuss einer der häufigsten Gründe ist, ist es keineswegs der einzige. Früher habe auch ich mich nur auf die Kalorien gestürzt und war überzeugt davon, dass Klara einfach zu viel isst. Die Realität hat mich dann aber wieder auf den Boden der Tatsachen zurückgeholt. Auf der anderen Seite steht nämlich eine Kombination aus Insulinresistenz, Hormonunterfunktionen und Nährstoffmängeln, die Klara daran hindern, Gewicht zu verlieren. Das Übergewicht ist in diesem Fall wahrscheinlich ein Symptom ihrer Krankheit. Wichtig sind hier vor allem der allgemeine Gesundheitszustand, die Schilddrüsenfunktion, die Blutfette (also die Herzgesundheit) und auch die weiblichen Hormone – schau dir also diese Kapitel noch einmal genau an (siehe jeweils ab Seite 66, 121, 143 und 160). Insbesondere eine Schilddrüsenunterfunktion könnte eine mögliche Ursache sein.

Therapiebeispiel

Ein Thema, über das wir mit Klara aber auch unbedingt sprechen sollten, ist das Krafttraining. Klara verbringt nämlich die Zeit im Fitnessstudio immer nur auf dem Stepper, da sie im Fettverbrennungspulsbereich trainieren möchte. Viel effektiver wäre aber hier eine Kombination aus Krafttraining, moderatem Ausdauertraining und HIIT-Training. Frauen haben oft Angst, sofort Muskeln aufzubauen wie ein Profibodybuilder. Ich kann dich beruhigen, denn das wird nicht passieren. Gerade beim Vorliegen einer Insulinresistenz ist es absolut essenziell, Krafttraining zu absolvieren, denn dies ist einer der Pfeiler, um die Resistenz zu durchbrechen.

Beim Muskelaufbau für Männer sieht es ähnlich aus, denn auch hier spielen die Hormone die entscheidende Rolle. Hierfür schau dir unbedingt das Kapitel zur männlichen Hormonoptimierung (ab Seite 174) an. Auch hier gibt es heutzutage unglaublich viele Mythen wie »Kreatin für den Muskelaufbau zerstört die Nieren«, auch darauf sind wir bereits im allgemeinen Gesundheitscheck (ab Seite 66) eingegangen. Kurze Zusammenfassung: Dem ist nicht so! Auch einem hohen Eiweißkonsum wird fälschlicherweise eine nierenschädigende Wirkung nachgesagt. Ja, bei einer Nierenvorschädigung ist eine andere Grenze relevant und man muss auf eine eher eiweißarme Ernährung achten, aber für den Großteil der Bevölkerung gibt es keine negativen Folgen bis zu einer Eiweißmenge von 4 Gramm pro Kilogramm Körpergewicht. Auch wenn viele Menschen das Gegenteil behaupten, die Studien lügen nicht und zeigen klare gesundheitliche Vorteile bei circa 1,2 bis 1,6 Gramm pro Kilogramm Körpergewicht, und das nicht nur für Kraftsportler. Auch für ältere Menschen ist das enorm wichtig.

Kommen wir zurück zu Klara. Eine Sache ist mir noch sehr wichtig zu erwähnen. Auch wenn Übergewicht ein wirklich nicht zu unterschätzender Risikofaktor für unsere Gesundheit ist, so zeigen neue Studien, dass mehrgewichtige Menschen, die viel Sport treiben, gesünder sein können als normalgewichtige, die sich wenig bewegen. Es sollte sich weniger auf das Gewicht fokussiert werden, sondern mehr auf die Dinge, die wir verändern können!

In diesem Kapitel fällt es mir am schwersten, einen konkreten Therapievorschlag zu machen, denn hier kommt alles aus den vorherigen Kapiteln zusammen. Es geht primär darum, die Pfeiler Ernährung, Training, Regeneration und Mindset für sich in Einklang zu bringen. Fettabbau und Muskelaufbau sind gar nicht so verschieden, wie man denken würde. Die Herangehensweise ist sehr ähnlich, zumindest vom trainingswissenschaftlichen Gedanken her.

TRAIN – EAT – SLEEP – REPEAT.

Diesen Spruch kennt man aus verschiedenen Social-Media-Posts, und wenn man es auf das Wesentliche herunterbricht, ist es tatsächlich auch so. Supplemente und andere Dinge sind nur die Spitze des Eisberges. Alles, was sich unter der Oberfläche befindet, ist viel wichtiger, und das sind Training, Ernährung, Schlaf und die ständige Wiederholung dieser Punkte! Ein gesunder Egoismus ist hier definitiv vonnöten und du darfst ihn dir auch eingestehen. Frag dich: Welche Pfeiler des GAP-Systems erfüllst du in deinem Leben? Ist einer davon gänzlich unterrepräsentiert, dann hast du den Bereich, auf den du dich am meisten konzentrieren solltest.

Entschlüssle den Blutwerte-Code: Fettabbau und Muskelaufbau

Blutwerte

- großes Blutbild
- CK, LDH, wrCRP
- Amylase, Lipase
- GOT, GPT
- Selen, Zink, Magnesium
- TSH, fT3, fT4
- HbA1C

Supplemente

- individuell je nach Mangel
- Kreatin
- Basics (Omega 3, Vitamin D_3, Magnesium)

Lifestyle

- Ernährungstagebuch (kurzfristig) führen
- eiweißreiche Ernährung
- intensives Krafttraining

THIEMOS ALLGEMEINER GESUNDHEITSCHECK FÜR EIN LANGES LEBEN

Überblick

Wir kommen zum letzten Kapitel, in dem es explizit um spezifische Blutwerte geht, und wenn du denkst, hier kommt nur noch einmal eine Zusammenfassung, dann liegst du falsch – auch hier gibt es neue Werte! Auf der anderen Seite liegst du auch vollkommen richtig, denn hier geht es darum, dass wir die Puzzleteile nun alle zusammenführen. Wie gehst du vor, wenn du ein 1000-Disney-Puzzle vor dir hast? Ich für meinen Teil denke im ersten Moment erst einmal: Ganz einfach, 1000 Teile wird schon nicht so viel sein. In den allermeisten Fällen werde ich aber tatsächlich schnell auf den Boden der Realität zurückgeholt und sehe das Puzzle vor lauter Teilen nicht mehr. Vielleicht geht es dir jetzt auch so, nachdem du die Kapitel Schritt für Schritt durchgegangen bist. Blutwerte können am Anfang überfordernd sein, und das ist auch vollkommen in Ordnung. Akzeptiere es, dann wird es leichter. Am Anfang frage ich mich auch immer aufs Neue, wie ich 300 Puzzleteile, auf denen einfach nur blauer Himmel zu sehen ist, sinnvoll sortiert bekomme. Und weißt du, was? Ich habe es bis jetzt immer geschafft, und das wirst du auch. Mein Trick ist es, immer erst mit dem anzufangen, was einfach ist. Beim Puzzeln ist es der Rand, den man schnell zusammenbekommt. Zugegeben – bei 1000 Teilen dauert das Suchen der richtigen Teile schon ewig, aber es ist ein erstes Erfolgserlebnis, sobald der Rand fertig ist. Es ist auch deutlich einfacher, wenn der Rand schon steht! Beim Thema Blutwerte ist es ähnlich. Wenn du die Basics verstehst, kannst du dir viele Sachen viel einfacher und auch schneller erklären und irgendwann verstehst du Zusammenhänge. Kapitel für Kapitel, Thema für Thema, und am Ende blickst du auf ein fertiges Puzzle. Wir fangen jetzt an.

Problem

Ein wirkliches Problem haben wir hier gar nicht vorliegen. Wir haben hier den 34-jährigen Thiemo, der möglichst lange leben möchte. Aber nicht irgendwie, sondern mit der höchsten Lebensqualität. Er ist bereit, fast alles zu tun, um dieses Ziel zu erreichen. Ihm ist es auch wichtig zu verstehen, warum genau wir etwas machen. Wenn er es aber versteht, dann setzt er es auch um – komme, was wolle. Wobei Thiemo sich gerne auch mal zu viele Dinge vornimmt und alle Baustellen gleichzeitig angehen will. Es gilt, ihn also vielleicht auch ein wenig zu bremsen und diejenigen Dinge zu priorisieren, die wirklich wichtig sind. Er arbeitet sehr viel, liebt aber, was er macht, und überarbeitet sich daher auch sehr gerne unbewusst. Wobei er mittlerweile ein gutes Gefühl dafür hat, wann er mal einen Gang zurückschalten sollte. Das war früher auch mal anders. Er achtet bereits auf sehr viele Dinge in seinem Leben, eigentlich auf alles, was wir hier im Blutwerte-Code in den Therapiebeispielen auch schon angerissen haben. Nicht exzessiv, aber eben so, dass er versucht, das Beste aus beiden Welten im richtigen Maß zu kombinieren: aus der gesunden, manchmal vielleicht etwas langweiligen Welt und der ungesunden, aber dafür leckeren Welt. Für ihn steht die Balance an erster Stelle: »80 Prozent gesund und 20 Prozent für die Seele« nennt er es gerne. Was eigentlich nur bedeutet, dass er sich ab und an auch mal eine Pizza, Burger oder Ähnliches gönnt. Verbote, gerade in der Ernährung, akzeptiert er nicht, denn er weiß, dass es wirklich immer nur um die Dosis geht, die das Gift macht. Thiemo nimmt auch schon eine lange Zeit Supplemente, die er alle sechs Monate anpasst, um sein persönliches Ziel von Vitalität und Gesundheit weiter zu verfolgen. Für die individuelle Anpassung der Supplemente macht er ungefähr alle sechs Monate eine Blutanalyse und plant daraufhin seine Nahrungsergänzung ein.

Diagnostik: Wie kommst du an dein Ziel?

Wie du in der Einleitung gesehen hast, geht es hier darum, lange zu leben, und unter anderem auch um viel Wiederholung. Beginnen wir aber mit dem einen Wert, den du noch nicht kennst.

Omega-3-Index

Den Omega-3-Index habe ich mir bis ganz zum Schluss aufgehoben, denn es ist meiner Ansicht nach der Wert, der wirklich fast nie gemessen wird, aber unglaublich wichtig ist. Ich würde sagen, dass es mit einer meiner Lieblingswerte ist, wenn man das über Blutwerte überhaupt sagen kann.

Du kennst die Omega-3-Fettsäuren vielleicht mittlerweile aus der Presse oder weil du dich viel mit Ernährung beschäftigst. Wir haben verschiedene Fettsäuren in unserem Körper, aber eben auch in der Nahrung: gesättigte und ungesättigte. Den gesättigten Fettsäuren werden eigentlich immer nur negative Eigenschaften zugesprochen, was so zwar nicht ganz korrekt ist, denn eigentlich wissen wir noch gar nicht so viel darüber, zumindest nicht, was optimale Blutwerte denn eigentlich sind. Die ungesättigten unterscheiden sich nicht nur in ihrer biochemischen Struktur, sondern vor allem auch in ihren Funktionen. Auch hier ist es eigentlich wissenschaftlich nicht korrekt, von Omega-3-Fettsäuren zu sprechen, denn nicht alle von ihnen haben die gleichen Eigenschaften. Wichtig ist daher die genaue Spezifizierung. Wir sprechen hier nämlich primär nur von EPA und DHA.

EPA (Eicosapentaensäure) und DHA (Docosahexaensäure) sind Omega-3-Fettsäuren, die in Fisch und anderen Meereslebewesen wie beispielsweise Algen vorkommen. Es gibt eine Vielzahl von wissenschaftlichen Beweisen für die Funktionen von EPA und DHA im Körper. Hier einige davon:

- Entzündungshemmung: EPA und DHA können Entzündungen im Körper reduzieren und somit entzündliche Erkrankungen wie Rheuma und entzündliche Darmerkrankungen zum Teil lindern.
- Herz-Kreislauf-Gesundheit: EPA und DHA können dazu beitragen, den Cholesterinspiegel im Blut zu senken und somit das Risiko von Herzerkrankungen zu reduzieren. Sie können auch den Blutdruck senken und die Blutgerinnung verlangsamen.
- Gehirn- und Nervensystem: DHA ist ein wichtiger Bestandteil der Zellmembranen im Gehirn und in Nervenzellen und kann dazu beitragen, die Gehirn- und Nervenfunktionen zu verbessern. EPA und DHA können auch dazu beitragen, die Stimmung aufzuhellen und Depressionen zu lindern.
- Augengesundheit: DHA ist ein wichtiger Bestandteil der Netzhaut im Auge und kann dazu beitragen, die Sehkraft zu erhalten und zu verbessern.
- Schwangerschaft und Kindheit: EPA und DHA spielen eine wichtige Rolle in der Entwicklung des Gehirns und der Augen bei Föten und Säuglingen. Eine ausreichende Aufnahme von EPA und DHA während der Schwangerschaft und Stillzeit kann daher für die Entwicklung des Kindes von entscheidender Bedeutung sein.

Es gibt auch Hinweise darauf, dass EPA und DHA bei der Vorbeugung und vielleicht auch der Behandlung von vielen anderen Erkrankungen, einschließlich Diabetes, Krebs und Alzheimer, von Nutzen sein könnten. Es ist jedoch wichtig zu beachten, dass weitere Forschung erforderlich ist, um diese Zusammenhänge auch wirklich final zu bestätigen.

Fest steht aber, dass EPA und DHA absolut sinnvoll sind und es tatsächlich sehr schwer ist, sie über die normale Ernährung in ausreichender Menge zu sich zu nehmen. Es ist nicht unmöglich, denn auch hier zeigen die Daten, dass es möglich ist, wenn man circa zwei- bis dreimal die Woche fettigen Fisch isst. Die Frage bleibt aber bestehen, ob dies für einen Großteil der Menschen auch realistisch ist oder ob dies heutzutage nicht sogar andere Probleme mit sich bringt. Dazu im Therapieausblick dann gleich mehr. Wie genau man die Omega-3-Fettsäuren im Blut messen kann, ist recht simpel. Der HS-Omega-3-Index verschafft hier schnell Abhilfe.

Blutwert	Gemessener Wert	Vorheriger Wert	Referenzbereich	Gemessener Wert im Referenzbereich
Omega-3-Index	13,99	14,48	› 8,0	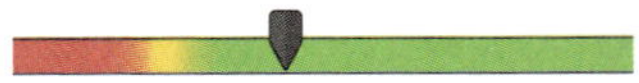

Die Optimalwerte liegen hier wahrscheinlich zwischen 8 und 11 Prozent. Auch das kann aber natürlich bei individuellen Problemstellungen wie chronischen oder entzündlichen Erkrankungen stark variieren. Was das Thema Gesundheit angeht, gilt es zu versuchen, diesen Optimalwert zu erreichen. Auch wenn viele ärztliche Kollegen diesen Wert noch nicht kennen, so befinden wir uns auf dem richtigen Weg und die Blutmessung wird immer bekannter. Erfunden wurde der Wert von Prof. von Schacky, der über die Firma Omegametrix auch Selbsttests für zu Hause verkauft. Man ist damit also nicht zwangsläufig auf seinen Hausarzt angewiesen.

Der Rest

Jetzt geht es für dich darum, das Puzzle zusammenzusetzen und die Wertekonstellationen aus den einzelnen Kapiteln wirklich zusammenzusetzen.

Ich für meinen Teil messe lieber zu viel, denn ich probiere wirklich viel an mir selbst herum, um so mehr und mehr zu lernen. Ich bin der Meinung, wenn man mit Menschen zusammenarbeitet, sollte man versuchen, einen Großteil der Dinge auch selbst getestet zu haben. Natürlich nicht jedes Medikament, aber eben gerade das, was auch für mich Sinn ergibt. So ist zum Beispiel auch mein Selbstexperiment mit Ashwagandha zustande gekommen (ein Video dazu findest du auch auf meinem YouTube-Kanal).

Ich messe eigentlich wirklich fast alles, was wir in diesem Buch besprochen haben. Vom großen Blutbild über Organwerte, Entzündungswerte, Mikronährstoffe, Eisenspeicher, Zuckerstoffwechsel, Vitamine bis hin zu den Hormonen. Hier möchte ich auf zwei davon noch einmal eingehen.

An meinen Hormonen – sowohl bei der Schilddrüse als auch bei meinen Sexualhormonen – habe ich schon sehr viel optimieren können, und das alles durch Lifestyle-Anpassung und gezielte Supplementation. Sie waren vorher auch nicht schlecht, aber eben auch nicht in der Range, wie wir sie in diesem Buch besprochen haben. Ich für meinen Teil will mich nicht mit der Schulnote 4, also einem Ausreichend, zufriedengeben. Hier mal ein Auszug aus meinen Blutwerten:

Blutwert	Gemessener Wert	Vorheriger Wert	Referenzbereich	Gemessener Wert im Referenzbereich
Testosteron	5,76 ng/ml		1,97–6,70	
Testosteron, frei	21,77 pg/ml	25,50	7,00-22,70	
Dihydrotestosteron (DHT)	706,0 ng/l		219-1080	
SHBG	47,16 nmol/l		11,54-54,49	
DHEA-S	427,7 µg/dl	419,7	34,5-568,9	
Cortisol	16,92 µg/dl	19,74	5,27-22,45	
TSH, Basalwert	1,73 mIU/l	2,56	0,22-4.46	
Freies T3 (Trijodthyronin)	3,49 pg/ml	3,35	2,3-3,8	
Freies T4 (Thyroxin)	1,16 ng/dl	1,18	0,9-1,6	

Die Achse, die ich mir als Nächstes vornehme, sind die Fettsäuren, denn wie du im Kapitel »Herzgesundheit« gelernt hast, bestimmen sie maßgeblich das Risiko, an der Haupttodesursache Nummer 1 zu erkranken. Auch hier siehst du bei mir alles im grünen Bereich. Aber vor allem ApoB ist mir einfach zu hoch. Mein Ziel ist es auch hier, klar unter 50 Milligramm pro Deziliter zu kommen.

Blutwert	Gemessener Wert	Vorheriger Wert	Referenzbereich	Gemessener Wert im Referenzbereich
LDL-Cholesterin	114 mg/dl	106	< 130	
HDL-Cholesterin	56 mg/dl	60	> 40	
LDL/HDL-atherogener Index	2,1 Index	1,8	< 3,0	
Triglyceride	58 mg/dl	61	< 150	
Apolipoprotein B	85 mg/dl		56–162	
Lipoprotein (a) nephelometrisch	< 0,02 g/l		< 0,3	

Was soll dir das jetzt zeigen? Es geht weniger darum, dir meine Blutwerte zu präsentieren, als vielmehr, dir aufzuzeigen, dass du dich nicht immer mit dem Standard der Gesamtheit zufriedengeben musst. Es liegt in deiner Verantwortung, und zwar nur in deiner.

Aber noch eine Sache kannst du vielleicht davon mitnehmen. Auch ich gehe Ziel für Ziel, Baustelle für Baustelle oder Blutwert für Blutwert an. Nicht alles auf einmal! Du weißt sonst am Ende nicht mehr, was jetzt genau zielführend war und was nicht.

Wenn wir es gemeinsam schaffen, den Standard für die Blutuntersuchung zu verbessern, dann hätten wir schon viel erreicht. Es gibt aber auch noch so unzählig viele Themen und Werte, über die ich gerne sprechen würde. So beispielsweise die Alzheimer-Frühdiagnostik mittels Gendiagnostik von ApoE4 und anderen Dingen. Damit würde sich dann aber wieder ein neues Universum eröffnen, in dem auch die Ethik eine entscheidende Rolle spielt. Ich liebe dieses Thema einfach, ich hoffe, das ist für dich auch so angekommen – vielleicht ist das dann einfach eines der Themen für das nächste Buch.

Therapiebeispiel

Gerade zum Thema Omega 3 möchte ich dir noch ein paar Tipps mit auf den Weg geben. Wenn ich mich für nur ein einziges Supplement entscheiden müsste, dann wären es die Omega-3-Fettsäuren. Warum? Könnten wir einen gemeinsamen Startpunkt bei allen Erkrankungen ausmachen, so würde es doch am meisten Sinn ergeben, dort anzusetzen, oder? Diesen gemeinsamen Startpunkt gibt es tatsächlich, nämlich Entzündungen. Versteh mich nicht falsch, es gibt so viele Ursachen und Möglichkeiten, wie Krankheiten entstehen, aber bei sehr vielen steht die Entzündung am Anfang der Kaskade. Omega-3-Fettsäuren können also genau hier helfen. Es ist aber auch das Supplement, das man wirklich jedem – und damit meine ich wirklich jedem – empfehlen kann. Und ja, du liest gerade ein Buch über Blutwerte, dann wäre es wohl am authentischsten, wenn ich dir sage, dass es am sinnvollsten wäre, erst zu messen, dann zu supplementieren und dann wieder zu messen, oder? Und ja, das wäre auch am besten!

Aber ... Der HS-Omega-3-Index kostet circa 50 Euro und ein gutes Supplement auch bestimmt 40 Euro pro Monat. Es gibt auch Menschen, die sich dies nicht leisten können oder bei denen es die Gegebenheiten gerade einfach nicht zulassen, die Werte zu bestimmen. Omega-3 in guten Mengen über die normale Ernährung zu sich zu nehmen, ist fast nicht möglich. Daher hat in der Realität auch fast niemand gute Omega-3-Werte. Daher ist es auch eine einfache und auch sichere Option, zuerst mit einer sicheren Menge zu supplementieren und dann erst zwei Monate später nachzumessen und dann zu schauen, ob die Menge denn auch ausreichend war. Die Dosierung, mit der ich in einem solchen Fall arbeite, sind 1500 bis 2000 Milligramm EPA und DHA. Ich sage bewusst nicht Omega-3, denn es geht um die Menge an EPA und DHA, und darauf solltest du bei einem Produkt auch wirklich achten. Viele Hersteller werben mit hohen Mengen an Omega-3, darauf kommt es aber eben nicht an. Du willst eine hohe Menge an EPA und DHA haben!

OMEGA-3 IST EIN SUPPLEMENT, DAS WIRKLICH SO GUT WIE JEDER NEHMEN SOLLTE.

Eine weitere Sache, auf die du bei allen Supplementen, aber vor allem bei Omega-3 achten solltest, ist die Qualität. Unser Fisch unterliegt heutzutage einer zunehmenden Belastung an Giftstoffen aus zum Beispiel Mikroplastik. Wichtig ist es daher, ein wirklich gut gereinigtes Produkt in Kapseln oder, wie ich es meistens verwende, in flüssiger Form zu konsumieren. Gewissenhafte Hersteller veröffentlichen auch oft Laboranalysen zu diesen Themen transparent auf ihren Webseiten. Danach solltest du vorher gezielt suchen.

Lass es mich abschließend noch einmal betonen: Omega-3-Supplemente mit EPA und DHA sind etwas, das wirklich so gut wie jeder zu sich nehmen kann und meiner Ansicht nach auch sollte! Egal ob Mischköstler, Vegetarier oder Veganer. Und wenn dich jemand fragt, ob auch Leinöl ausreicht, dann lautet die Antwort auf diese Frage NEIN. Leinöl enthält großartige Omega-3-Fettsäuren, aber eben kein EPA und DHA und die Umwandlung beträgt auch nur circa 5 bis maximal 20 Prozent. Gerade für Schwangere und auch Kinder sind hochwertige Omega-3-Supplemente meiner Ansicht nach wirklich ein Must-take.

Nachwort

Es ist vollbracht. Ich kann es ehrlich gesagt noch gar nicht wirklich glauben ... Ich und vor allem du, wir sind der modernen Medizin einen ganz großen Schritt nähergekommen. So langsam sollte sich das Bild des Puzzles für dich etwas klarer zeigen. Mach dir aber nicht zu viel Druck, denn es braucht Zeit, all diese Dinge im Kontext zu verstehen. Lass mich dir einen Tipp geben: Setz, soviel du kannst, von diesem Buch um! Miss die besprochenen Werte zuerst bei dir selber, bevor du anderen empfiehlst, was sie messen sollen. Denn nur wer seine eigene Gesundheit wirklich versteht, sollte auch anderen helfen.

Im Vorwort habe ich viel über meine Geschichte berichtet – wie ich zur Medizin gekommen bin und was meine Vision ist. Dieses Buch ist ein Teil meiner Spur im Sand, meines Fußabdruckes, den ich dir hinterlasse. Dies bedeutet aber nicht, dass du meiner Spur blind nur folgen solltest. Hab auch immer ein Auge nach links und rechts und nutze den bestehenden Pfad, um deine eigene Geschichte zu schreiben.

Ich bedanke mich von tiefstem Herzen bei dir für dein Vertrauen in mich. Es bedeutet mir wirklich unglaublich viel, gerade diese Zeilen schreiben zu können. Vielen Dank aber auch für dein Interesse an der Wissenschaft und an diesem oftmals doch etwas trockenen Thema. Ich habe versucht, das Ganze in so viele Geschichten zu verpacken, wie es mir möglich war, um es verständlicher, aber auch greifbarer für dich zu machen. Denn was am Ende wirklich zählt, ist, dass du umsetzt, was ich versucht habe in zusammenhängende Worte zu fassen. Du wirst vielleicht auch gemerkt haben, dass ich in diesem Buch einige Blutwerte wie Homocystein oder auch genetische Untersuchungen für beispielsweise die Früherkennung von Alzheimer weggelassen habe. Mir ist wichtig, dass du zunächst den Rand des Puzzles baust und dann Schritt für Schritt darauf aufbaust. Ich würde dir gerne noch so viel mehr mit an die Hand geben, aber mein Ziel für dieses Buch und auch generell im Leben ist es, praktisch anwendbares Wissen zu vermitteln. Mehr ist nicht immer besser in meinen Augen, denn dann verliert man oft das Wesentliche aus den Augen. Diesen Sachen widmen wir uns dann einfach im nächsten Buch 2024 ...

Also, wenn du jemanden kennst, für den dieses Buch genau das Richtige ist, dann schick es ihm und lass uns gemeinsam dafür sorgen, die Lücke, die GAP, zu schließen.

Dein Thiemo

Übersicht über die Blutwerte

Hinweis: Die hier Erfahrungswerte genannten Zielwerte sind aus meiner Berufspraxis und dem Austausch mit führenden Experten entstanden. Sie entsprechen teilweise nicht den gängigen Leitlinien und gelten dementsprechend nicht als evidenzbasiert. Deine individuellen Werte und Ziele solltest du immer mit deinem Therapeuten besprechen. Wir erheben daher keinen Anspruch auf die Richtigkeit der Laborwerte.

Kleines Blutbild

Blutwert	Referenzbereich	Erfahrungsbereich
Leukozyten	♂: 4,2–11,2 Zellen/nl ♀: 4,0–10,8 Zellen/nl	
Erythrozyten	♂: 4,40–5,90/pl ♀: 4,10–5,40/pl	
Hämoglobin	♂: 13,5–17,8 g/dl ♀: 11,5–16,0 g/dl	
Hämatokrit	♂: 36,4–50,4 V % ♀: 34,7–46,0 V %	
MCV	♂: 84–102 fl ♀: 83–101 fl	
MCH	♂: 27,6–33,5 pg ♀: 26,7–32,8 pg	
MCHC	33,0–36,0 g/dl Ery.	
Thrombozyten	♂: 135,1–326,3/nl ♀: 157,6–358,4/nl	

Differentialblutbild

Blutwert	Referenzbereich	Erfahrungsbereich
Neutrophile	♂: 43,5–73,5 % ♀: 42,7–76,8 %	
Neutrophile (absolut)	♂: 1,7–7,6 Zellen/nl ♀: 1,9–8,2 Zellen/nl	
Lymphozyten	♂: 15,2–43,3 % ♀: 16,0–45,9 %	
Lymphozyten (absolut)	♂: 1,0–3,2 Zellen/nl ♀: 1,1–3,1 Zellen/nl	
Monozyten	♂: 5,5–13,7 % ♀: 4,3–10,9 %	
Monozyten (absolut)	♂: 0,3–1,1 Zellen/nl ♀: 0,2–0,9 Zellen/nl	
Eosinophile	♂: 0,8–8,1 % ♀: 0,5–7,0 %	
Eosinophile (absolut)	‹ 0,5 Zellen/nl	
Basophile	♂: 0,2–1,5 % ♀: 0,2–1,3 %	
Basophile (absolut)	‹ 0,1 Zellen/nl	

Niere

Blutwert	Referenzbereich	Erfahrungsbereich
Kreatinin i. Serum	♂: 0,57–1,11 mg/dl ♀: 0,48–1,01 mg/dl	
Glomeruläre Filtrationsrate	› 90 ml/min/1,73m2	
Cystatin C	♂: 0,50–0,96 mg/l ♀: 0,57–0,96 mg/l	

Leber

Blutwert	Referenzbereich	Erfahrungsbereich
Bilirubin gesamt	0,3–1,2 mg/dl	
GOT (ASA, AST)	13–40 U/l	
GPT (ALAT, ALT)	9–40 U/l	
Gamma-GT	♂: < 73 U/l ♀: < 38 U/l	

Durchblutung/Leberstoffwechsel

Blutwert	Referenzbereich	Erfahrungsbereich
Homocystein	< 10 µmol/l	

Bauchspeicheldrüse

Blutwert	Referenzbereich	Erfahrungsbereich
Amylase	30–118 U/l	
Lipase	24,0–74,0 U/l	

Blutzucker

Blutwert	Referenzbereich	Erfahrungsbereich
Blutzucker, nüchtern	60–100 mg/dl	
HbA1c	< 5,7 %	

Fettstoffwechsel

Blutwert	Referenzbereich	Erfahrungsbereich
Cholesterin	< 190 mg/dl	
Apolipoprotein B	56–162 mg/dl	ca. 30 mg/dl
LDL-Cholesterin	< 130 mg/dl	< 100 mg/dl
Lipoprotein (a)	< 0,3 g/l	Lp (a) so niedrig wie möglich
HDL-Cholesterin	♂: > 40 mg/dl ♀: > 50 mg/dl	> 80 mg/dl
TG/HDL-Index		< 1
Triglyceride	< 150 mg/dl	< 100 mg/dl
Omega-3-Index	> 8,0 %	8–11 %

Entzündung

Blutwert	Referenzbereich	Erfahrungsbereich
Harnsäure	♂: < 7,0 mg/dl ♀: < 6,0 mg/dl	< 5 mg/dl
CK-NAC	♂: 46–171 U/l ♀: 34 –145 U/l	
LDH	♂: < 248 U/l ♀: < 247 U/l	
wr- oder hs-CRP	< 5,00 mg/l	< 0,5 mg/l

Schilddrüse/Hypophyse

Blutwert	Referenzbereich	Erfahrungsbereich
TSH	0,22–4,46 mIU/l	‹ 1,5 μIU/ml
fT4	0,9–1,6 ng/dl	› 1,4 ng/dl
fT3	2,3–3,8 pg/ml	› 3 pg/ml
reverses T3		sollte nicht › 100-fache von fT3 sein

Grundstoffe Schilddrüse

Blutwert	Referenzbereich	Erfahrungsbereich
Gesamteiweiß	5,7–8,2 g/dl	› 7 g/dl
Selen (Vollblut)	♂: 101–168 μ/l ♀: 101–170 μ/l	140–200 μ/l
Ferritin (bei CRP ‹ 0,5)	♂: 22,0–322,0 ng/ml ♀: 100–291,0 ng/ml	♂: 100–200 ng/ml ♀: 100–150 ng/ml
Jod	Sollte im Urin gemessen werden	

Nebennierenrindenhormone und Sexualhormone

Blutwert	Referenzbereich	Erfahrungsbereich
DHEA-S	♂: 34,5–568,9 µg/dl ♀: 25,9–460,2 µg/dl	♂: 280 µg/dl ♀: > 200 µg/dl
Cortisol (Morgenwert)	4,3–22,4 µg/dl	16–18 µg/dl
Progesteron	♂: 0,27–0,90 ng/ml ♀: 0,33–1,20 ng/ml (Follikelphase) 0,72–17,80 ng/ml (Lutealphase) < 1,00 ng/ml (Postmenopause) 0,34–0,92 ng/ml (orale Kontrazeptiva) Schwangere Frauen: 9,30–33,20 ng/ml (1. Trimester) 29,50–50,00 ng/ml (2. Trimester)	♂: < 50 Jahren: 0,6–1,3 ng/ml; > 50 Jahren: 0,5–1,3 ng/ml (unter bioident. Hormonen) ♀: prämenopausal > 80 × Estradiol
Estradiol	♀: prämenopausal 19,5–144,2 pg/ml (Follikelphase) 55,8–214,2 pg/ml (Lutealphase) 63,9–356,7 pg/ml (Ovulationsphase)	♀: prämenopausal < 1/80 von Progesteron
Testosteron, frei	♂: 7,00–22,70 pg/ml ♀: 0,82–2,30 pg/ml	♂: 8–28 pg/ml (mind. 1–2% vom Gesamttestosteron) ♀: 1–1,5 pg/ml

Mikronährstoffe und Vitamine

Blutwert	Referenzbereich	Erfahrungsbereich
Kalium im Vollblut	♂: 1568–1908 mg/l ♀: 1484–1794 mg/l	mittlerer Bereich
Calcium im Vollblut	♂: 50,3–59,8 mg/l ♀: 53,8–62,7 mg/l	

Blutwert	Referenzbereich	Erfahrungsbereich
Magnesium im Vollblut	♂: 31,2–39,1 mg/l ♀: 29,8–37,5 mg/l	34–40 mg/l
Kupfer im Vollblut	♂: 0,7–0,94 mg/l ♀: 0,76–1,12 mg/l	
Freies Kupfer		‹ 20 %
Selen im Vollblut	♂: 101–168 µg/l ♀: 101–170 µg/l	140–200 µ/l
Zink im Vollblut	♂: 5,36–7,29 mg/l ♀: 4,88–6,67 mg/l	6-7,5 mg/l
Mangan im Vollblut	♂: 5,39–11,2 µg/l ♀: 5,91–12,7 µg/l	mittlerer Bereich
Molybdän im Vollblut	♂: 0,45–1,56 µg/l ♀: 0,5–1,6 µg/l	oberer Bereich
Vitamin B_6 im Vollblut (Pyridoxal-5-Phosphat)	16,4–80,4 µg/l	50-90 µg/l
Vitamin B_9 (Folsäure)	› 5,38 ng/ml	
Vitamin B_{12}	211–911 pg/ml	oberes Drittel
Holotranscobalamin (Holo-TC)	› 50,0 pmol/l	› 100 qmol/l
Vitamin D_3, 1,25 (OH) (Calcitriol)	19,9–79,3 pg/ml	40-70 pg/ml
Vitamin D, 25 (OH) (Calcidiol)	100–150 nmol/l	100–150 nmol/l 50–70 ng/ml
D-Ratio (1,25(OH)2-/25(OH)-Vitamin D)	‹ 4,0	‹ 1–2
Coenzym Q10	› 0,160 µmol/mmol	1,5–2,5 µg/ml cholesterinkorrigiert mindestens › 0,25 µmol/mmol

Maßeinheiten im Überblick

Maßeinheiten für Gewichte und Massen

Abkürzung	Einheit	Umrechnung
kg	Kilogramm	1000 Gramm
g	Gramm	
mg	Milligramm	0,001 Gramm
µg	Mikrogramm	0,001 Milligramm
ng	Nanogramm	0,001 Mikrogramm
pg	Pikogramm	0,001 Nanogramm
fg	Femtogramm	0,000 000 001 Milligramm

Mengeneinheiten

Abkürzung	Einheit	Umrechnung
mol	Mol (Stoffmenge)	
mmol	Millimol	0,001 Mol
µmol	Mikromol	0,001 Millimol
nmol	Nanomol	0,001 Mikromol
pmol	Pikomol	0,001 Nanomol

Flüssigkeitsmengen in Volumenangaben

Abkürzung	Einheit	Umrechnung
l	Liter	
dl	Deziliter	0,1 Liter
cl	Zentiliter	0,01 Liter
ml	Milliliter	0,001 Liter
µl	Mikroliter	0,001 Milliliter
nl	Nanoliter	0,00 001 Milliliter
pl	Pikoliter	0,000 000 001 Milliliter
fl	Femtoliter	0,000 000 000 001 Milliliter

Aktivitätseinheiten

Abkürzung	Aktivitätseinheit	Umrechnung
U	Units	
IU	International Units	
I.E.	Internationale Einheiten	
mU	Milliunits	0,001 Units
U/l	Units pro Liter	
U/dl	Units pro Deziliter	
µU/l	Mikrounits pro Liter	0,000 0001 Units
IU/ml	International Units pro Liter	
mIU/l	International Milliunits pro Liter	
kU/l	Kilo-Units pro Liter	

Glossar

Acetyl-L-Carnitin: Semi-essenzielle (bedingt lebensnotwendige) Aminosäure (Baustein für Proteine)

Adenosintriphosphat (ATP): Molekül, das bei seiner Spaltung in jeder Zelle Energie bereitstellt

Aerobe Kapazität: Die aerobe Kapazität bezieht sich auf die Fähigkeit des Körpers, Energie unter Verwendung von Sauerstoff zu produzieren, um körperliche Aktivitäten über einen längeren Zeitraum auszuführen. Der Sauerstoff wird von der Lunge aufgenommen und über das Blut zu den Muskeln transportiert, wo er zur Energieproduktion genutzt wird.

Amenorrhoe: Ausbleiben der Menstruation

Amylase: Enzym, das Zuckermoleküle abbaut

Anaerobe Kapazität: Fähigkeit des Körpers, Energie ohne Sauerstoff zu produzieren, um intensive körperliche Aktivitäten auszuführen. Dieser Prozess findet in den Muskeln statt und wird als anaerobe Energiebereitstellung bezeichnet.

Anämie: Auch Blutarmut genannt, ist gekennzeichnet durch zu wenig Hämoglobin (roter Blutfarbstoff in den Erythrozyten) oder durch zu wenig Erythrozyten im Blut

ApoB (Apolipoprotein B): Genprodukt, das Bestandteil der LDL-Partikel ist und als Ligand bei der Rezeptor-vermittelten Aufnahme von LDL in die Zelle dient

Arteriosklerose: Erkrankung der Arterien, die durch die Ablagerung von zum Beispiel Cholesterin und anderen Substanzen an den Wänden der Blutgefäße gekennzeichnet ist. Diese Ablagerungen, auch Plaques genannt, können im Laufe der Zeit immer größer werden und dazu führen, dass die Arterien verengt und verhärtet werden.

AST (Aspartat-Aminotransferase): Enzym der Leber – Marker für Leberschäden

Autoimmunerkrankung: Krankheit, durch die das Immunsystem den eigenen Körper attackiert

Basedow-Krankheit: Autoimmunerkrankung der Schilddrüse, die zur Überfunktion führt

Bioidentische Hormone: Im Gegensatz zu synthetischen Hormonen, die oft in der Hormonersatztherapie eingesetzt werden, haben bioidentische Hormone eine identische Struktur wie die Hormone, die der Körper selbst produziert. Dies kann dazu beitragen, unerwünschte Nebenwirkungen zu reduzieren, die bei der Verwendung synthetischer Hormone auftreten können.

Borreliose: Durch Zecken übertragene bakterielle Infektion

Brainfog: Auch Gehirnnebel genannt; eine Bewusstseinstrübung

Calcidiol: Inaktiver Vorläufer von Vitamin D

Calcitriol: Aktive Form des Vitamin D

Cholesterin: Lebensnotwendiger Rohstoff im Körper und Baustoff für Hormone

Cholesterin-Taxi: Lipoproteine, die Cholesterin beziehungsweise Lipide im Blut transportieren

CK (Kreatinkinase): Enzym, das unter anderem für die Energiebereitstellung im Muskel zuständig ist

Coenzym Q10: Fettlösliches Molekül, das unterstützend auf verschiedene Enzyme im Körper einwirkt und eine wichtige Rolle im Energiestoffwechsel spielt

CRP (C-reaktives Protein): Plasmaprotein und Blutwert, der Auskunft über Entzündungen im Körper gibt

Cystatin C: Körpereigenes Protein, das Auskunft über die Nierenfunktion gibt

DHEA-S (Dehydroepiandrosteron-Sulfat): Zwischenprodukt auf dem Weg der Kortisolbildung; Verminderung von DHEA-S weist auf eine unzureichende körpereigene Kortisolproduktion hin.

Diabetes mellitus: Krankhafte Störung des Zuckerhaushalts

Erythrozyten: Rote Blutkörperchen, die für den Sauerstofftransport zuständig sind

Estradiol: Körpereigenes Hormon, das bei Frauen in den Eierstöcken gebildet wird; unter dem Begriff »Östrogen« werden mehrere Hormone verstanden, die wichtigsten sind Estradiol, Estron und Estriol.

Ferritin: Protein, das Eisen speichert

FSH (follikelstimulierendes Hormon): In der Hypophyse gebildetes Hormon, das eine wichtige Rolle bei der Regulation des weiblichen Zyklus und der Bildung und Reifung der Spermien im männlichen Körper spielt

GFR (glomeruläre Filtrationsrate): Parameter der Nierenfunktion

Glukagon: Hormon, das den Blutzuckerspiegel steigert; Gegenspieler von Insulin

GOT (Glutamat-Oxalacetat-Transaminase): Enzym in Leber, Herz- und Skelettmuskulatur

GPT (Glutamat-Pyruvat-Transaminase): Enzym in Leber, Herz- und Skelettmuskulatur

Granulozyten: Gehören der Gruppe der Leukozyten an

Hämatokrit: Wert, der das Verhältnis von Blutzellen zu Blutvolumen angibt

Hämoglobin: Eisenhaltiger Proteinkomplex, als Blutfarbstoff in Erythrozyten enthalten

Hämolytische Anämie: Besondere Form einer Blutarmut; die roten Blutkörperchen erreichen nicht ihre gewöhnliche Lebensdauer.

HbA1c: Langzeitzuckerwert (acht bis zwölf Wochen)

HDL (High Density Lipoprotein): Lipoprotein (eine Verbindung aus Eiweißen und Fetten), das für den Abtransport von überschüssigem Cholesterin zuständig ist und oft als »gutes« Cholesterin bezeichnet wird

Hepatitis: Entzündung der Leber

Herzfrequenzvariabilität: Zeitliche Abweichung zwischen einzelnen Herzschlägen, die ein Indikator für die Gesundheit ist

Hyperglykämie: Krankhaft vermehrte Menge an Glukose im Blut

Hypertonie: Bluthochdruck

Hypotonie: Niedriger Blutdruck

Insulin: Körpereigenes Hormon für den Stoffwechsel

Insulinresistenz: Verminderte Reaktion der Körperzellen auf Insulin

Insulinsensitivität: Sensibilität von Organen auf Insulin – welche Mengen notwendig sind, um den Blutzucker zu senken

Interferon gamma (IFN-y): Wichtiger Botenstoff im Immunsystem, der bei der Bekämpfung von Infektionen eine wichtige Rolle spielt

Koronararterien: Herzkranzgefäße

Kreatin: Körpereigener Stoff, der für die Energieregeneration im Muskel zuständig ist

Kreatinin: Abbauprodukt von Kreatin

LDH (Laktatdehydrogenase): Enzym, das in fast allen Zellen des Körpers vorkommt und eine wichtige Rolle im Energiestoffwechsel spielt

LDL (Low Density Lipoprotein): Transportiert Cholesterin aus der Leber in den Körper und erhöht Risiko für Herz-Kreislauf-Erkrankungen

Leberzirrhose: Schwere Lebererkrankung, bei der es zu Vernarbung durch Bindegewebe kommt, Ursachen vor allem chronische Entzündung oder Alkoholmissbrauch

Leukozyten: Weiße Blutkörperchen, die für die Abwehr von Krankheitserregern zuständig sind

LH (luteinisierendes Hormon): Hormon, das von der Hypophyse im Gehirn produziert wird. Es spielt eine wichtige Rolle bei der Regulation der Fortpflanzung und des Menstruationszyklus bei Frauen und der Produktion von Testosteron bei Männern.

Lipase: Enzym, das Fette abbaut

L-Thyroxin: Wirkstoff des Standardmedikamentes bei Schilddrüsenunterfunktion

MCH (mean corpuscular hemoglobin): Gibt durchschnittliche Konzentration von Hämoglobin in einem Erythrozyten an

MCHC: Gibt durchschnittliche Konzentration von Hämoglobin in allen Erythrozyten an

MCV: Gibt durchschnittliches Volumen eines Erythrozyten an

Melatonin: Körpereigenes Hormon, das für die Steuerung des Tag-Nacht-Rhythmus mitverantwortlich ist

Menopause: Der Begriff »Wechseljahre« bezieht sich auf die natürliche hormonelle Veränderung, die Frauen im mittleren Lebensalter durchmachen, wenn ihre Eierstöcke allmählich aufhören, Östrogen und Progesteron zu produzieren. Der Begriff »Menopause« bezieht sich dagegen auf den Zeitpunkt der letzten Menstruation, der mindestens zwölf Monate lang keine ovariell ausgelöste Blutung aus der Gebärmutter mehr nachfolgt.

Mikronährstoffe: Gesamtheit der Vitamine und Mineralstoffe

Mönchspfeffer: Pflanzenart, genannt Vitex agnus-castus, die zur Behandlung von Menstruationsbeschwerden und prämenstruellem Syndrom (PMS) eingesetzt werden kann

Morbus Crohn: Chronisch-entzündliche Darmerkrankung, Entzündung gegenüber Colitis ulcerosa deutlich schwerwiegender

Myo-Inositol: Früher Vitamin B_8, gehört zur Gruppe der Alkohole; Myo-Inositol spielt eine wichtige Rolle im Stoffwechsel von Glukose und Insulin und hat daher Anwendungen in der Behandlung von Diabetes und Insulinresistenz. Es wird auch zur Behandlung von verschiedenen reproduktiven Gesundheitsproblemen wie polyzystischem Ovarialsyndrom (PCOS) und Unfruchtbarkeit eingesetzt.

Neuroplastizität: Fähigkeit zur strukturellen Veränderung des Gehirns

OGTT (oraler Glukosetoleranztest): Test, der misst, wie effizient der Körper Glukose verarbeitet

Pankreatitis: Entzündung der Bauchspeicheldrüse

Polyzystisches Ovarsyndrom (PCOS): Hormonstörung bei Frauen

Pregnenolon: Pregnenolon ist ein Steroidhormon, das im Körper aus Cholesterin synthetisiert wird und als Vorstufe für viele andere Hormone dient, darunter Progesteron, Östrogen, Testosteron, DHEA (Dehydroepiandrosteron) und Cortisol.

Progesteron: Natürliches Sexualhormon, das in den Eierstöcken, in der Plazenta und in den Nebennieren produziert wird. Es spielt eine wichtige Rolle im Menstruationszyklus, in der Schwangerschaft und bei der Fruchtbarkeit.

Serotonin: Sogenanntes Glückshormon und Botenstoff

SHBG (Sexualhormon bindendes Globulin): Protein, das alle Sexualhormone bindet

SIBO: Dünndarmfehlbesiedlung – Überwucherung mit Bakterien

Somatostatin: Hormon, das die Ausschüttung vieler anderer Hormone hemmt

Testosteron: Sexualhormon, das als männliches Hormon bekannt ist, aber ebenfalls für Frauen essenziell ist

Thrombose: Zustand, bei dem sich ein Blutgerinnsel (auch Thrombus genannt) in einem Blutgefäß bildet und den Blutfluss blockiert. Die Thrombose kann in verschiedenen Teilen des Körpers auftreten, einschließlich der Venen und Arterien.

Thrombozyten: Blutplättchen, die für die Blutgerinnung zuständig sind

Thyroxin: T4, Schilddrüsenhormon

Triglyceride: Fette, die in den Zellen des Körpers gespeichert und als Energiereserve verwendet werden

Tryptophan: Aminosäure, die zur Herstellung von Serotonin benötigt wird

Empfehlungen

Labore

Gerade das Testen von Blutwerten über die Fingerbeere zu Hause ist heutzutage sehr beliebt. Hier mal einige Labore, die das anbieten, und auch zwei Labore, mit denen ich in der Praxis arbeite.

- Medivere (Tests für zu Hause)
- Cerrascreen (Tests für zu Hause)
- Omegametrix (HS-Omega-3-Index)
- Ganzimmun (Labor für Therapeuten)
- Biovis (Labor für Therapeuten)

Supplemente

Supplemente sind in Deutschland leider nur sehr schlecht kontrolliert und unterliegen auch sehr wenigen Standards. Daher ist es echt wichtig, auf die beste Qualität zurückzugreifen. Für dich ist es wahrscheinlich sehr schwierig, dies herauszufinden, daher teile ich hier mit dir einige Firmen, die ich selbst konsumiere und von denen ich auch weiß, dass sie höchste Qualität liefern. Zudem berate ich hin und wieder einige dieser Firmen.

- More Nutrition
- ESN
- Naturtreu
- omega3zone
- Pure
- NOW
- LebenskraftPur
- Norsan

Buchempfehlungen

Clear, James: *Die 1%-Methode. Minimale Veränderung, maximale Wirkung,* München: Goldmann, 2020.

Allen, David: *Wie ich die Dinge geregelt kriege: Selbstmanagement für den Alltag,* München: Piper, 2015.

Attia, Peter: *Outlive. The Science and Art of Longevity*, New York: Harmony, 2023.

Hameister, Yavi: *youniversal. Dein Journal für Work, Life und Balance,* München: mvg Verlag, 2021.

Specter, Francesca: *Alonement. How to be alone and absolutely own it*, London: Quercus, 2021.

Orfanos-Boeckel, Helena: *Nährstoff-Therapie: Orthomolekulare Medizin & Bioidentische Hormone,* Stuttgart: Trias, 2022.

Sonstiges

Lichtblock für Blaulichtbrillen

Quellen

1 Deutsches Ärzteblatt. (30.04.2021) *Jeder dritte Assistenzarzt denkt über Jobwechsel nach,* https://www.aerzteblatt.de/nachrichten/123457/Jeder-dritte-Assistenzarzt-denkt-ueber-Jobwechsel-nach (aufgerufen am 06.01.2023)

2 Deutsches Ärzteblatt. (28.10.2021) *Ärztliche Weiterbildung leidet unter Personal- und Zeitmangel,* https://www.aerzteblatt.de/nachrichten/128557/Aerztliche-Weiterbildung-leidet-unter-Personal-und-Zeitmangel (aufgerufen am 06.01.2023)

3 Deutsches Ärzteblatt. (15.09.2022) *Ausgebrannte Ärzte gefährden häufiger die Patientensicherheit,* https://www.aerzteblatt.de/nachrichten/137440/Ausgebrannte-Aerzte-gefaehrden-haeufiger-die-Patientensicherheit (aufgerufen am 06.01.2023)

4 Verfassung der Weltgesundheitsorganisation 1984, zitiert nach https://leitbegriffe.bzga.de/alphabetisches-verzeichnis/gesundheit/ (aufgerufen am 17.01.2023)

5 DocCheck Flexikon. *Gesundheit,* http://flexikon.doccheck.com/de/Gesundheit DocCheck Flexikon (aufgerufen am 17.01.2023)

6 Bundesministerium für Ernährung, Landwirtschaft und Verbraucherschutz. *Nationale Verzehrstudie des MRI Teil 2,* https://www.bmel.de/SharedDocs/Downloads/DE/_Ernaehrung/NVS_ErgebnisberichtTeil2.pdf?__blob=publicationFile&v=2 (aufgerufen am 23.01. 2023)

7 Robert Koch-Institut. (25.01.2019) *Antworten des Robert Koch-Instituts auf häufig gestellte Fragen zu Vitamin D*, https://www.rki.de/SharedDocs/FAQ/Vitamin_D/Vitamin_D_FAQ-Liste.html (aufgerufen am 01.02.2023)

Stichwortverzeichnis

Über den Autor

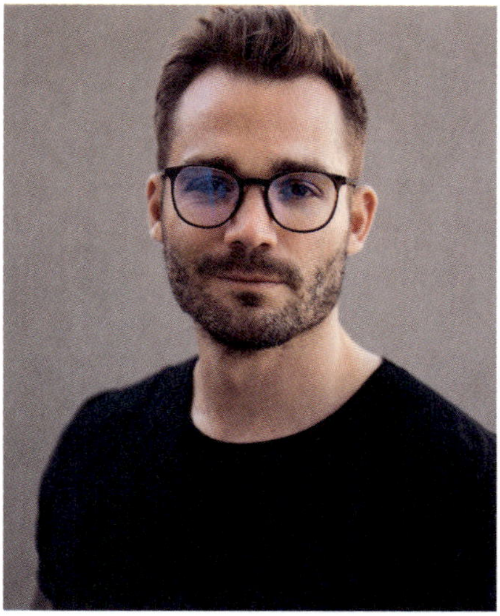

Thiemo Osterhaus ist Arzt, Autor, Speaker sowie Gründer der Medletics Academy und teilt seine Leidenschaft und Expertise für Gesundheit als Content Creator auf verschiedenen sozialen Plattformen.

In der Gemeinschaftspraxis [BO]dygraph in München für Funktionelle Medizin, Performance und Langlebigkeit steht der Mensch im Mittelpunkt. Als einer der wenigen Ärzte in Deutschland beschäftigt sich Thiemo damit, Gesundheit und Leistungsfähigkeit so zu optimieren, dass diese auf ein neues, bisher unbekanntes Level angehoben werden können. Seine einzigartige Herangehensweise, die einem stetigen Wandel durch den Einfluss von Erkenntnissen aktueller Wissenschaft sowie Praxiserfahrung unterliegt, basiert auf personalisierter Diagnostik und einem individuellen, ganzheitlichen Therapieansatz. Er betreut als führender Experte auf diesem Gebiet unter anderem High Performer und unterstützt sie dabei, ihr maximales Potential zu entfalten und ihre Grenzen neu zu definieren.

Um seine Expertise und Herangehensweise aus langjähriger Erfahrung als Arzt und Coach weiterzugeben, hat er zudem die Medletics Academy gegründet. Dort trifft Medizin auf Sportwissenschaft, Ernährungswissenschaft und Psychologie. Um den Standard für ganzheitliche und wissenschaftliche Ausbildungen für Trainer und Therapeuten anzuheben, hat es sich Thiemo Osterhaus mit dem Medletics Academy Team zur Aufgabe gemacht, evidenzbasiertes Wissen so aktuell und einfach verständlich wie noch nie zu bieten.

Sein Wissen vermittelt Thiemo auch in seiner Tätigkeit als Speaker auf diversen Kongressen, Summits und Events, um so das immer größer werdende Netzwerk an ganzheitlich arbeitenden Trainern, Therapeuten und Ärzten davon profitieren zu lassen.

Er teilt außerdem seine Leidenschaft und sein Wissen als Host des GAP SYSTEM Podcast. Dort diskutiert er mit ausgewählten Experten aktuelle Gesundheitsthemen aus ihren Spezialgebieten. Als Podcast-Host ist es sein Ziel, Medizin 3.0 und die neuesten Erkenntnisse der Wissenschaft für jeden zugänglich zu machen und durch Verständnis und alltagsorientierte Tools Menschen dabei zu unterstützen, ihre Gesundheit zu optimieren. Er inspiriert mit seinem Content auch auf Instagram und auf seinem YouTube-Account täglich Menschen dazu, ihre Gesundheit selbst in die Hand zu nehmen.

Danksagung

Ich als Autor bekomme schon jetzt wahnsinnig viel Liebe und Vertrauen für dieses Buch, obwohl es noch gar nicht erschienen ist. Das macht mich unglaublich stolz und glücklich. Im Vordergrund stehe allerdings ich allein, und das fühlt sich nicht ganz fair an, denn ohne die Menschen an meiner Seite wäre dieses Buch nicht möglich gewesen, daher möchte ich diese Zeilen nutzen, um mich bei einigen persönlich zu bedanken.

Zuallererst möchte ich meinem Verlag riva beziehungsweise der Münchner Verlagsgruppe danken, der mir das Vertrauen geschenkt hat, meine Gedanken und meine Vision in die Welt zu tragen. Ganz besonders möchte ich hier dem Verleger Christian Jund danken, der sich persönlich unglaublich ins Zeug gelegt hat, mir dieses Buch zu ermöglichen. Vielen Dank für deine frische, entspannte Art und die Freundschaft, die durch dieses Buch entstanden ist.

Ein besonderer Dank geht auch an meine Ansprechpartnerin im Verlag und Lektorin Susanne. Sie hat mich mit unendlicher Geduld und Empathie begleitet, und das, obwohl ich wahrscheinlich nicht immer jede Deadline eingehalten habe. Du hast mich immer mit frischen Ideen unterstützt und warst stets gut gelaunt – danke dir dafür. Auch meiner anderen Lektorin Susanne danke ich sehr für die konstruktive Kritik. Ich kann mir gut vorstellen, dass ein Lektorat nicht immer ein Zuckerschlecken ist, und dass das Buch so geworden ist, verdanke ich vor allem auch euch beiden.

Ein großes Danke vor allem aber auch an Yavi. Dein Buchworkshop und der Austausch mit dir hat es mir überhaupt erst ermöglicht, richtig loszulegen und nicht komplett planlos auf ein weit entferntes Ziel zuzusteuern. Du hast mich bestärkt und den Gedanken, ein Buch zu schreiben, in mir reifen lassen. Aber vor allem hast du mir erst gezeigt, wie man überhaupt ein Buch schreibt! Danke für deine Unterstützung.

Vielen Dank an meinen Schatz – meine bessere Hälfte Laura. Du hast meine Launen ertragen und mich immer wieder darin bestärkt, weiterzumachen. Du hast mir in dieser Zeit sogar noch unglaublich viel mehr Energie als sonst gegeben. Du hast mir auch Mut gemacht, wenn ich an mir und diesem Buch gezweifelt habe. Danke dir.

Vielen Dank an meinen Bruder Jascha. Du hast mich vor 1,5 Jahren darin bestärkt, mir dieses Buch als Ziel zu setzen, und jetzt ist es da. Danke.

Danke an mein einzigartiges Team der Medletics Academy. Ihr habt mir in der Zeit des Schreibens den Rücken freigehalten und dafür gesorgt, dass unsere Vision auch währenddessen weiterverfolgt wurde. Ich bin stolz, mit so vielen tollen Menschen zusammenzuarbeiten.

Hey Paps, ich weiß, du liest das, was ich schreibe, wahrscheinlich gerade mit, auch wenn du das Buch niemals in deinen Händen halten wirst. Danke, dass du mir dabei geholfen hast, meinen Weg zu ebnen. Du hast mich stärker gemacht und mir dabei geholfen, mein Ziel, Menschen zu helfen, klar vor Augen zu sehen, egal, wer mich auch versucht davon abzuhalten. Fühl dich gedrückt!

Ich möchte mich aber auch bei dir als Leserin und Leser von Herzen bedanken. Du machst dieses Herzensprojekt für mich überhaupt erst möglich. Vielen Dank für deinen Support und vor allem auch für dein Vertrauen! Ich hoffe, dass dich die Geschichten, Gedanken und Inhalte, die ich in diesem Buch mit dir teile, zum Nachdenken anregen und dich vor allem auch inspirieren werden, neue Wege zu gehen.

Ich bin wirklich unendlich dankbar für all die Unterstützung, Liebe und Freundschaft, die ich auf dieser Reise erfahren durfte. Ihr alle seid der Grund, warum wir heute hier stehen und dieses Buch in den Händen halten dürfen.